Zuoyuezi Yu Xinshenger

坐月子与新生儿护理细节全书

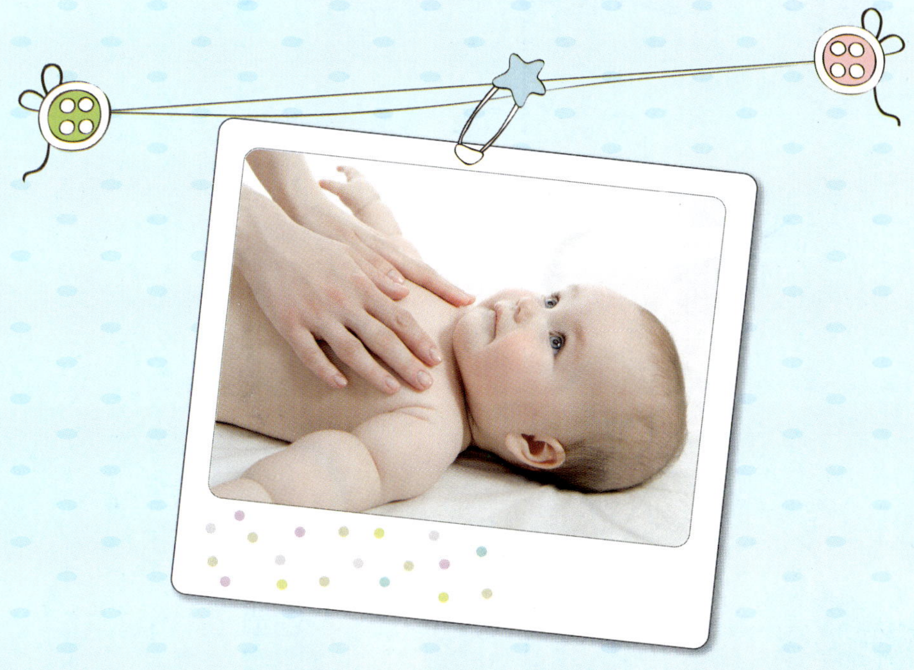

付娟娟/编著

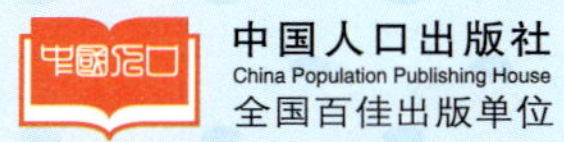
中国人口出版社
China Population Publishing House
全国百佳出版单位

图书在版编目（CIP）数据

坐月子与新生儿护理细节全书 / 付娟娟编著. —北京：中国人口出版社，2015.1

ISBN 978-7-5101-2998-8

Ⅰ.①坐… Ⅱ.①付… Ⅲ.①产褥期–妇幼保健–基本知识 ②新生儿–护理–基本知识 Ⅳ.①R714.6 ②R174

中国版本图书馆CIP数据核字（2014）第271818号

坐月子与新生儿护理细节全书

付娟娟　编著

出版发行　中国人口出版社
印　　刷　北京燕旭开拓印务有限公司
开　　本　720毫米×960毫米　1/16
印　　张　21.25　　**插页**　2
字　　数　300千
版　　次　2015年1月第1版
印　　次　2015年1月第1次印刷
书　　号　ISBN 978-7-5101-2998-8
定　　价　32.80元

社　　长　张晓林
网　　址　www.rkcbs.net
电子信箱　rkcbs@126.com
总编室电话　(010) 83519392
发行部电话　(010) 83514662
传　　真　(010) 83515922
地　　址　北京市西城区广安门南街80号中加大厦
邮　　编　100054

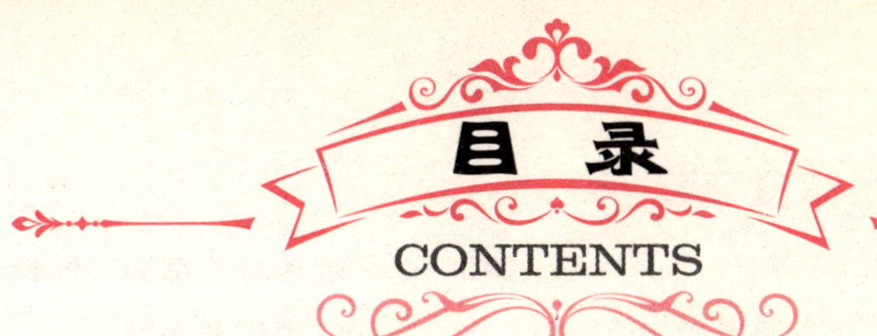

目录 CONTENTS

Part 1 产后身体恢复细节

CONTENTS

Part 2 坐月子饮食细节

CONTENTS

CONTENTS

CONTENTS

CONTENTS

CONTENTS

Part 13 新生儿洗护

Part 14 新生儿脐带与囟门

Part 15 新生儿疾病与疫苗接种

CONTENTS

Part 16 新生儿早教

Part 17 适合新生儿的亲子游戏

Part 1

产后身体恢复细节

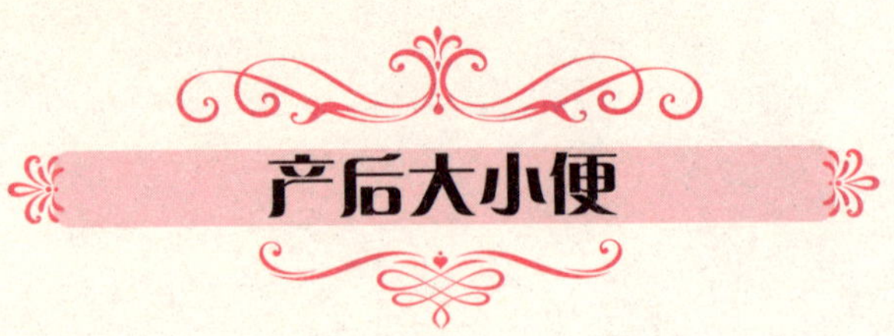

产后大小便

产后容易发生排尿困难

怀孕期间，膨大的子宫压迫输尿管，会产生轻微阻塞的现象，在产后一年，还有超过一半以上的人未完全复原。此外，在怀孕的后半段，身体储存了许多水分，这些水分在产后2～5天会因为利尿作用加速排出，小便会很多，然而生产造成的红肿疼痛以及膀胱感觉迟钝，可能让妈妈感觉排尿困难。

顺产后要尽快排尿

妈妈一定要争取在产后当天顺利自然排尿，不要超过产后8小时，这对妈妈来说是很重要的。

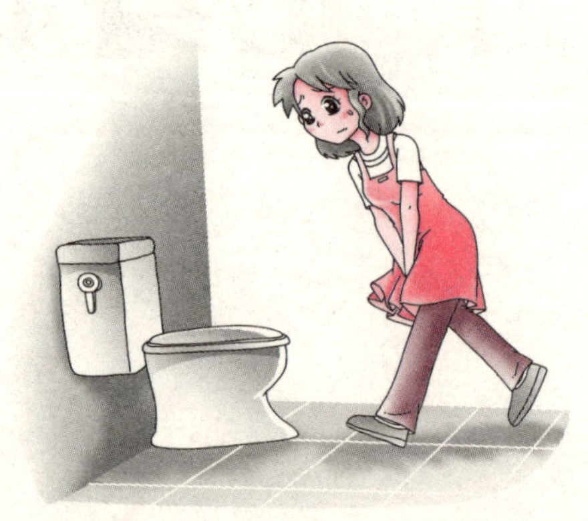

正常情况下，顺产后2～4小时妈妈就会排尿。如果4小时后仍没有排尿，建议妈妈及时告知医生，看医生有没有办法帮助你尽快排尿，否则超过产后8小时未能排尿，容易造成尿潴留。尿潴留使膀胱胀大，妨碍子宫收缩从而引起产后出血，还易引起膀胱炎。

妈妈无论在什么时候有尿意，都要马上行动，如果需要在床上或床边排尿，不要因为害羞而不做努力，一定要这样做，如果会阴比较痛，要忍耐一下。如果能争取在产后8小时内自然排尿，就免去了导尿的麻烦。

顺产的妈妈可以适当多喝点水，促成尽快排第一次小便。另外，每15～20分钟收缩和放松骨盆肌肉5次，这样可以刺激排尿。

剖宫产后要尽量排尿

为了手术方便，通常在剖宫产术前要放置导尿管。术后24～48小时，麻醉药物的影响消失，膀胱肌肉才又恢复排尿功能，这时可以拔掉导尿管，妈妈只要一有尿意，就要努力自行解尿，降低导尿管保留时间过长而引起尿路细菌感染的危险性。

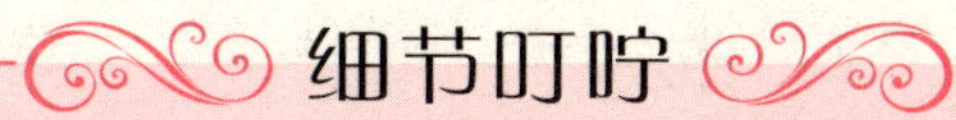

细节叮咛

剖宫产术后常在妈妈体内留置导尿管，这时要注意观察尿量和尿的颜色。如果出现血尿或尿量变少，应及时告诉医护人员。

产后容易发生便秘

产后容易发生便秘，以下情况是引发产后便秘的常见原因：

❶ 怀孕期间腹壁扩张，产后腹壁松弛无力、腹压降低。加上不断扩张的子宫挤压直肠，使直肠的弯曲度增大，肠蠕动减慢，食物在结肠内停留时间过长，导致便秘。

❷ 分娩时，妈妈胃肠道受到压迫刺激，蠕动变缓，延长了肠道中的容留物的滞留时间，导致出现产后排便困难。

❸ 分娩后胎儿对直肠的压迫消失，肠腔反应性扩大，肠内容物滞留下来。

❹ 分娩过程中体力消耗大，腹部肌肉疲劳，腹股和盆底肌肉松弛。

❺ 产后卧床时间增加，活动少，肠道蠕动慢，加之产后饮食不当，吃过多精细食物，摄入膳食纤维较少，使得肠蠕动变慢，引发便秘。

细节叮咛

如果有便秘情况，首先要注意调整饮食，适量喝水，适量吃些润肠通便的水果，如香蕉、苹果，有条件的话，吃全麦或糙米食品。此外，还要适当下床活动，以增加肠蠕动。如果便秘较严重，可请求医生让其安排你使用轻泻剂或软便剂，如肛门内开塞露，能缓解大便秘结。

加强预防产后便秘

便秘不能一味依赖药物，治便秘，主要还是以预防为主：

❶ 定时排便。产后第二天不管有无便意，都要如厕，进行大便，促进排便反射的形成，不要忍便，或延迟排便的时间，以免导致便秘。

❷ 注意饮食，忌辛辣香燥之品，及时补充水分。

❸ 产后不宜大补，妈妈产后应依照个人体质，适度进补。

❹ 多活动，促进肠道蠕动，并加速肌肉群力量的恢复，另外可以练习提肛运动来恢复肌力。

细节叮咛

不少人产后痔疮发作，痛得无法解便，可以多做温水坐浴，或是请医师开药膏及软便剂使用，如果痔疮中有血块，会特别疼痛，可以请肛肠科医生处理。因为痔疮在生完后多半渐渐会好转，所以产后并不需要急着做手术处理。

饮食加运动缓解并治疗便秘

妈妈一旦出现了便秘，可以通过相应的措施来缓解，直至彻底解决便秘。

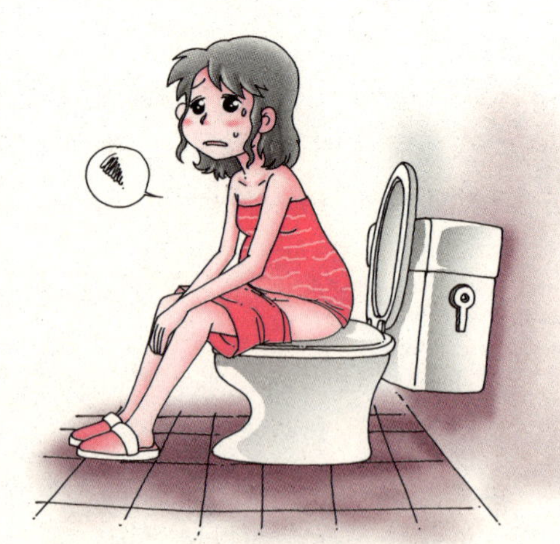

❶ 多吃含水分和纤维素多的食物，像水果、蔬菜、粗粮等。这样的食物既能润滑肠道，增加肠道容留物的水分，又能增加其纤维残渣，有利于降低排便难度。产后的补品，诸如麻油、米酒等都属燥热的食物，如果妈

妈体质也属燥热，更容易引发便秘，因此专家强调，妈妈产后应依照个人体质，适度进补。

菜谱推荐：蜂蜜芝麻糊

做法：将180克蜂蜜和30克黑芝麻粉调和均匀，放在笼屉内蒸熟，每天食用2次。蜂蜜和芝麻都有很好的润滑肠道的作用，因此这款食物可以帮助妈妈改善便秘状况。

❷ 多活动，促进肠道蠕动，并加速肌肉群力量的恢复。在床上时，多翻身、多改变睡姿、多调整坐姿都可以预防便秘。可以下床以后要多下床走走。

细节叮咛

产后妈妈禁用大黄及以大黄为主的清热泻下药，如三黄片、牛黄解毒片、牛黄上清丸等。可以咨询医生后，使用不太刺激肠胃，又不会产生依赖性的缓泻剂，如开塞露。

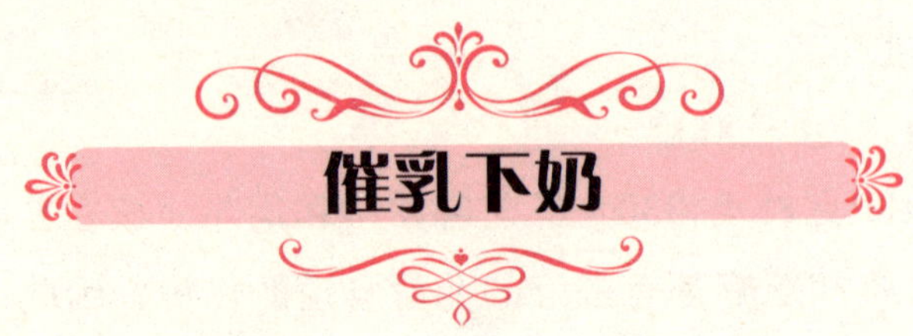

催乳下奶

妈妈要尽早开奶

俗话说“开奶”，是指产后第一次给孩子喂奶。一般主张在分娩后半小时以内即开奶。

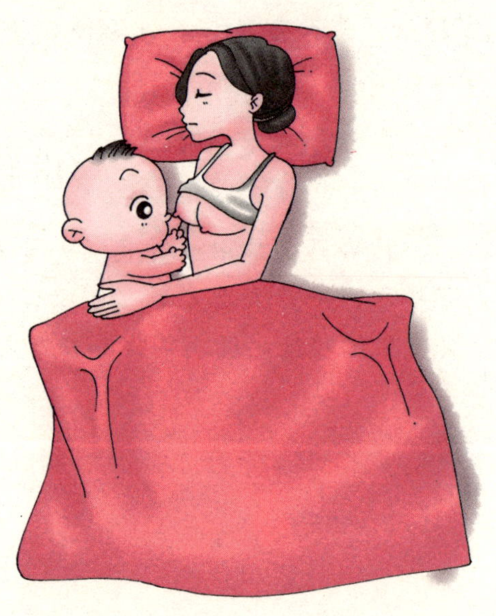

产后泌乳是一种生理现象。产妇乳汁分泌量的多少，除了与乳腺发育的状况有关外，还主要受脑下垂体的调节。婴儿吮吸乳头，可以刺激垂体，阵发性释放泌乳素，促进乳腺分泌乳汁。如果生孩子后不早些喂奶，垂体得不到刺激，泌乳素就不分泌，时间长了，即使婴儿再吮乳头，垂体也没反应了，或者奶量很少。因此，无论是白天或夜间分娩，在分娩后的6小时内，只要妈妈健康允许，就可以开始喂奶。

细节叮咛

刚刚分娩完的妈妈身体虚弱，可以采用平躺的姿势哺乳。把宝宝放在胸部，嘴巴接近乳头，宝宝就会主动寻乳吮吸。如果宝宝不寻乳，就用乳头摩擦他的嘴刺激一下。

一般在产后第二天会慢慢下奶

产后多久下奶因人而异，并不固定。但大多数妈妈会在产后第二天就可从乳头挤出少许乳汁，叫作初乳，以后由于哺乳的关系，乳汁的分泌量日见增多。也有的妈妈可能要到产后3～4天才下奶，甚至更晚，不管产后下奶的时间是早还是晚，妈妈要记住在产后48～72小时，给宝宝喂奶越频繁，奶下得就越快。

让新生儿多吮吸有利于乳汁分泌

前面多次提到要想尽早下奶，就要勤喂，哪怕刚开始还没有下奶，新生儿努力地吮吸，也基本吃不到什么东西，妈妈也要让宝宝时不时地吮吸自己的乳房。这样做一方面能够刺激泌乳，使妈妈乳腺管尽快通畅，防止乳腺不通，造成乳腺炎，另一方面可以给宝宝充分的安全感，对亲子关系的建立也有非常大的益处。

建议妈妈产后第一天每1～3小时哺乳一次，哺乳时间以5～10分钟为宜，哺乳的时间和频率与宝宝的需求以及产妇感到奶胀的情况有关。

产后乳房胀痛正常吗

在产后2～3天，乳房静脉和淋巴管充盈扩张，乳房肿胀发硬，可以用手摸到乳房硬块，触时明显。正常情况下，乳房充血期会持续1～2天，以后随着乳腺管的畅通，胀痛会逐渐消失。但也有些妈妈明明已经在源源不断地分泌乳汁了，可乳房还是非常胀痛，为什么？这是因为在分娩后的最初几天里，尽管乳房在源源不断地出乳，但有些妈妈乳腺管仍没有完全通畅，导致

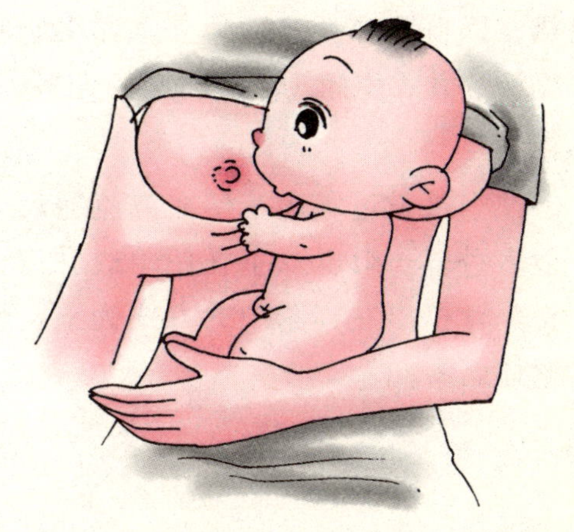

部分乳汁淤积在乳房内发生胀痛。

通乳的最佳方法是让宝宝吮吸，充分吮吸后，乳腺管会逐渐畅通，乳汁可以顺利排出，充盈过胀的乳房也会渐渐变软。

此外，哺乳时通常要等宝宝将一侧乳房乳汁吸空后，再让宝宝吮吸另一侧乳房。如果宝宝吃饱但是乳房里仍有乳汁时，就需要把剩余的乳汁挤净，只有这样做才能避免乳汁淤积形成奶块。

细节叮咛

当宝宝吸吮母乳时，妈妈如果感觉乳头疼痛，绝大部分原因是宝宝含乳头的姿势不正确。妈妈应让宝宝含住自己的整个乳晕、乳头才对，只含住乳头就会造成吸吮不当，从而令妈妈产生疼痛感。

冷热敷加按摩，缓解乳房胀痛

除了多给宝宝吮吸奶汁外，妈妈还可通过冷热敷、按摩等方法来促进乳腺管的畅通，消除乳房胀痛。

＊冷热敷

当妈妈胀奶疼痛时，可自行热敷乳房，使阻塞在乳腺中的乳块变得通畅，乳房循环也会变得好一些。注意热敷时要避开乳晕和乳头部位，因为这两处的皮肤较嫩，较热的温度容易烫伤皮肤。热敷温度不宜过热，以自我感觉舒适为宜。如果奶胀疼痛的情形非常严重的话，还可以冷敷的方式止痛。一定要记住先将奶汁挤出后再进行冷敷。

＊按摩

当热敷过乳房，使血液流通后，即可按摩乳房。乳房按摩的方式有很多种，一般以双手托住单边乳房，并从乳房底部交替按摩至乳头，再将乳汁挤出在容器中的方式为主。待乳房变得较为柔软了，宝宝才容易含住奶头。

不能哺乳时，要将奶水挤出来

如果妈妈因为某些原因暂时不能哺乳时，要将奶水挤出来，这样既可防止发生乳房胀痛，还防止了由于宝宝未吸吮导致乳汁分泌的减少。

挤奶一般采取手工挤奶和吸奶器挤奶。

* 手工挤奶法

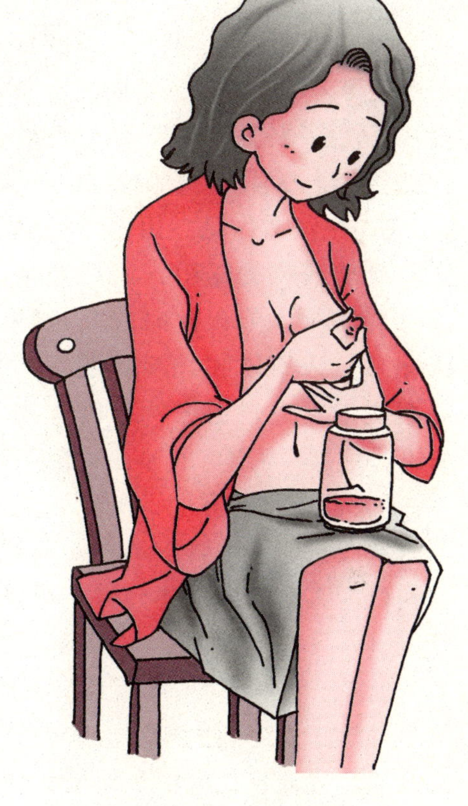

妈妈先采取热敷的方法使乳房变得柔软些，再用拇指和食指挤压乳晕，以无疼痛感为宜。即使乳汁很难流出，也不要使劲挤压。挤奶的关键是挤压的部位和角度，用力过度会弄伤乳晕。挤压乳晕的位置有多种，手指可以上下挤压，也可以左右挤压，还可以斜着挤压。

每次挤乳每边乳房至少挤3～5分钟，直到奶流量减少，然后再挤另一侧。如此反复数次，直到乳汁不再流出为止。产后几天，妈妈通常需要20～30分钟才能把乳汁充分挤出。

* 吸奶器挤奶法

吸奶器分为手动吸奶器和电动吸奶器，其使用方法均按说明操作即可。吸奶器每天要清洗与杀菌，买前最好也请教有经验的妈妈看哪一种较理想。使用挤奶器挤奶前，先行乳房按摩是有助于挤奶的，按摩时以小圆圈旋转从乳房之外围向乳头方向按摩，然后以拇指及食指轻轻地揉乳头，这样同时有助于挤奶。

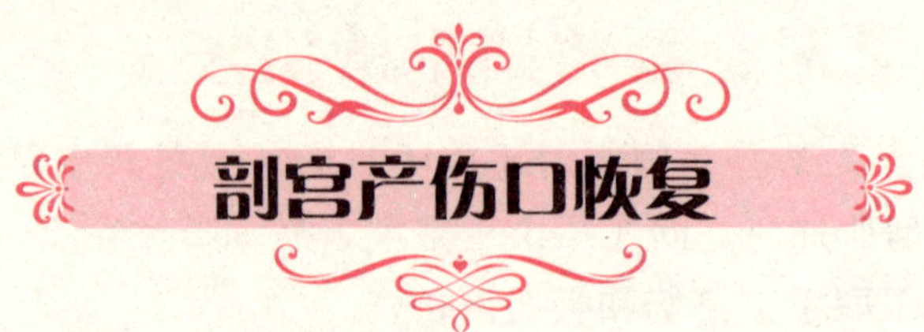

剖宫产伤口恢复

剖宫产产后的护理要点

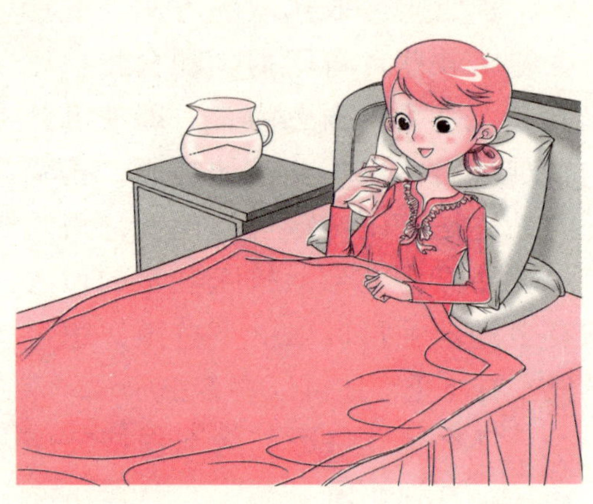

较之自然生产，剖宫产的恢复相对较慢，还容易出现泌尿、心血管、呼吸系统的并发症，所以产后一定要科学护理，小心调养。

❶ 注意多休息。由于术后创伤及麻醉药物的作用，妈妈通常会感到非常疲劳，此时应注意卧床休息。采用硬膜外麻醉剖宫产的妈妈术后应采用去枕平卧位姿势进行休息，大约6小时后才能改为半卧位。

❷ 忌躺着不动。一般来说，剖宫产手术后六个小时就可以活动了。不妨做做抬腿、手臂上举、抬高腰部等力所能及的动作，幅度以不拉扯到伤口为宜。如果身体允许，可以开始练习做翻身动作，以促进麻痹的肠道肌肉及早恢复功能，促使肠道内的气体尽快排出。

❸ 早下床活动。术后第二天，拔掉排尿管之后，为预防肠粘连，促进尽早排尿及恶露的排出，妈妈可尝试下床扶着床沿走动。术后下床伤口会比较疼痛，此时要注意动作要缓慢，最好有两个亲人在旁帮扶。如果出现发热等不适，应立即停止活动。

❹ 注意观察尿液。剖宫产术后常在准妈妈体内留置导尿管，这时要注意观察尿量和尿的颜色。如果出现血尿或尿量变少，应及时告诉医护人员。

❺ 尽早排尿，防止尿潴留。剖宫产妈妈在拔掉导尿管之后，就应该积极准备排尿，促进排尿的方式包括多喝水，多走动，用热毛巾或热水袋敷小腹，打开水龙头，利用水流声诱导排尿等。

剖宫产后第一天的护理

剖宫后第一天的护理工作是很重要的，因为一不小心就可能让妈妈产生剖宫产后遗症。

＊产后6小时内

❶ 产后卧床休息时头偏向一侧平卧，不要垫枕头，这样可以预防硬脊膜外腔麻醉方式带来的术后头痛，还可以预防呕吐物的误吸。

❷ 及早哺乳可以促进子宫收缩，减少子宫出血，使伤口尽快复原。

❸ 产后6小时应禁食，如果口渴严重可用棉签蘸水滋润嘴唇。

＊产后6～24小时

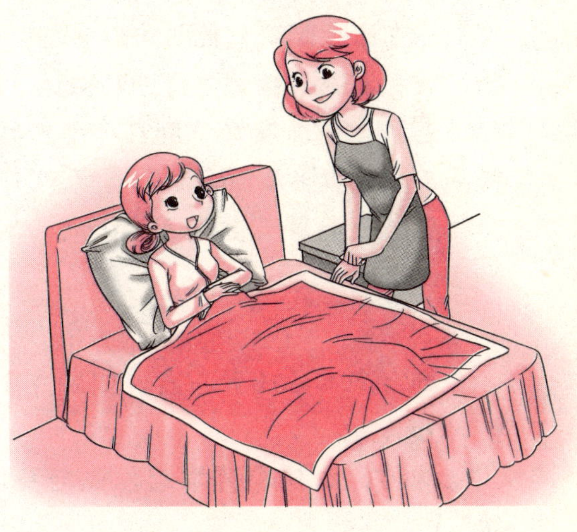

❶ 6小时后可以枕枕头了，仍应采用侧卧位，感觉累时，可以将被子或毯子垫在背后，减轻身体移动对伤口的震动和牵拉痛。如果一定要仰卧，可以把双腿蜷曲，以免拉扯伤口。

❷ 麻药劲儿过了以后，腹部伤口会疼痛，可以请医生开些处方药，或者可以使用镇痛泵缓解痛苦。

❸ 12小时后，应在家人或护士的帮助下改变体位，多翻身、多动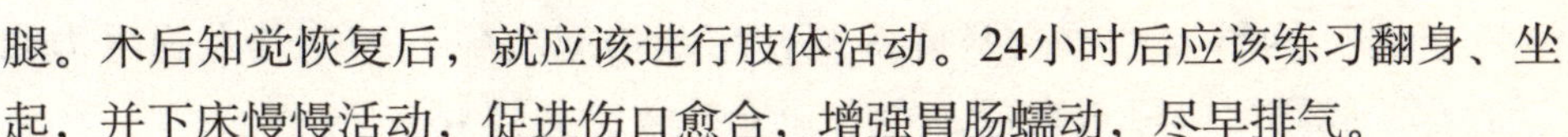腿。术后知觉恢复后，就应该进行肢体活动。24小时后应该练习翻身、坐起，并下床慢慢活动，促进伤口愈合，增强胃肠蠕动，尽早排气。

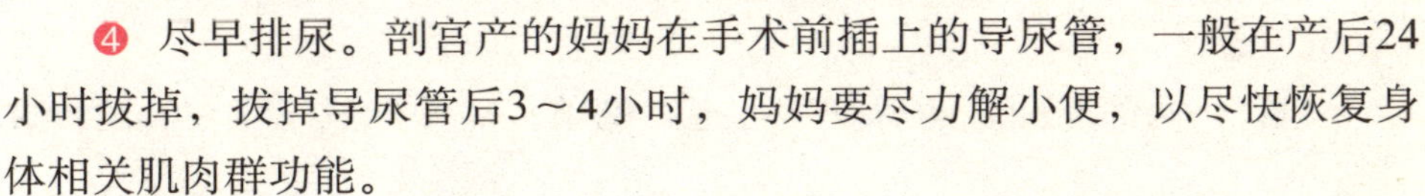

❹ 尽早排尿。剖宫产的妈妈在手术前插上的导尿管，一般在产后24小时拔掉，拔掉导尿管后3～4小时，妈妈要尽力解小便，以尽快恢复身体相关肌肉群功能。

❺ 注意卫生。勤换卫生巾，保持清洁。外阴部要用开水烫过的毛巾擦拭，然后用75%的酒精消毒。产后汗多，还应用毛巾擦拭身体，更换衣服，以免因汗多和久卧引起皮肤红肿发炎。

剖宫产后多久可以运动

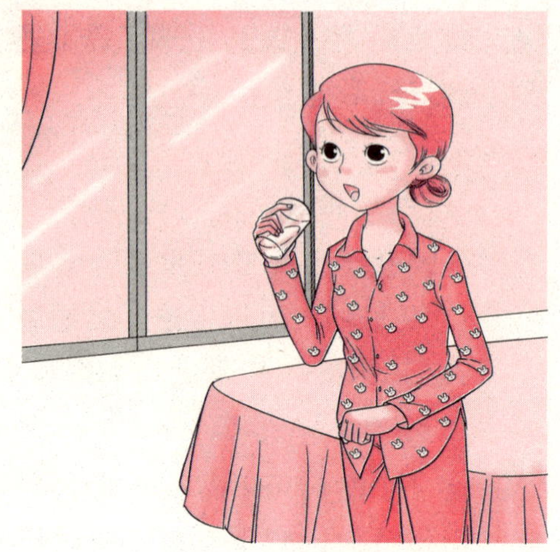

原则上，妈妈都应该尽早活动，但剖宫产妈妈由于手术的影响，产后头1周一般只能做轻微的运动。如果是伸展类运动，需要到产后1个月再进行，而产后6～8周才适合做锻炼腹肌的运动。

＊剖宫产后1周内

产后最初的1～2天，妈妈基本都只能在床上躺着，此时可以多翻身，或者做做平躺着进行的轻微运动。若身体情况良好，剖宫产手术后24小时，妈妈可下床活动，帮助肠蠕动，减轻腹胀及预防血管栓塞。

第三天起每天都应下床走动，活动时可以使用腹带支托伤口，以减轻伤口疼痛。

＊剖宫产后10天左右

剖宫产术后10天左右，如果身体恢复良好，妈妈可开始进行健身锻炼，方法为：

仰卧，两腿交替举起，先与身体垂直，后慢慢放下来，两腿分别做5次；

仰卧，两臂自然放在身体两侧，屈曲抬起右腿，并使其大腿尽力靠近腹部，脚跟尽力靠近臀部，左右腿交替做，各做5次。

＊剖宫产后40天左右

仰卧，两膝屈曲，两臂交叉合抱在胸前，后慢慢成半坐位，再恢复仰卧位；

仰卧，两膝屈曲，两臂上举伸直，做仰卧起坐；

俯位，两腿屈向胸部，大腿与床垂直并抬起臀，胸部与床贴紧，早晚各做1次，每次做时，从2～3分钟逐渐延长到10分钟。

需要说明的是，妈妈无论采用哪种运动，如果感觉有不适，应立即停下来休息，千万不可逞强。

适宜剖宫产妈妈的运动

剖宫产妈妈在运动时，一定要首先注意身体恢复的情况，要避免在运动中伤口疼痛或不小心扯裂。安全起见，最初的运动可以深呼吸运动为主，等到伤口愈合之后，再进行肢体伸展。

* 深呼吸运动

❶ 仰卧，两手贴着大腿，将体内的气缓缓吐出。

❷ 两手往体侧略张开平放，用力吸气。

❸ 一面吸气，一面将手臂贴着床抬高，与肩膀呈一直线。

❹ 两手继续上抬，至头顶合掌，暂时闭气。

❺ 接着，一面吐气，一面把手放在脸上方，做膜拜的姿势。

❻ 最后两手手掌互扣慢慢往下滑，同时吐气，手渐渐放开回复原姿势，反复做5次。

* 腰腹运动

❶ 平躺，家人辅助以左手扶住妈妈的颈下方。

❷ 辅助者将妈妈的头抬起来，此时妈妈暂时闭气，再缓缓吐气。

❸ 辅助者用力扶起妈妈的上半身，妈妈保持吐气。

❹ 最后，妈妈上半身完全坐直，吐气休息，接着再一面吸气，一面慢慢由坐姿回到原来的姿势，重复做5次。

* 下半身伸展运动

❶ 仰躺，手掌相扣，放在胸上。

❷ 右脚不动，左膝弓起。

❸ 将左腿尽可能伸直上抬，之后换右脚，重复做5次。

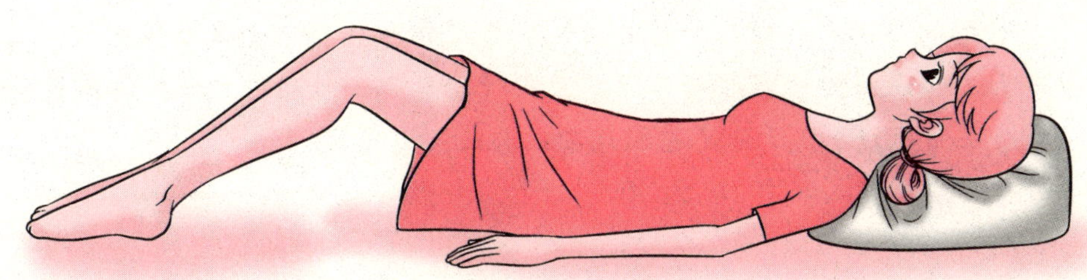

子宫恢复

产后子宫需要4～6周才能慢慢恢复

子宫是怀孕期间体内变化最大的器官，从50克一直增长到妊娠足月时的1000克。分娩当天，子宫就开始恢复，但不能一下子就恢复到原来的状态，不管顺产还是剖宫产，子宫都需要4～6周的时间来恢复原状，而且产后一星期是关键时期。这个星期要特别休养，让子宫完全收缩。

产后如果走动太剧烈或突然地翻身移动，可能会感觉到肚子里有个东西咚地转向一侧，那是因子宫晃动的关系，所以转身、翻身动作尽量不要太大，必要时，穿上束腹带可以加速复原、减轻不适。大致上，子宫在产后6个星期可以回到正常大小。

判断子宫收缩好坏的标准

子宫的收缩恢复是否良好，可由两项外表的指标来判断：

❶ 若子宫恢复良好，检视刚生完的子宫底，从肚脐处可以触摸得到，到约两星期，子宫就无法摸到。

❷ 恶露的颜色从鲜红、暗红、深黑到淡红色，最后无色。

细节叮咛

有的妈妈在产后前几个月的腹肌会呈现松弛状态，小腹容易突出，许多人因而误以为子宫收缩不好。其实经过三四个月之后，腹肌收缩能力恢复正常就好了，千万不要因此紧张而乱使用药物。

产后小腹疼痛正常吗

产后子宫收缩有止血和排出宫腔内瘀血的作用。在产后的1～2天内，子宫阵发性收缩，妈妈也会不时地感觉到疼痛，此时恶露排出也会增多，随着子宫逐渐恢复至孕前水平，宫缩痛会逐渐减轻。

所以，分娩后的宫缩痛是正常现象，妈妈不必过于担心。

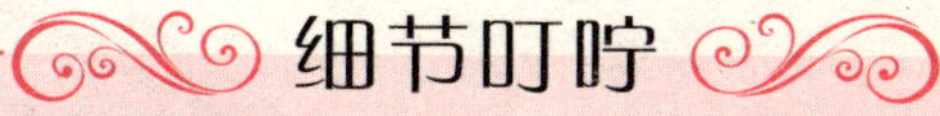

剧烈的子宫收缩痛较常发生于多次生产的妈妈，多次生育使子宫肌层内弹性差的结缔组织增多，会使子宫产生痉挛性收缩，而出现产后强烈宫缩痛。

热敷和按摩可缓解子宫收缩痛

对于宫缩痛能忍则忍，也可以用热水袋敷于下腹部或进行下腹部自我按摩的方法来减轻疼痛。不建议服用止痛药物，大多数止痛药物中的化学成分可以通过乳汁排泄，这样的“母乳”显然不利于宝宝的生长发育。

此外，妈妈还可在每次上完厕所后按摩子宫，因为有时膨胀的膀胱会阻碍子宫收缩。

按摩子宫的方法：先找出子宫的位置，一般可以在肚脐下触摸到一个硬块，即子宫的应置。当子宫变软时，用手掌稍施力量于子宫位置环行按摩(即绕圈)，使子宫硬起，则表示收缩良好；当子宫收缩疼痛厉害，则暂时停止按摩。可采俯卧姿势以减轻疼痛，若仍疼痛不舒服，影响休息及睡眠，可通知医护人员。

子宫恢复的生活细节

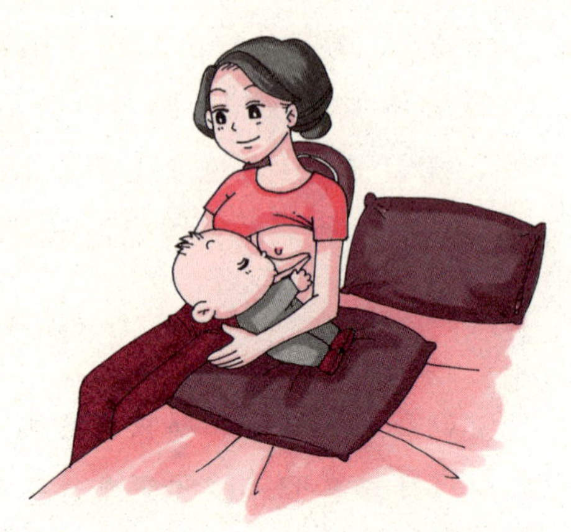

为促进子宫尽快恢复原状，建议妈妈这样做：

❶ 尽量采取侧卧姿势。卧床休息时尽量采取左卧或右卧的姿势，避免仰卧，以防子宫后倾；如果子宫已经向后倾屈，应改变姿势，做膝胸卧位来纠正。

❷ 及时排便。膀胱过胀或大便积压会压迫子宫，不利于子宫的恢复。

❸ 选择母乳喂养。产后要让宝宝尽早吃母乳，宝宝的吸吮会激发相关激素的分泌，促进子宫收缩，宝宝频繁地吸吮、频繁地产生这种反射刺激，会使子宫的恢复加快。没有喂奶的妈妈，也可以采取按摩乳房或是热敷乳房的方式，刺激乳头。

❹ 注意阴部卫生。生殖道感染会影响子宫恢复。

做适量运动，但避免下腹用力

广义的子宫恢复，事实上除了子宫的形体恢复之外，在骨盆腔内的位置也必须恢复到生产之前的状态，也就是必须让松弛的结缔组织慢慢恢复原有的弹性。生产后的骨盆腔组织固然或多或少都会松弛，但是恢复得不好，将来会有下坠感、容易腰酸，同时也容易引起尿失禁的毛病。这种问题，多数不是吃药或是护理可以奏效的，而是必须避免下半身用力，例如搬重物、蹲的动作，在生产后半年之内应尽量避免；不过进行一些产后运动（例如进行腹式深呼吸以及于产后一周躺在硬床上进行抬腿、提臀或膝胸卧式运动），则能使子宫及下腹有效收缩及复原。

排出恶露

恶露一般在产后4～6周消失

产妇在分娩后，产道会流出如月经一般的血状分泌物，这种由胎盘着床位置的出血，混着残留在子宫的蜕膜、组织碎片及黏液等的分泌物，称为恶露。

正常的情况下，产后4～6周，恶露就会不见了。有的产妇恶露排出时间短，可能2周左右就排干净了，这并不是好事。虽然恶露持续时间和量因人而异，但一般需6周左右才能消失。如果恶露排出的时间过短，有可能是恶露的残留堵塞了子宫口，而造成了恶露没有了的假象。这种情况有可能会导致恶露消失一段时间之后，因为运动产生刺激，而导致突然大量地出血。

细节叮咛

如果恶露在很短的时间内就没有了，为了保险起见，还是应该到医院去检查一下。

恶露不尽怎么办

生产之后，许多妈妈最烦恼的就是产后恶露不尽的问题。正常情况下，恶露一般在产后4～6周即可排除干净，如果超过这段时间仍然淋漓不绝，即为恶露不尽。

*** 恶露不尽的原因**

❶ 宫缩乏力。产后未能很好休息，或平素身体虚弱多病，或生产时间过长，耗伤气血，致使宫缩乏力，恶露不绝。

❷ 宫腔感染。产后洗盆浴，或卫生巾不洁，或过早行房事等原因都

会导致宫腔感染。

❸ 组织物残留。可因子宫畸形、子宫肌瘤等原因，也可因手术操作者技术不熟练，致使妊娠组织物未完全清除，导致部分组织物残留于宫腔内。

* 自我调理法

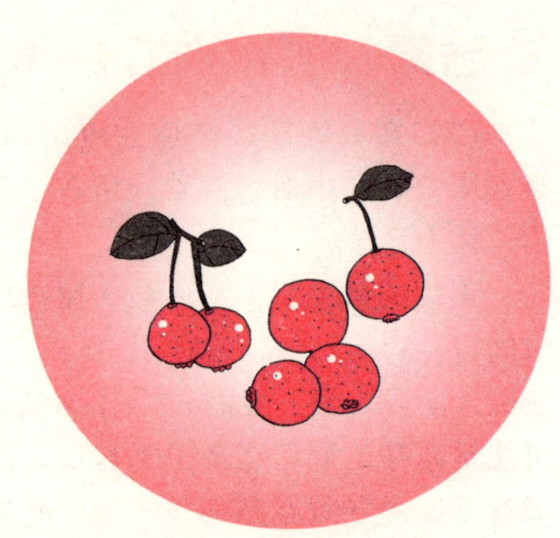

❶ 对于宫缩乏力引起的恶露不尽，产后应定期测量子宫收缩度，如果发现收缩差，应该找医生开服宫缩剂。

❷ 保持阴道清洁。勤换卫生棉，恶露排出期间严禁性生活，防止宫腔感染。

❸ 分娩后要观察恶露。如果发现有臭味，则可能是子宫内有胎物残留，应立即咨询医生。如果血性恶露持续2周以上，量多，有可能是胎盘附着处复原不良或有胎盘胎膜残留。如果分娩1个月后恶露仍不净，同时伴有臭秽味或腐臭味，或伴有腹痛、发热，则可能是阴道、子宫、输卵管、卵巢有感染，应及时去医院就诊。

* 中医调理法

中医认为，恶露不尽主要是因气虚、血热或血瘀所致，主要治疗方法如下：

❶ 气虚引起的恶露不尽，主要症状为：恶露呈淡红色，质稀薄，无明显臭味，产妇少气懒言，脉缓弱，治疗应以补气摄血为主。

❷ 血热引起的恶露不尽，主要症状为：恶露色深红，质地黏稠，有秽臭味，产妇面色潮红，舌质红，脉虚细而数，治宜养阴清热凉血。

❸ 血瘀所致的恶露不尽，主要症状为：恶露量少、色紫黯、夹有血块，小腹涩痛，舌紫黯、脉沉涩，治宜活血化瘀。

恶露不下怎么处理

胎儿娩出后，胞宫内的瘀血和血液滞留不下，或下之甚少，并伴见小腹疼痛的病症，称之为恶露不下。

* 恶露不下的原因

❶ 宫缩乏力。宫缩的力量可使子宫内瘀血、子宫内膜蜕膜、创面出血等排出体外。如果宫缩乏力，这些物质就会留在子宫内，表现为恶露不下或恶露排出困难。

❷ 寒凉暑热使气血瘀滞。如果妈妈产后不注意保暖防暑，受了寒凉、暑热时，容易气血瘀滞。气血瘀滞使血液循环变慢，营养供应不足，从而出现恶露无法排出的情况。

❸ 心情抑郁。妈妈产后心情抑郁时，也会使气血瘀滞，降低身体新陈代谢速度，同样造成恶露不下。

* 恶露不下的危害

恶露不能及时排出，瘀血、黏液、子宫内蜕膜组织等就会淤积在子宫内，使子宫不能很好地收缩。而子宫内剥落了胎盘之后所留下的创面也不能及时愈合，则妈妈身体恢复速度容易延缓，而恢复时间相应延长。

恶露不下会降低妈妈的血液循环和新陈代谢速度，从而影响营养消化吸收，有时还会引起妈妈腹痛。

* 恶露不下的应对

❶ 产后及早下床活动，可以加速血液循环，促进恶露排出。

❷ 注意保暖，同时避免食用生冷、寒凉食物。

❸ 加强营养，避免身体太弱，子宫收缩无力造成的恶露不下。

❹ 保证良好的休息，保持心情愉悦，帮助恶露早日排尽。

❺ 可以食用一些活血化瘀的温性食物，如红糖、小米、米酒、姜等。

如果通过上述办法仍无法改善，应及时就医。

学会观察恶露

正常的恶露排出大致分为以下三个阶段：

阶段	恶露	持续时间	观察到的现象
一	血性恶露	3～4天	量多、色鲜红，含有大量血液、黏液及坏死的内膜组织，有血腥味
二	浆液恶露	10天左右	随着子宫内膜的修复，出血量逐渐减少，子宫颈黏液相对增多，色淡红，且含坏死蜕膜组织及阴道分泌物和细菌，无味
三	白色恶露	3周左右	恶露转变为白色或淡黄色，量更少，早晨的排出量较晚上多，一般持续3周左右停止

如果妈妈观察恶露的排出情况与上表有很大的不同，应及时去医院就诊。

恶露异常需警惕

正常恶露有血腥味，不臭，时间持续4～6周。如有臭味，或红色恶露、白色恶露过多及持续时间过长，反反复复，那就说明恶露异常。

恶露异常多是某些疾病的表现，如：

❶ 胎膜未尽。如果产后两周，恶露仍然为血性，量多，伴有恶臭味，有时排出烂肉样的东西或者胎膜样物，这时应考虑子宫内可能残留有胎盘或胎膜，随时有可能出现大出血，应立即去医院诊治。

❷ 子宫恢复不全。如果妈妈恶露淋漓不尽，到“满月”时还有较多的血性分泌物，有臭味，有可能是子宫恢复不全。

❸ 产褥感染。产褥感染引起子宫内膜炎或子宫肌炎，这时的恶露，不仅有臭味，而且颜色也不是正常的血性或浆液性，而呈混浊、污秽的土褐色。

细节叮咛

产褥期保健不当是引起恶露异常的重要原因之一。产后24小时应下床活动，可帮助子宫复原及有利于恶露排出。然而有些产妇长期不下床活动，暑热天气也关门闭户。产褥期过早行房事，造成阴道黏膜破裂、子宫内膜感染，造成恶露异常。

做好恶露排出期间的个人卫生

妈妈在恶露排出期间要特别注意个人卫生，如：

❶ 妈妈大小便后用温水冲洗会阴，擦拭时务必由前往后擦拭或直接按压拭干，勿来回擦拭。冲洗时水流不可太强或过于用力冲洗，否则会造成保护膜破裂。

❷ 建议妈妈采用卫生垫，不宜用棉球，刚开始约1小时更换一次，之后2～3小时更换即可。更换卫生垫时，由前向后拿掉，以防细菌污染阴道。手不要直接碰触会阴部位，以免感染。

适当进行子宫按摩

按摩子宫可以帮助子宫的复原及恶露的排出，亦可预防因收缩不良而引起产后出血，按摩方法是：

❶ 找出子宫的应置，肚脐下触摸到的一个硬块。

❷ 用手掌稍施力量于子宫位置环行按摩。

注意：当子宫收缩疼痛厉害时，应停止按摩，俯卧姿势可减轻疼痛，疼痛影响到休息时要及时咨询医护人员。

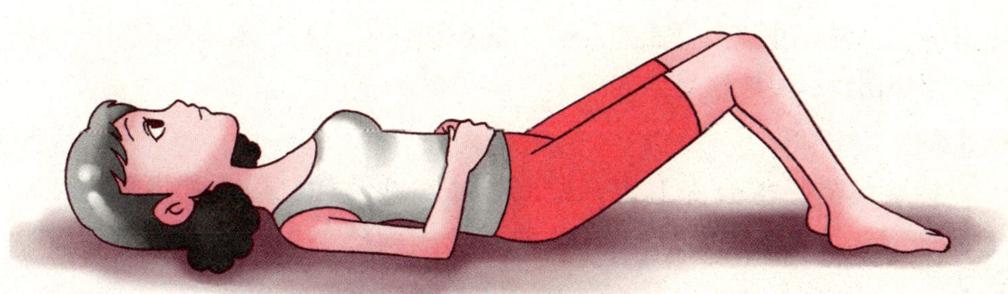

阴部恢复

产后阴部疼痛感会持续1～2天

一般来说，产后妈妈阴部疼痛会在分娩后1～2天内减轻、消失。如果疼痛持久不缓解，会阴切口部位可形成硬结并伴有触痛，妈妈就不能采取正常坐姿，很容易继发腰酸背痛。因此，如果产后两天妈妈仍感会阴疼痛难忍，就需要采取措施了。

* 坐浴，缓解阴部疼痛

若产妇产后2天后阴部仍然比较痛，可选择用高锰酸钾（俗称PP粉）溶液来坐浴。稀释的比例为1：50000（可要求医生帮助调制或教给你调制方法），每天坐浴1～2次，每次15～20分钟。

坐浴可以减少局部组织反应。由于会阴疼痛会造成妈妈下蹲困难，可以把坐浴盆放在马桶上或者高椅子上。

会阴侧切后伤口护理

很多产妇都认为，侧切过程还可以忍受，但手术后的1～2个星期是最难熬的。当然吃止痛片是最直接的止痛办法，不过妈妈也可以采取一些物理疗法让伤口尽快地恢复。

* 拆线前

拆线前需保持会阴卫生，便后要冲洗外阴和肛门，如同用卫生纸擦拭一般，要由前往后冲洗，才能避免细菌感染。勤换卫生垫，勤换内衣。

* 拆线后

❶ 拆线后恶露还没有干净，仍然应该坚持每天用温开水冲洗外阴两次。

❷ 便后、洗完澡后，要用面巾纸轻拍会阴部，保持伤口的干燥与清洁。

❸ 需保持大便通畅，上厕所排便的时候要用力适度，以避免伤口再裂开。排便时，最好采用坐式，并尽量缩短时间。

❹ 拆线后伤口内部尚不牢固，产妇最好不要过多地运动，也不宜做幅度较大的动作。

❺ 平时睡眠或卧床时，最好侧卧于无会阴伤口的一侧，以减少恶露流入会阴伤口的机会。

* 需要去医院的情况

如果产妇出现以下几种情况，应及时去医院就诊：

❶ 会阴伤口缝合后1～2小时刀口部位出现严重疼痛，而且越来越重，甚至出现肛门坠胀感。

❷ 产后2～3天，伤口局部出现红、肿、热、痛等症状，有时伴有硬结，挤压时有脓性分泌物。

❸ 伤口拆线后裂开。

会阴刀口愈后会留疤痕吗

一般情况，刀口的疤痕经过一段时间的修复会变小或消失，但不影响生活，有少数产妇天生属于疤痕体质，容易留疤。

如果产妇会阴刀口很久了却还是有疤痕，按压起来甚至会感觉疼痛，应尽快请医生仔细观察一下，确定刀口是否形成了疤痕疙瘩。如果的确是疤痕疙瘩形成，可在局部外敷药膏，以减轻疤痕疙瘩及不适症状。不过，用药最好在医生指导下进行。

产后阴道多久可以恢复

阴道本身有一定的修复功能，产后出现的扩张现象在产后3个月即可恢复。但毕竟是经过挤压撕裂，阴道中的肌肉受到损伤，所以阴道弹性的恢复需要更长的时间。产后产妇可以通过一些锻炼来加强弹性的恢复，促进阴道紧实。

＊屏住小便

在小便的过程中，有意识地屏住小便几秒钟，中断排尿，稍停后再继续排尿。如此反复，经过一段时间的锻炼后，可以提高阴道周围肌肉的张力。

＊提肛运动

在有便意的时候，屏住大便，并做提肛运动。经常反复，可以很好地锻炼盆腔肌肉。

＊收缩运动

仰卧，放松身体，将一个手指轻轻插入阴道，后收缩阴道，夹紧阴道，持续3秒钟，后放松，反复重复几次。时间可以逐渐加长。

＊其他运动

走路时，有意识地要绷紧大脚内侧及会阴部肌肉，后放松，重复练习，比如学走模特步就是其中一项。

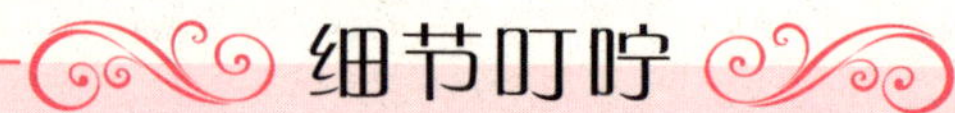

实际上，决定性生活质量的最大因素，不是阴道宽度，而是阴道在高潮时收缩的强度，这主要取决于盆底肌肉的收缩力。所以，产妇们一定要注意多做锻炼骨盆肌肉的运动。

恢复阴道弹性的凯格尔运动

产妇产后的阴道肌肉常会发生松弛，不仅影响夫妻生活质量，而且容易发生细菌感染。产妇可以通过做凯格尔运动来恢复阴道弹性。

＊什么是凯格尔运动

凯格尔运动又名骨盆底收缩运动，是一种专门锻炼女性骨盆底肌肉的运动，经常进行凯格尔运动锻炼的产妇的阴道肌肉通常更有弹性和张力，也可预防尿失禁、子宫脱垂、小便失禁、性生活障碍及运动性膀胱症候群等。

* 凯格尔运动的方法

首先，排空小便，因为锻炼过程中可能压迫到膀胱。

仰卧在床上，双膝弯曲，双脚平放在床上，先调匀呼吸，使身体其他部位放松下来（可以将一只手放在腹部，如果感觉到腹部松软、不紧绷，说明自己已经处在了放松状态），然后收缩臀部的肌肉，向上提肛。接下来，产妇可以紧闭尿道、阴道及肛门，使自己产生一种类似尿急的感觉为度。尿道、阴道及肛门达到闭合状态后，产妇要尽量保持5秒钟，然后慢慢放松。等5～10秒后，就可以进行下一轮练习了。

* 做凯格尔运动的时间

顺产产妇可在产后两个星期以后做凯格尔运动，剖宫产则要1个月以后才能练习。

刚开始时，产妇可以在一天中分几次练习凯格尔运动，每次可以少做几组动作。随着盆底肌肉的不断增强，可以不断增加练习的次数，并延长每次收紧骨盆底肌肉的时间。

一般情况下，如能坚持每天做3次锻炼，每次锻炼做3～4组动作，每组进行10次收缩运动，就可以达到很好的锻炼效果。

细节叮咛

凯格尔运动可以利用零散时间进行，如早上醒来、看电视时、午休前、晚上睡觉前，产妇都可以进行一次凯格尔运动练习。只要坚持下去，它会带来意想不到的好处的。

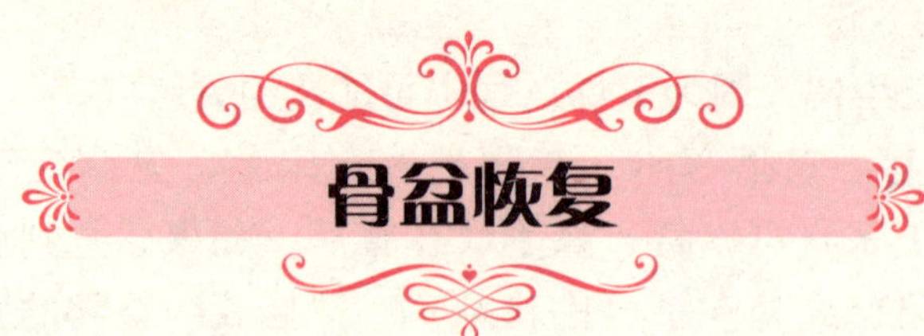

骨盆恢复

了解产后骨盆变化

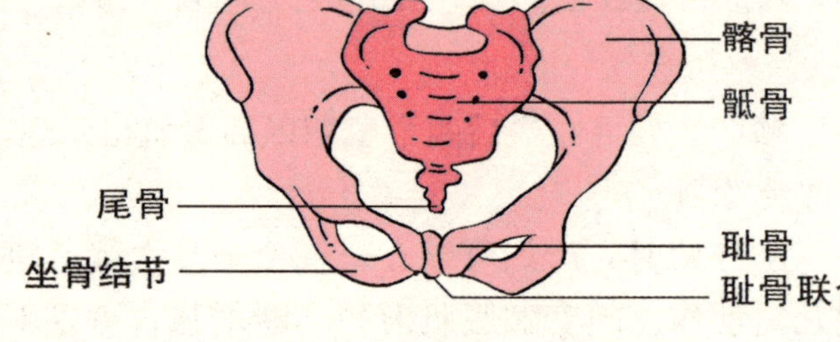

产妇产后的骨盆会发生很大的变化。

* 正常骨盆的状态：

❶ 骨盆的线条下端是夹起来的。

❷ 大腿的骨头朝下夹着，两膝盖内侧靠齐。

❸ 收紧的臀部。

❹ 底盆面积变得相当狭小。

❺ 骨盆底部肌肉群保持适度的绷紧。

❻ 尿道、阴道、肛门得到有效的收紧。

* 产后骨盆的状态：

❶ 底盆面积被扩大。

❷ 骨盆底部肌肉群被拉伸，不能保持适度的绷紧。

❸ 尿道，阴道，肛门不能得到有效的收紧。

❹ 骨盆的线条几乎平行。

❺ 大腿的骨头基本平行，两膝盖内侧不能靠拢。

❻ 产后大屁股。

骨盆完全恢复需要1年左右

产妇们普遍会担心生完宝宝后屁股变大，确实，不管顺产还是剖宫产，分娩之后骨盆都会比孕前变大。骨盆恢复不是一朝一夕的事情，需要身体机能的配合，骨盆完全恢复可能要等到产后8个月甚至1年以后。

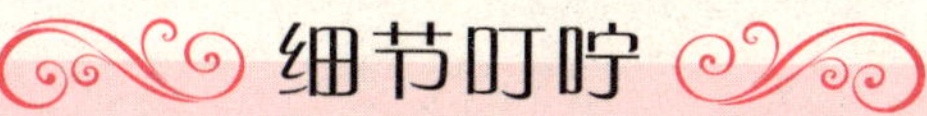

细节叮咛

长久以来存在着一个认识误区，很多准妈妈以为采用剖宫产就可以更好地保持身材，防止出现产后大屁股，实际上这是错误的。其实剖宫产的女性产后骨盆也是打开的，成松弛状态。

骨盆松弛可能带来的不利影响

由于骨盆支撑着上半身，所以骨盆一松弛，就要通过臀大肌和臀中肌这类臀部上的肌肉以及腰部的肌肉来支撑上半身，导致体形走样，并容易发生腰痛以及肩酸等现象。甚至不能给脚上施出均等的力，严重的情况下，会造成步行障碍。另外，容易发生内脏、子宫下垂，严重的情况还会发生子宫脱垂。而且由于生产的原因，不光是骨盆，肌肉也会变得松弛，容易发生小便失禁。

骨盆变形的征兆

产妇产后可以随时对照下列症状，看看自己是否有骨盆变形的征兆：

❶ 站立时，身体前倾，出现腰痛。

❷ 坐在椅子上不自觉地把腿盘起。

❸ 走路的时候，膝盖外屈，容易绊倒。

❹ 伴随疲惫、失眠、食欲缺乏等症状。

❺ 对着镜子看看自己的腰部以下，两边是否有不对称的情形，比如大腿关节是否突出，双脚是过于内八还是外八，两边臀部是否不一样大。

❻ 用手摸摸看自己的腰部后方下面两侧，是不是太过于厚硬，两边

的腰是否一前一后，或一高一低。

7 测量膝盖到地板的距离，右侧高于左侧时，就表示右侧骨盆朝右上歪斜，反之则朝左上歪斜。

产后骨盆恢复锻炼

产妇伤口愈合后，不妨练一练骨盆恢复操，不仅可以让骨盆恢复得更快，也有助于锻炼阴道、肛门括约肌的力量，阴道松弛者也不妨练练，方法为：

靠床沿仰卧，臀部放在床沿，双腿挺直伸出悬空，不要着地。双手把住床沿，以防滑下。双腿合拢，慢慢向上举起，向上身靠拢，双膝伸直。当双腿举至身躯的上方时，双手扶住双腿，使之靠向腹部，双膝保持伸直。然后，慢慢地放下，双腿恢复原来姿势。如此反复6次，每天一回，可常年不辍。

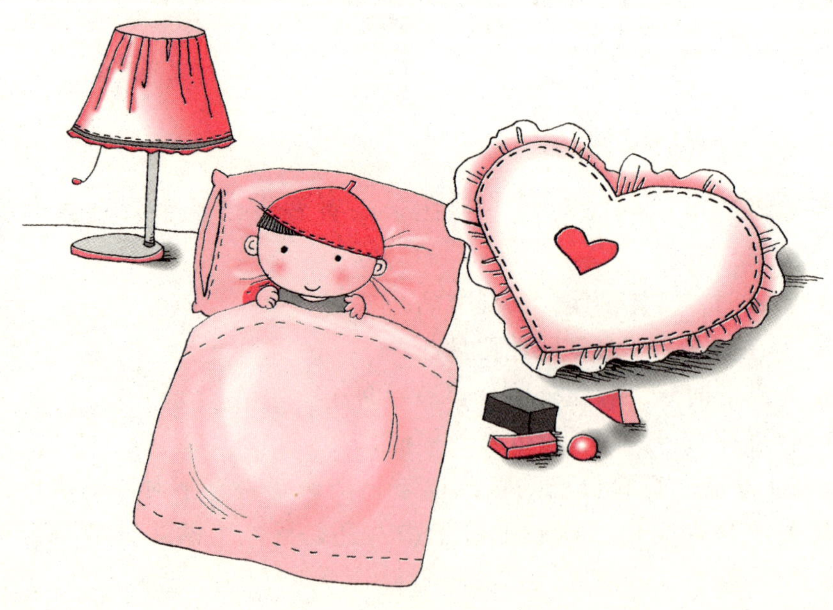

Part 2

坐月子饮食细节

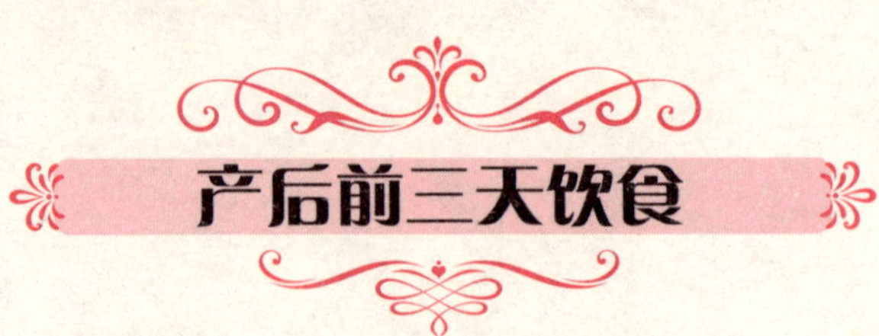

产后前三天饮食

产后第一餐以补水能消化为主

产妇分娩后体内激素水平大大下降，身体过度耗气失血，阴血骤虚，在这种情形下，很容易受到疾病侵袭。因此，产妇“产后第一餐”的饮食调养非常重要，吃对了“产后第一餐”，真正的产后营养大补充才能开始。

分娩当天第一餐可以多吃米粥、软饭、碎面等流质或半流质食物，也可以适当喝一些鸡蛋汤、鱼汤等，但要注意去掉鱼汤上层的油，不要使汤过咸。

产后第一餐不宜吃得油腻

产妇要注意，分娩后的饮食不能太油腻。有些家庭认为分娩时出血多，产妇需要多喝鸡汤、猪蹄汤等滋补汤，或多吃肉食进行滋补。这其实是非常错误的。产妇产后身体太虚，如果吃大鱼大肉，不但对身体恢复无益，还会引起腹胀、腹泻等症状。肉、蛋、鸡等食物需要等到分娩7天以后，当产妇的舌苔无厚腻感时再行进补。

产后第一餐食谱推荐

小米粥

原料：小米50克，红糖适量。

做法：

小米加水煮至米烂，加糖适量。

功效：小米有滋阴养血的功效，对于产后气血亏损、体质虚弱的产妇有很好的补益作用。

莲藕粥

原料：莲藕250克，粳米100克。

做法：

❶ 先将莲藕刮净，切成薄片。

❷ 再将粳米淘洗好，两者同下锅，用水煮成粥，煮熟即可食用。

功效：莲藕中含有大量淀粉、维生素和矿物质。孕妇分娩后吃莲藕能够健脾开胃，清除腹内积存的瘀血。

萝卜汤

原料：萝卜300克，筒子骨1根。

调料：盐1克，姜2克。

做法：

❶ 将萝卜去外皮，切成块状；筒子骨洗净剁碎后放入开水中汆去血水；姜切成片。

❷ 将上述材料先放入锅内过熟后，倒入煲锅中。先用大火煮半小时，后转小火慢熬1小时。

❸ 只取汤喝，不吃渣子。

功效：这款汤适合剖宫产的产妇食用，萝卜汤具有增强肠胃蠕动、促进排气、减少腹胀并使大小便通畅的作用。

顺产后头三天怎么吃

如果是顺产的产妇，分娩需要消耗的精力相对多，在产后头三天体力尚未恢复，食物应以清淡、不油腻、易消化、易吸收、营养丰富为佳，形式为流质或半流质。

* 产后第一天

在分娩后数小时至1日内，产妇最好吃流质或者半流质食品，例如牛奶、蛋花汤、红糖水、小米粥等。因为在分娩的过程中产妇的体力消耗大、出汗多，体内体液不足，胃液分泌减少使消化功能下降。所以，此时身体最需要的是水分及容易消化的清淡食品。喝牛奶可以补充体内的钙损耗。

* 顺产后第二、三天

接下来的两天，产妇的体力尚未恢复，食物仍然要以清淡、不油腻、易消化、易吸收、营养丰富为佳，形式为流质或半流质。可食用牛奶、豆浆、藕粉、糖水煮鸡蛋、蒸鸡蛋羹、馄饨、小米粥等。一般产后3～4天产妇就可以吃普通饭了，即使再馋，这段时间也不能吃辛辣刺激性的食物。

顺产后头三天饮食要点

顺产的产妇产后三天饮食上要注意以下要点：

❶ 产后头几天饮食以稀粥、汤面、馄饨、面包、牛奶、豆浆等软性食物为好，选用的动物蛋白以鸡蛋、瘦肉、鱼、鸡较好。除了三顿饭，可以在下午和晚间各加餐1次。

❷ 鸡汤、鱼汤、排骨汤有利下奶，但要把汤内浮油撇净，以免进食过多脂肪，奶汁内脂肪含量增加，易导致宝宝腹泻。在下奶前不要喝太多汤水，以防奶胀，乳管通畅后可以不再限制。

❸ 适当吃些青菜和水果。绿叶菜和水果含有丰富的维生素C、膳食纤维，能使大便通畅。

❹ 孕期并发缺钙、贫血以及分娩时出血多的妈妈，除了吃含钙、铁多的食物（如牛奶、鸡血、猪肝、青菜、豆制品）外，还要继续服用鱼肝油丸、钙片等。

细节叮咛

产后头几天，产妇不要急于进食炖汤类。此时排乳不十分畅通，过早喝汤会使乳汁大量分泌，乳房胀痛。随着身体和消化能力的慢慢恢复，宝宝饭量的增大，排乳畅通后就可以多喝汤了。

剖宫产后头三天怎么吃

剖宫产术后的产妇一般需要在产后6小时之后才可进食，每餐不要进食过多，做到少食多餐，因为此时产妇的胃肠功能还没有完全复原。

＊产后6小时内禁食

剖宫产术后6小时内，产妇应平卧、禁食，目的是减少腹胀，因为此时肠腔内有大量气体，吃东西容易加重腹胀，嘴唇干裂也不要喝水，可以用棉签蘸水滋润。

＊6小时后吃排气流食

剖宫产术后6小时，产妇可以饮用萝卜汤，帮助排出空气，减轻腹胀现象。也可以喝一些开水，帮助肠蠕动。

＊排气（放屁）后可吃半流质食物

产妇一般会在产后第二天排气（放屁），之后产妇胃肠功能恢复，可改用半流质饮食如稀粥、面条等，每天吃4～5餐，以保证充足的营养，但忌用牛奶、豆浆、鸡蛋等胀气食物。

＊大便后可吃普通食物

排气之后，妈妈可能会慢慢开始有想解大便的感觉，饮食也可慢慢向软质食物、固体食物渐进，像正常情况一样进食了，但饮食不要太油腻，要多吃蔬菜，以保持营养均衡，促使大便通畅。

剖宫产后头三天饮食禁忌

剖宫产后三天妈妈要注意以下饮食禁忌：

❶ 禁吃产气、发酵食物。产后1周内避免食用产气及发酵、难消化的食物，如牛奶、蛋类、黄豆及豆制品等，否则易加重腹胀或肠胃不适。

❷ 忌食寒凉、辛辣。寒凉、辛辣的食物刺激性大，容易使产妇腹痛、便秘、上火等，也不利于子宫的收缩、恢复和刀口的愈合。

❸ 不急着吃催奶食物。催奶食物、大补食物如鲫鱼汤、鸡汤、人参等不要急着食用，避免引发乳腺炎。

细节叮咛

剖宫产产妇以前如果有过敏史，那么在刀口愈合之前最好不要吃可能致敏的食物，吃这些东西易引起发炎，不利于刀口的愈合与恢复。

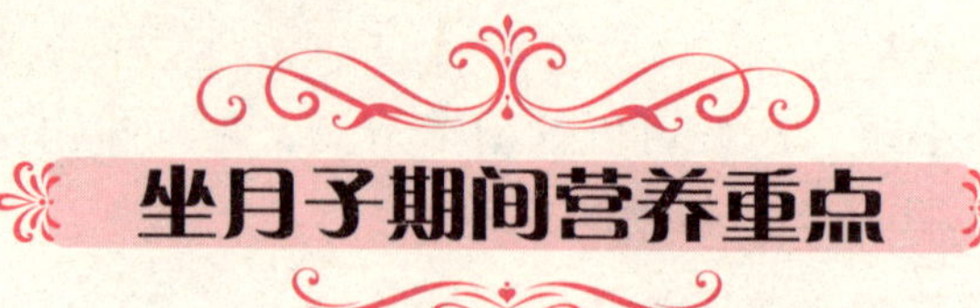

坐月子期间营养重点

产后第1周开胃为主

不论是哪种分娩方式，产妇在刚刚生产的最初几日里会感觉身体虚弱、胃口比较差，所以产后第一周饮食应着重于清淡、开胃，胃口好，才会食之有味，吸收也好。建议产妇产后5～7天以鸡蛋、米粥、软饭、面条、蔬菜等为主，还可以吃些清淡的荤食，如肉片、肉末，瘦牛肉、鸡肉、鱼等，配上时鲜蔬菜一起炒，口味清爽营养均衡。橙子、柚子、猕猴桃等水果也有开胃的作用。

细节叮咛

第一周暂时不要吃太油腻的食物，如鸡、猪蹄等，因为油腻的食物不但会使本就不好的胃口变得更加差，且容易引起腹胀、腹泻等症状，而且，产妇摄入油脂过多可能会让乳汁也变油，使宝宝发生腹泻。

产后第1周食谱推荐

什锦蔬菜粥

原料：大米100克，西蓝花200克，洋菇、香菇、胡萝卜各30克，盐适量。

做法：

❶ 大米洗净后泡水30分钟备用。

❷ 洋菇、香菇、胡萝卜洗净切丝；西蓝花用开水汆烫。

❸ 锅内加入米和水，用大火煮开。

❹ 加入洋菇丝、香菇丝及胡萝卜丝，改小火煮至米粒黏稠。

❺ 再放入汆烫过的西蓝花及调味料，煮开即可。

功效：这道什锦蔬菜粥含有丰富的膳食纤维，能增强肠胃的蠕动，对没有食欲的妈妈有开胃的作用。

猕猴桃鸡肉面

原料：意大利面80克，猕猴桃60克，番茄40克，鸡胸肉70克，橄榄油10克，香芹少许，盐适量。

做法：

❶ 鸡胸肉洗净后切成片状；猕猴桃去皮，番茄洗净后均切成丁状备用。

❷ 意大利面放入开水中煮至完全熟透，捞出沥干水分。

❸ 将橄榄油烧热，再放入鸡肉和番茄炒熟；起锅前加入猕猴桃和少许食盐拌炒均匀。

❹ 将炒好的鸡肉、猕猴桃均匀淋在煮熟的意大利面上，撒上香芹即可。

功效：这道菜口味独特，营养丰富，产妇常吃这道菜，不但开胃消食，也可以为产妇提供全面的营养。猕猴桃中富含维生素C及纤维素，可以预防感冒及便秘。

鸡蛋熘鱼片

原料：草鱼400克，鸡蛋2个，淀粉、高汤、芹菜心、姜片、蒜苗、酱油、醋、白糖、胡椒粉、盐各适量。

做法：

❶ 草鱼切成片；鸡蛋清与淀粉、盐调匀，与鱼片拌匀。

❷ 芹菜心切成段，用酱油、醋、白糖、胡椒粉、高汤、盐、淀粉调成芡汁。

❸ 炒锅放在旺火上，放油烧至三成热，放入鱼片熘散，沥去余油。

❹ 再放入芹菜心、姜片、蒜苗炒出香味。

❺ 烹入芡汁，收汁亮油，翻匀起锅盛盘即可。

功效：对于身体瘦弱、食欲缺乏的产妇来说，草鱼肉嫩而不腻，可以开胃、滋补。

产后第二周补充营养为主

进入产后第二周，产妇的盆腔和子宫逐步恢复，伤口也基本上愈合了，恶露排出也从多到少，下床活动也比较方便。并且经过上一周的精心调理，胃口应该明显好转，所以产妇产后第二周要多吃一些补气血的食物并补充维生素，有利于身体快速恢复。同时不要忘了多吃有助乳汁分泌的食物，特别是乳汁较少的产妇。

补气血食物：黑木耳、黄花菜、苹果、梨、香蕉，能减轻便秘症状又富含铁质，是完美的维生素补剂和补血剂，这一周产妇可以多吃。麻油炒猪心、大枣猪蹄花生汤、鱼香猪肝等，加入少许枸杞、山药、茯苓等也是不错的补血、补充维生素的食谱。

补维生素食物：产妇的每日饮食中，蔬菜水果一定不能缺席。多吃油菜、白菜、卷心菜、白萝卜、苹果、香蕉等蔬菜水果，有助于补充维生素。

催乳：产妇第二周的饮食可逐渐恢复成一般的饮食，因宝宝吸食母乳的状况已渐渐稳定，吸吮时间与次数也逐渐增加，所以可食用一些发乳的食物来增加泌乳量，如：花生炖猪蹄、青木瓜炖排骨等。

细节叮咛

为了更快地恢复身体，如果是在冬天，可以吃一些温补性的食物，如羊肉，还有一个就是鱼汤，鱼汤能很好地补充能量以及帮助催乳。

产后第二周食谱推荐

香菇木耳瘦肉粥

原料：大米50克，瘦猪肉50克，香菇30克，木耳、银耳各15克，香菜少许，盐适量。

做法：

❶ 将香菇择洗干净，用清水浸泡至软，切丁；大米、木耳、银耳分别洗净，用清水泡软。

❷ 猪肉洗净，剁成末，入沸水中汆烫一下；香菜洗净，切碎。

❸ 将大米放入锅中，加入适量清水，用大火烧沸。

❹ 再放入香菇、木耳、银耳、猪肉末，加入盐，用小火煮至米、肉熟烂，出锅后撒上香菜即可。

功效：这道粥含丰富的维生素和矿物质，营养丰富，清淡爽口，不但可帮助妈妈增进消化，促进乳汁分泌，还有行血化瘀、健脾益胃的功效，是产妇的上好食品。

砂锅炖猪腰子

原料：猪腰1个，火腿250克，冬笋500克，豌豆苗50克，姜片3片，大葱3段，盐、料酒各适量。

做法：

❶ 剥去猪腰外层薄膜，择净胰油，两面分别划几刀，放入开水锅氽烫一下，然后切片。

❷ 冬笋放入开水锅中煮透捞出，与火腿一起切片。

❸ 猪腰子、火腿、冬笋全部放入砂锅中，加水，大火烧开。

❹ 去掉浮沫，转小火煮至猪腰熟烂，放入豌豆苗，加盐调味即可。

功效：猪腰含有蛋白质、脂肪、碳水化合物、钙、磷、铁和维生素等，可帮助产妇补肝益肾，强筋理气，还可以帮助产妇消除水肿。

丝瓜鲫鱼汤

原料：活鲫鱼500克，丝瓜200克，姜、葱、黄酒、盐各适量。

做法：

❶ 鲫鱼洗净后，双面略煎一下。

❷ 将煎好的鲫鱼放入锅中，加黄酒、姜、葱，小火焖炖20分钟。

❸ 将丝瓜洗净切片，投入鱼汤，大火煮至汤呈乳白色，加盐，煮3分钟后即可。

功效：此汤益气健脾、清热解毒，具有通调乳汁之功。根据口味和习惯，丝瓜可用豆芽或通草代替。

产后第3～4周催乳为主

经过前两周的调养，产妇的身体已经恢复得很好了，恶露已排尽，精神也逐渐饱满，宝宝食量也在不断增大。如果打算母乳喂养的话，产妇这时需要为宝宝准备更加营养丰富的母乳，因此催乳是这一阶段的饮食重点，催乳的同时还需要注意以下几点：

❶ 哺乳的产妇每天饮食一般应包括：粮食500～700克，蛋类200克（4个），肉类200～250克，豆制品50～100克，牛奶250克，汤水1000～1500毫升，蔬菜500克（其中绿叶菜不少于250克）。

❷ 注意水分的摄取，多给宝宝吸吮，泌乳量自然就会慢慢增加。

❸ 适当进食蔬菜水果还有助于改善乳汁质量，有利于宝宝的健康。

❹ 有些食物像是韭菜、麦芽等本身具有退奶的功效，要喂哺母乳的妈妈们应注意避免食用。

❺ 木瓜有催奶的效果，乳汁缺乏的产妇可食用木瓜汤增加乳汁，但需要提醒的是，木瓜一定要煮熟了吃，生吃不但无效，还对身体恢复不利。

细节叮咛

这个阶段以后，产妇晚上最好不再吃夜宵，因为人的身体在夜晚是处于休息状态，新陈代谢率低，如果超过晚上八点再吃东西，就很容易囤积脂肪，并且形成酸性体质，不但易发胖，也影响健康。

产后第3～4周食谱推荐

木瓜炖猪蹄

原料：猪蹄2只，木瓜半个，姜3片、蒜3瓣，盐适量。

做法：

❶ 猪蹄洗净，木瓜去皮去籽，切块。

❷ 汤锅中放适量清水，放入猪蹄，小火煮1小时，去掉浮沫。放入姜片和蒜继续煮至猪蹄酥烂。

❸ 放入木瓜、盐，大火煮7分钟即可。

功效：猪蹄汤具有催乳作用，对于哺乳期妈妈能起到催乳和美容的双重作用。

花生卤猪蹄

原料：猪蹄1只，花生仁50克，姜片、大葱、料酒、酱油、白糖、盐各适量。

做法：

❶ 将猪蹄刮洗干净，斩成小块，放入沸水锅中汆烫，去血沫，捞出，备用。

❷ 花生仁放入水中浸泡2小时。

❸ 砂锅底部铺上姜片和大葱，然后放入猪蹄，加入料酒和适量水，大火煮开，再转小火炖约1个小时。

❹ 再放入泡好的花生仁、酱油和白糖再炖煮约50分钟至猪蹄软

烂，最后加入适量的盐调味即可。

功效：这道菜含有丰富的蛋白质、不饱和脂肪酸、维生素E等营养素，不但可以为产妇丰富营养，提供热量，还能醒脾和胃，调理气血。

参枣炖肉

原料：人参5克，淮山药20克，杜仲5克，大枣10粒，猪瘦肉500克，姜、葱、胡椒粉、盐各适量。

做法：

❶ 将人参切片，烘干碾成末；淮山药润透切片；枣洗净，抠去枣核，待用。

❷ 猪肉洗净，入沸水锅中汆烫去血水，捞出切成2厘米见方的块。

❸ 将猪肉、淮山药、红枣、杜仲一起放入锅中，加入适量清水，大火烧沸后转小火炖至肉熟烂。

❹ 加入人参粉末，烧开，加入盐、姜、葱、胡椒粉调味即可。

功效：人参是大补药物，妈妈一天可食用3～5克，可以帮产后虚弱的产妇补足生产中和产后前两周双虚的气血。

产后第5～6周营养均衡即可

有资料表明：有规律的进食可以减少肥胖的发生率，并且对产妇健康也十分有益。到了这个阶段，产妇的身体基本已经恢复得差不多了，此时可以将重点放在规律进食上，并且可以将饮食重点放在产后恢复身形上来。

这里所说的合理饮食并不是节食，而是指在乳汁分泌正常、身体状况不受影响的情况下通过适当控制饮食热量，保持均衡的饮食习惯让身体自然减重。

细节叮咛

母乳喂养会使产妇每天流失约1000毫升的水分，如果产妇体内的水分不足，会使母乳量减少。另外，水喝得是否足够，是决定塑身成绩的关键。所以产妇要保证水分的摄取，最好每天喝水不要少于3000毫升。

产后第5～6周食谱推荐

芹菜炒香菇

原料：芹菜400克，干香菇50克，淀粉10克，酱油、米醋、盐各适量。

做法：

❶ 将芹菜洗净，剖开，切成2厘米左右的段，用少许盐拌匀，静置10分钟左右，用清水漂洗干净，沥干水备用。将香菇用温水泡发，洗净切片。将米醋、淀粉放入一个小碗里，加50毫升左右清水，兑成芡汁。

❷ 锅中加植物油烧热，下入芹菜煸炒2～3分钟，加入香菇，迅速翻炒几下。

❸ 点入酱油，淋上芡汁，大火翻炒，待调料均匀地粘在香菇和芹菜上，即可出锅。

功效：芹菜可以清热解毒、祛病强身。芹菜含有利尿成分，可以消除人体内的水钠潴留，有助于消除妈妈产后水肿，帮助瘦身。

鸡蛋香菇韭菜汤

原料：鸡蛋2个，香菇5朵，韭菜50克，高汤1碗，盐适量。

做法：

❶ 鸡蛋磕入碗中，搅打成液；香菇用温水浸泡后，去蒂洗净，切成细丝，再用开水焯熟；韭菜择洗干净，切段、汆熟。

❷ 锅置火上，放油烧热，放入鸡蛋用小火煎炸至熟，放入汤锅内。

❸ 汤锅置火上，放入高汤、盐；待汤开后，加韭菜和香菇，以盐调味，起锅倒入汤碗内即可。

功效：韭菜与鸡蛋、香菇搭配，既能提供优质蛋白质，又可促进胃肠蠕动，保持大便通畅，是一道比较理想的瘦身佳肴。

芦笋炒肉丝

原料：青芦笋300克，瘦肉300克，蒜末半大匙，水淀粉、酱油、料酒、盐各适量。

做法：

❶ 将青芦笋洗净，削净根部粗硬部分；瘦肉切丝，加入料酒、酱油、水淀粉腌15分钟。

❷ 锅内加入半锅水，用大火烧开，加入半匙盐，将笋放入整根汆烫，稍软时捞出，冲凉，再切小段。

❸ 锅置火上，先将肉丝过油，捞出后将油倒出；锅内留底油，放入蒜末炝锅。

❹ 放入芦笋翻炒，然后放入肉丝与芦笋同炒，并加入适量盐、料酒、酱油、糖、水淀粉和适量清水调味，炒匀盛出即可。

功效：芦笋富含多种人体必需的维生素和微量元素，具有减肥美容之功能，加上含蛋白质丰富的肉，既能美颜瘦身又能提高免疫力。

产后补钙有讲究

有些产妇生产后，发现本来坚固的牙齿松动了，这其实是缺钙导致的。有些产妇产后乳汁不足，主要是营养不良和内分泌功能不协调所致。钙是体内多种酶的激活剂，当体内钙缺乏时，蛋白质、脂肪、碳水化合物就不能被充分利用，就会产生乳汁不足现象。所以产妇产后要注意及时补钙。

* 妈妈产后易缺钙

产妇产后体内的钙流失速度特别快，主要是都进入了乳汁中，每泌出1000～1500毫升的乳汁，就要流失500毫克的钙。因此，哺乳产妇每天需要摄入的钙比常人要多，大概在1200～1500毫克。

* 适合补钙的食物

为减少动用母体钙的储备，产妇需要多多选食含钙丰富的食物，以补充对钙的需求。产后妈妈每天的饮食要多选用豆类或豆制品。同时，多选用牛奶、乳酪、海米、芝麻或芝麻酱、西蓝花及羽衣甘蓝等。海产品中的虾皮、海带、紫菜等，木耳、口蘑、银耳、瓜子、核桃、葡萄干、花生仁等含钙也较为丰富。

牛奶含钙较多，但有些产妇喝牛奶后会出现腹部不适、胀气，甚至腹泻的状况，可用酸奶代替。

* 补钙需要注意的事项

❶ 维生素D可以促进钙的吸收，补钙的同时应吃些富含维生素D的食物，如蛋类、乳、肉、黄油、牛肝等食物。

❷ 含钙多的食物不宜与草酸高的蔬菜同煮，草酸可使钙“皂化”不能被人体吸收。草酸高的蔬菜通常有菠菜、韭菜、苋菜、冬笋等。

❸ 有条件多去户外晒太阳，并做产后保健操，促进骨密度恢复，增加骨硬度。

细节叮咛

大部分产妇每天能从饮食中摄取的钙一般在1000毫克左右，可以维持母婴的需要。但如果缺钙非常严重，就需要咨询医生，看是否需要通过钙制剂来额外补足。

产后不要忽视补铁

铁元素是人体重要的造血原料，缺铁就会导致贫血。产妇分娩时失血会失去约200毫克的铁，哺乳时从乳汁中又要带走一些，所以产后充足补铁是很重要的。

* 贫血的简单自测法

如果产妇不仅面色黯淡，还伴随水肿、全身乏力、头晕、心悸、呼吸短促等症状，这时候就要当心严重贫血造成的体质衰弱。产妇出现重度贫血可能导致免疫力及全身各脏器功能下降，从而可诱发多种疾病。

* 补铁的饮食方法

产妇补充铁元素最佳的方法是通过饮食。产妇应多吃容易吸收的含铁丰富的食物，如动物肝脏、蛋类、芝麻酱、黑木耳、海带、紫菜、香菇、田螺、黄豆等。另外，油菜、菠菜、芹菜（尤其是芹菜叶）、盖菜、雪里蕻、莴苣、小白菜、番茄、杏、枣、橘子、花生衣等含铁也较多。

* 补铁要注意的事项

❶ 铜可促进铁的吸收和利用，故应多食些富铜食物，猪血中含铜量较丰富。

❷ 食用含铁多的食物时不要同时食用含草酸或鞣酸高的菠菜、苋菜、鲜笋及浓茶，以免结合成不溶解的盐类，妨碍铁的吸收。

❸ 蛋白质是构成血红蛋白的重要原料，贫血病人应多食用含蛋白质丰富的食物，如牛奶、鱼类、蛋类、黄豆及豆制品等。

❹ 如贫血严重，应遵医嘱。

补充蛋白质有助于乳汁分泌

蛋白质是人体最主要的营养成分，含大量氨基酸，它不仅构成人体器官组织，供给热能，而且能增加肌体抵抗力，有助于创伤修复，妈妈产后体质虚弱，生殖器官复原和脏腑功能康复需要大量蛋白质。

* 蛋白质影响乳汁分泌

产妇的蛋白质营养状况对乳汁分泌能力影响很大，膳食中蛋白质的质和量对泌乳量及乳汁的质量都有影响，所以，供给产妇的蛋白质应做到量足质优，特别是要进行母乳喂养的妈妈。

* 妈妈需要摄取多少蛋白质

正常情况下，产妇每日泌乳需消耗蛋白质14克。如果膳食中供给的蛋白质质量差，则转变为乳汁蛋白质的效率降低。因此，除满足母体正常需要量外，每日需额外补充20～30克蛋白质，以保证乳汁中蛋白质的含量。

我国推荐的供给量标准为在原基础上每日增加蛋白质25克，其中一部分应为优质蛋白质，如食用肉、禽、鱼、蛋、奶及大豆制品等，其中的一些动物性食物对促进乳汁分泌很有效。一般来说，鱼虾类的产品中含有的蛋白质要比肉类中的好。

* 摄取蛋白质不可过量

产妇需要摄取充分的蛋白质，但并不等于蛋白质摄取越多越好，因为食用蛋白质过多，也会给身体带来危害：

❶ 增加肝脏负担，引起胃肠消化吸收不良。长期下去可影响肝脏功能，使肌体免疫机能下降。

❷ 蛋白质在消化过程中，肾脏负担着中间代谢产物重吸收和终末代

谢产物排泄的重任。过多摄入蛋白质就会增加肾脏负荷。

③ 过量摄入动物蛋白，往往会同时摄入过量的胆固醇，这是诱发冠心病、高血压、动脉硬化及出现脑血管意外的危险因素。

细节叮咛

产妇在摄取蛋白质的时候，应该从多种食物中摄取，不要只从一种食物中摄取，每日膳食中必须搭配2～3种含蛋白质丰富的食物，才能满足妈妈对多种氨基酸的要求，避免营养不够均衡。

月子里可以吃什么，怎么吃

产后多吃小米对身体有益

小米熬粥营养价值丰富，有“代参汤”的美称，我国北方许多女性在生育后，都有用小米加红糖来调养身体的传统。小米具有滋阴养血的功效，可以使妈妈虚寒的体质得到调养，帮助其恢复体力。妈妈产后食欲缺乏，疲累少眠，而小米有清热解渴、健胃除湿、和胃安眠等功效，非常适合妈妈食用。

产后妈妈可以在每天早上吃一碗小米鸡蛋红糖粥。具体做法是：取小米100克、鸡蛋3个、红糖适量，将小米淘净后倒入锅中加适量水，煮沸后改为小火再煮约一刻钟。然后将打散的鸡蛋匀撒在粥中，放入红糖后即可食用。

产后可以适量喝米酒

中医认为米酒有活络通经、补血生血的功效，并且能够增进食欲、帮助消化，米酒与鸡蛋搭配，能滋阴、润燥、养血，营养非常丰富，并且非常利于产妇消化和吸收；米酒煮鸡蛋很适宜作为产后调养的食物，可帮助妈妈恢复体力。

米酒鸡蛋的做法也特别简单：找一个奶锅（1个人的量用奶锅煮最方便），加入大半碗清水大火烧开，加入两大匙（约200毫升）米酒，改中大火煮米酒。米酒煮开后，改小火让米酒在锅里翻滚，然后一圈一圈沿奶锅加入打散的鸡蛋液，再次沸腾即可。

如果妈妈不喜欢米酒鸡蛋，可煮些龙眼红枣汤、炒黑豆煎水、淡红糖水当饮料来服用，同样有很好的促进身体恢复的效果。

有助于排出恶露的食物

宝宝出生后，胎盘也随之娩出，之后，阴道会排出一些棕红色的液体，其中含有血液、坏死的蜕膜组织、细菌及黏液等，这就是常说的“恶露”。恶露排出后产妇的身体基本上也能恢复得差不多了，在坐月子期间可以通过吃某些食物来帮助尽早排出恶露。

❶ 山楂。山楂不仅能够帮助产妇增进食欲，促进消化，还可以散瘀血。

❷ 红糖。红糖有补血益血的功效，可以促进恶露不尽的产妇尽快化瘀，排尽恶露。

❸ 莲藕。藕具有清热凉血、活血止血的作用，适合产后恶露不尽的产妇食用，可以帮助改善症状。

* 排恶露食谱

山楂粳米粥

原料：山楂30克，粳米60克。

做法：

❶ 将山楂和粳米分别洗净待用。

❷ 锅中放入适量的水，加入山楂烧开，小火炖10分钟后取汁去渣。

❸ 加入粳米同煮成稀粥后即可。

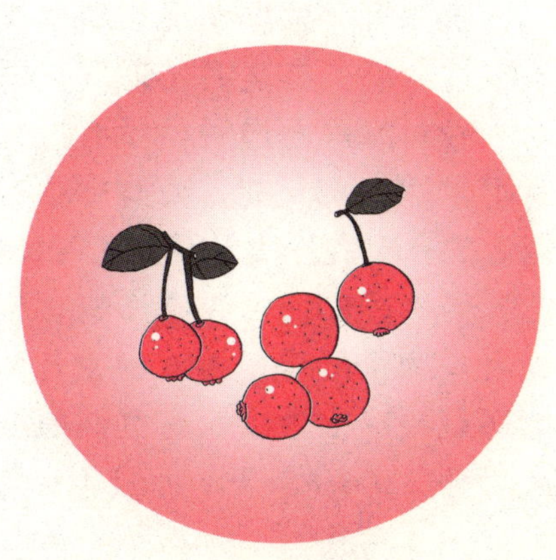

功效：山楂中含有蛋白质、脂肪、碳水化合物、食物纤维、钙、磷、铁、

维生素C及胡萝卜素、尼克酸等营养成分，含钙量居鲜果榜首。对妈妈产后滞血痛胀和产后腹痛、恶露不下，具有一定的缓解作用。

细节叮咛

如果产妇子宫收缩较好，恶露的颜色和量都正常的话，就要停止食用这类食材了，因为这些食物食用时间过长，会使恶露增多，导致慢性失血性贫血，而且会影响子宫恢复以及产妇自身的健康。

适量吃海带可防治产后贫血

海带对产妇有重要作用。海带中含碘和铁较多，碘是制造甲状腺素的主要原料，铁是制造血细胞的主要原料，多吃海带，有利于新生儿身体的生长发育。

此外，海带中所含的热量较低，胶质和矿物质较高，易消化吸收，抗老化，吃了后不用担心发胖，有利于产妇的身体恢复。

坐月子能吃海鲜吗

有的产妇本身比较喜欢吃海鲜，有的妈妈是坐月子期间亲友送了不少海鲜，比如大闸蟹、大虾这类美味食物，这时产妇通常都有担心：坐月子期间能吃海鲜吗?

吃海鲜要根据情况来看，没有固定的标准答案。有医生觉得海鲜属于凉性食品，在坐月子期间，最好少吃，甚至不吃。对于妈妈来说，只要本身对海鲜不过敏就没有太大问题，如果妈妈身体一直都很健康，海鲜可以适当吃一些，海鲜中含有丰富的蛋白质以及钙质，产妇吃是很有营养的，对乳汁质量及产后身体恢复没有什么影响。

当然，即便可以吃海鲜，也不应该大吃特吃，宝宝吃奶后容易出现或者是加重湿疹，再者新生儿体质弱，而海鲜属于发物，所以哺乳的产妇还是要有一个度，有些性质温和的海鲜，比如海鱼类，每周最多1～2次，每次100克以下，而且不要吃金枪鱼、剑鱼等含汞量高的海鱼。

细节叮咛

产妇吃过海鲜后，一定要注意观察一下宝宝的排便情况或者身体有无起疹子等异常情况，如果宝宝出现过敏或者拉肚子的情形，表示不适宜产妇吃海鲜，妈妈需要调整饮食，假如宝宝没有异常，产妇就不必过于担忧吃海鲜对宝宝的影响。

产后喝汤的讲究

我们已经知道，很多汤含有丰富的水溶性营养，不仅利于体力恢复，而且有利于促进乳汁分泌，是产妇坐月子期间的最佳营养品，不过，由于喝汤对乳汁分泌有一定影响，所以产后喝汤要注意下面两个问题。

* 何时喝汤有讲究

产妇如果乳汁分泌充分，就应该迟些喝汤，最好等到产后1周再喝比较妥当，以免乳汁分泌过多造成乳汁淤滞；如果产妇乳汁迟迟不下或者下得很少，就应早些喝点汤，以促使下乳，满足宝宝的需要。

* 汤不宜太油腻

有人认为产妇喝汤应该越浓越好，油越多，营养就越丰富，因此把含有大量脂肪的猪蹄汤、排骨汤、老母鸡汤等放在了重要位置。其实不然，产妇摄入越多的脂肪，乳汁中的脂肪含量也就越多。含有高脂肪的乳汁不易被新生儿吸收，往往会引起新生儿腹泻。同时，产妇喝过多高脂肪的汤，也容易使身体发胖，还有可能使有害血脂升高。

因此，熬制肉汤不要过浓，或者在熬制好后放凉了，等油凝固了，去除过多的油脂。

细节叮咛

产妇可以多喝一些富含蛋白质、维生素、钙、磷、铁、锌等营养素的汤，如瘦肉汤、新鲜血汤、蔬菜汤等，不但满足营养需要，还可防治产后便秘。

产后喝姜汤要掌握好时机

生姜是适宜产妇食用的，它可以促进恶露排出，但是喝姜汤应掌握好时机和度。

由于姜是辛温之物，可促进血液循环，过多食用会增加血性恶露，使恶露排不尽，子宫内膜修复不好，造成贫血，产后体弱，所以产后不能马上就吃姜或姜制品。产妇可以自己观察，如果恶露转为颜色淡黄或白色，则此时是进食姜汤较理想的时机。

不过，饮用姜汤的时间不宜太长，一般可持续10天左右。如果恶露突然增多或颜色变鲜红，则应暂时停止或减少姜汤的分量。另外，姜汤也不能一天喝一大碗，通常隔天喝小半碗为宜，不宜饮用浓姜汁。

细节叮咛

如果新妈妈是寒性体质，可以在做汤时少量放一点姜，可以起到活血暖身的作用。

产后吃鸡蛋要有度

鸡蛋是完美的孕产期食品，但并不是说多多益善，产妇吃鸡蛋应适量，每天吃1～2个即可，如果每天吃太多的鸡蛋，或基本依赖于鸡蛋提供营养，非但不会对身体有利，反而会有害。

* 过量食用鸡蛋的害处

❶ 不利于消化。鸡蛋中含有大量胆固醇，吃鸡蛋过多，会使胆固醇的摄入量大大增加，增加妈妈胃、肠的负担，不利于消化吸收。其蛋白质分解代谢产物会增加肝脏的负担，在体内代谢后所产生的大量含氮废物，还要通过肾脏排出体外，又会直接加重肾脏的负担。

❷ 导致营养过剩。妈妈吃鸡蛋过多，则摄取了过多的蛋白质，而在体内没有被充分消化吸收，其实是一种浪费，而且由于摄入过多热量，容易导致肥胖。

❸ 导致营养不均衡。鸡蛋虽然营养丰富，但毕竟没有包括所有的营养素，不能取代其他食物，妈妈吃鸡蛋过多会导致其他食物摄入减少，会造成体内营养素的不平衡，从而影响健康。

* 鸡蛋怎么吃更营养

鸡蛋中的营养和消化吸收率会随着不同的烹饪方法而改变：煮鸡蛋中的营养可以100%被产妇吸收，炒鸡蛋为97%，煎鸡蛋为98%，炸鸡蛋为81%，生鸡蛋为30%～50%。由此可见，煮鸡蛋是最佳的烹饪方法，但对于脾胃虚弱的产妇，可以改为蛋花汤或鸡蛋羹，更容易消化。

细节叮咛

产妇在产后数小时内最好不要吃鸡蛋。因为在分娩过程中，体力消耗大，出汗多，体内体液不足，消化能力随之下降，若产后立即吃鸡蛋，就难以消化吸收，增加胃肠负担，这时应以吃半流质或流质食物为宜。

粗细粮搭配益处多

与精米精面比较，粗粮中的膳食纤维、B族维生素和矿物质的含量很高，不但有效地补充了营养，对排出毒素，保持肠道健康的价值同样不可小觑。所以，根据产后妈妈的营养需求较高的特性，我们主张产后的饮食不可偏食挑食，为了营养均衡，肠胃健康，一定要粗细粮搭配食用。

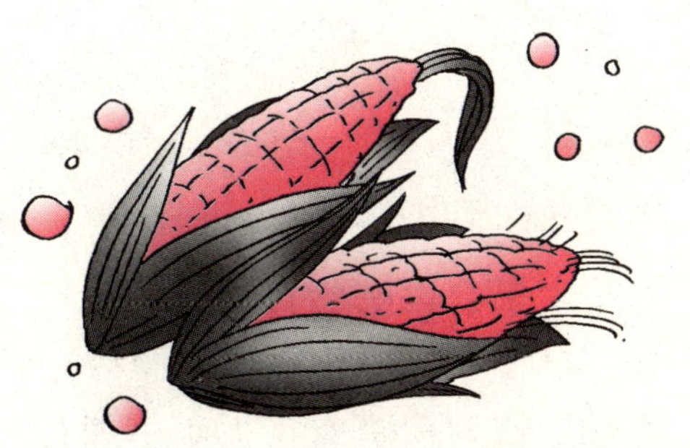

* 粗细粮如何搭配食用

粗细粮的搭配应以细粮为主，适当添加一定的粗粮，煮粥或者煲汤都不错。可以把粗粮与鱼、肉、蛋类一起煮成汤，如黄豆与猪蹄、玉米与排骨、黑豆与鲫鱼等，都是很好的产后饮食；也可以把大米、小米、红枣、红薯等搭配煮粥、煮饭等，也能提高营养价值。

* 适宜产妇食用的粗粮

小米	小米含有丰富的蛋白质、脂肪、碳水化合物、多种维生素、多种氨基酸，是营养价值很高的粗粮。产后妈妈食用可以帮助妈妈补血益气，调理脾胃
玉米	玉米含有的维生素B_6及不饱和脂肪酸成分，可以加速肠胃蠕动，能有效防止便秘。另外，玉米还含有丰富的维生素C，这也是它能入选产后饮食的重要因素
薏米	薏米含有丰富的亚油酸、维生素，容易被人体消化吸收，可以减轻肠胃的负担，对产妇产后脆弱的肠胃功能是很好的照顾，同时它有很好的美容效果，可助妈妈们肌肤光滑，爱美的妈妈不妨多吃
红小豆	红小豆富含铁质，是产妇产后补血的又一选择。另外，中医认为红小豆有健脾养胃、通乳汁的功效，而现代医学则发现它还有通便利尿的功效
黄豆	黄豆的钙含量非常丰富，是产后妈妈补钙的理想食品
黑豆	黑豆中微量元素如锌、铜、镁、钼、硒、氟等的含量都很高

细节叮咛

粗粮虽好，也不是吃得越多越好，过多吃粗粮会影响人体对蛋白质、无机盐和某些微量元素的吸收。产妇每天摄入的粗粮量以30～60克为宜，大约为一小把的量。

月子里应多吃蔬菜、水果

传统习俗认为：产妇脾胃虚弱，月子里不能吃蔬菜水果，生冷的蔬菜水果会影响肠胃，还可能伤了牙齿。其实，从现代科学的角度来看，月子里营养均衡更为重要，而且蔬果的生冷可以通过烹调方式来改变，比如蔬菜煮汤，水果加热一下再吃等，如果没有了蔬菜水果，每天的菜谱中都是鸡鸭鱼肉的话，就过于油腻了，反而不利于产后恢复及乳汁分泌。

产后由于身体哺乳的需要，各种维生素的需要比平时增加1倍以上，其中维生素C每日需要150毫克。因为维生素C可以保持血管壁健康，减低脆性，并有止血和促进伤口愈合的作用。维生素C在新鲜蔬菜和水果中含量很丰富。如蔬菜中的油菜、苋菜、卷心菜、白菜、菠菜、白萝卜，水果中的柑橘、荔枝、鲜枣、猕猴桃、刺梨等。人体内能保持一定数量的维生素C，但不能久存，过量则从尿中排出，所以必须每天不断摄入。

月子期间怎么吃蔬菜更健康

前面说到，妈妈产后应多吃蔬菜，那么，月子里吃蔬菜有没有什么讲究呢？

蔬菜是日常生活中吃得很多很广泛的一类食物，产后吃蔬菜没有特别的禁忌，适宜妈妈吃的蔬菜有很多，只要保证新鲜、多样化就可以了，蔬菜种类尽量丰富，经常更换。

另外要注意以下几点：

❶ 妈妈的胃肠对冷刺激很敏感，不要吃过凉的蔬菜，如苦瓜、枸杞菜、萝卜缨等。

❷ 食用蔬菜时一定要注意食物是否清洁卫生，避免农药残留。

❸ 多吃当季蔬菜，少吃反季节蔬菜。

❹ 有回奶作用的蔬菜不要频繁食用，可以间隔几天再吃或者一次少放一点，与其他食物搭配吃，比如韭菜、菌菇、茄子、莲藕、木耳、白萝卜、豆角、马兰头、南瓜、马齿苋、黄瓜、大白菜、冬瓜等。

❺ 一些调料类的新鲜食材比如葱、姜、大蒜、辣椒等过于刺激，妈妈的食物中不能多放。

细节叮咛

由于许多蔬菜有农药残留，妈妈最好食用可以去皮的蔬菜，或者去超市购买。如果购买了集市上散卖的蔬菜，可以用碱水浸泡法来冲洗，即先将蔬菜表面污物冲洗干净，然后浸泡到碱水中，比例大约为500毫升水中加入碱面5～10克，停留5～15分钟，再用清水反复冲洗。

催乳食物及食谱推荐

猪蹄

催乳功效：传统医学认为，猪蹄有壮腰补膝和通乳之功，可用于肾虚所致的腰膝酸软和产妇产后缺少乳汁之症。而且多吃猪蹄对于女性具有丰胸作用。

花生炖猪蹄

原料：猪蹄500克，花生250克，黄花菜50克，葱、姜各适量。

调料：盐10克，料酒10毫升。

做法：

❶ 猪蹄洗净斩块；花生用清水浸透；黄花菜切去头尾；生姜切片；葱切段。

❷ 锅内加水烧开，放入猪蹄稍煮片刻，捞起待用。

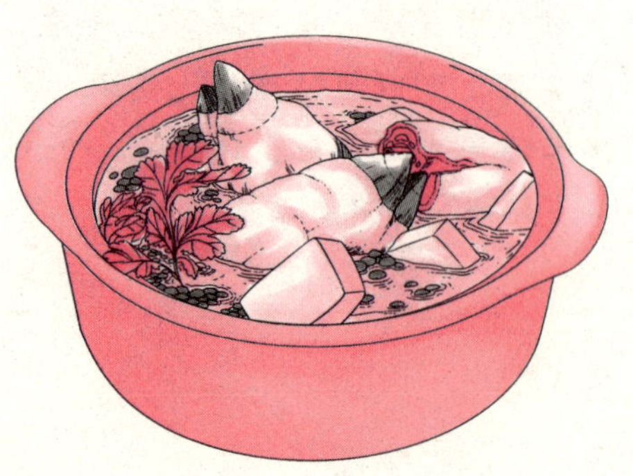

❸ 取炖盅一个，将猪蹄、黄花菜、花生、姜片、葱段、料酒一起放入盅内，加入清水，用中火炖约3个小时，加入少量盐调味即可。

百合猪蹄汤

原料：猪蹄500克，百合50克，枸杞10克，清汤、葱段、姜片各适量。

调料：盐适量。

做法：

❶ 猪蹄洗净剁块，入开水汆烫后洗净；百合洗净，掰成小块；枸杞用温水洗净。

❷ 锅至火上，倒入清汤，下猪蹄、葱段、姜片、枸杞、百合，煲至猪蹄熟烂。

❸ 调入盐，继续烧煮至入味即可。

冬瓜猪蹄煲

原料：猪蹄1只，冬瓜200克，老姜1块。

调料：果脯适量，盐适量。

做法：

❶ 将猪蹄洗净，斩块；冬瓜连皮切块；果脯洗净。

❷ 煲内烧水至滚后，放入猪蹄滚去表面血渍，倒出用清水洗净。

❸ 将氽烫后的猪蹄放入砂锅中，加适量清水，用大火煲滚后，放入冬瓜、果脯、老姜。

❹ 转小火煲两小时后调入盐，即可食用。

鲫鱼

催乳功效：鲫鱼性平，有健脾利湿，活血通络、通乳催奶的功效。

清炖鲫鱼汤

原料：鲫鱼1条（约400克），葱段、姜片、胡椒粉、香菜各适量。

调料：盐、香油、米醋各适量。

做法：

❶ 鲫鱼宰杀干净，在两侧斜切几刀。

❷ 净锅上火，倒油烧热，放葱段、姜片炝香，放入鲫鱼两面稍煎。

❸ 加入水，煲熟后调入精盐、米醋、胡椒粉，淋入香油，撒入香菜段即可。

鲫鱼丸子汤

原料：五花肉末300克，木耳菜叶、番茄皮各2片，鸡蛋清1个，葱花、姜末各适量。

调味：鲫鱼高汤2碗，盐2小匙，水淀粉适量。

做法：

❶ 五花肉末加盐、鸡蛋清、水淀粉、葱花、姜末充分搅拌均匀。

❷ 分次加入清水，成馅料。

❸ 锅内加鲫鱼汤烧开，将五花肉馅用手或勺子挤成丸子，依次下入锅中烧开至熟。

❹ 加适量盐调味，装碗。

❺ 木耳菜、番茄皮氽水后加入做点缀即可。

鲫鱼猪血粥

原料：鲜鲫鱼1条，猪血100克，红枣10粒，枸杞子5克，小米40～50克，红糖15克，大葱少许。

调料：油、盐各适量。

做法：

❶ 先将鲫鱼去鳞、剖腹、洗净后，将切碎的大葱连同盐一起塞入鱼腹中。

❷ 锅置火上，放油烧热，放入鱼，中火煎至鱼表皮略黄，加入开水适量，煮10～15分钟，捞出鱼加作料当菜吃。

③ 再将红枣、小米和枸杞子洗净，加入鱼汤中共煮，待粥熟后加入红糖及洗净、切碎的猪血，再煮5分钟即可食用。

虾

催乳功效：鲜虾营养丰富，具有补肾、健脾化痰、消肿通乳的功效。

鲜虾汤

原料：鲜虾250克，娃娃菜150克。

调料：精盐、香油各适量。

做法：

① 将鲜虾剪去虾须洗净；娃娃菜洗净切条。

② 净锅上火，倒入植物油烧热，下入鲜虾烹炒，再加入娃娃菜稍炒，倒入水，烧沸至熟，调入盐，淋入香油即可。

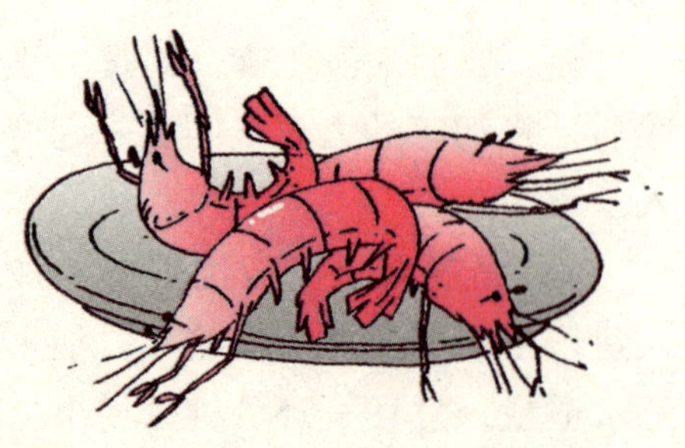

百合炒虾仁

原料：百合1颗，虾仁300克，红椒少许。

调料：盐1小匙。

做法：

① 百合剥瓣、洗净，红椒洗净切小片。

② 虾仁剔去肠泥洗净，用刀划开背部。

③ 热油倒入虾仁翻炒，再倒入百合和红椒加2小匙水继续翻炒。

④ 待虾仁熟加1小匙盐翻炒均匀即可。

虾仁镶豆腐

原料：豆腐100克，虾仁50克，彩椒丝少许。

调料：香油1小匙，盐少许。

做法：

① 豆腐洗净，切成四方块，再挖去中间的部分。

② 虾仁洗净剁成泥状，填塞在豆腐挖空的部分中间。

③ 将做好的豆腐放入蒸锅蒸熟。

④ 将香油和盐适量均匀淋在蒸好的豆腐上，撒上彩椒丝即可。

羊肉

催乳功效：羊肉营养丰富，可健脾益气、温补肾阳，对治疗虚劳羸瘦、乳汁不下有一定功效。

萝卜炖羊肉

原料：羊肉、萝卜各500克，陈皮10克，葱段、姜片各适量。

调料：料酒、盐、胡椒粉各适量。

做法：

❶ 将萝卜洗净，削去皮，切成块；羊肉洗净，切成块；陈皮洗净。

❷ 羊肉块、陈皮、葱段、姜片、料酒放入锅内，加适量清水，大火烧开，撇去浮沫，再放入萝卜块煮熟，加入胡椒粉、盐调味即可。

滋补羊肉汤

原料：羊肉350克，枸杞30克，高汤、葱段各适量。

调料：盐、香油各适量。

做法：

❶ 将羊肉洗净，切片焯水；枸杞浸泡洗净。

❷ 净锅上火，倒入高汤，放入葱段、羊肉片、枸杞，煲至熟，调入盐，淋入香油即可。

羊排海带汤

原料：羊排骨150克、水发海带丝150克。

调料：料酒、盐各适量。

做法：

❶ 海带丝洗净切段，羊排骨洗净剁成块。

❷ 羊排骨加水煮沸，撇去浮沫，加入料酒，用小火煮90分钟。

❸ 加盐，下海带丝，煮沸即可。

黄花菜

催乳功效：黄花菜性味甘凉，有止血、消炎、清热、利湿、消食、明目、安神等功效，对吐血、大便带血、小便不通、失眠、乳汁不下等有疗效，可作为病后或产后的调补品。

黄花杞子蒸瘦肉

原料：瘦猪肉200克，干黄花菜15克，枸杞10克，淀粉适量。

调料：料酒、酱油、香油、盐各适量。

做法：

❶ 将瘦猪肉洗净，切片；干黄花菜用水泡发后，择洗干净，与瘦肉、枸杞一起剁成蓉。

❷ 将猪肉、枸杞、黄花碎蓉放入盆内，加入料酒、酱油、淀粉、精盐搅拌到黏，摊平，入锅内隔水蒸熟即可。

黄花菜炒牛肉

原料：黄花菜150克，瘦牛肉50克，红、绿甜椒各30克。

调料：白糖、盐各适量。

做法：

❶ 牛肉切条，以调味料腌30分钟入味；甜椒洗净，去籽，切长条。

❷ 炒锅点火，倒油烧至五六成热，下牛肉炒2分钟取出，将黄花菜、甜椒条下入原油锅炒匀，再放入牛肉炒熟，调味即可。

黄花菜炒鸡蛋

原料：鸡蛋2个，干黄花菜50克，葱少许。

调料：高汤、植物油各适量，白糖、盐各少许。

做法：

❶ 将鸡蛋打入碗中，加盐搅拌均匀；干黄花菜用温水泡发，洗净，捞出来沥干水，切成小段；葱洗净，切成葱花。

❷ 锅内加入植物油烧热，倒入蛋液炒出蛋花。

❸ 另起锅放油烧热，放入黄花菜翻炒几下，加入高汤，烧开后小火焖10分钟后加入鸡蛋、盐、白糖，翻炒均匀即可。

茭白

催乳功效：茭白作为蔬菜食用，口感甘美，鲜嫩爽口，不仅好吃，营养丰富，而且含有碳水化合物、蛋白质、维生素B_1、维生素B_2、维生素C及多种矿物质。如果用茭白、猪蹄和通草，一起煮熟后给产妇服用，有很好的催奶作用。

茭白炒肉丝

原料：茭白300克，肉丝100克，辣椒2个，葱丝、高汤、胡椒粉、淀粉各适量。

调料：盐适量。

做法：

❶ 茭白削去粗皮，切成片；辣椒切成段。

❷ 胡椒粉、高汤、淀粉调成芡汁。

❸ 炒锅放在中火上，下油烧

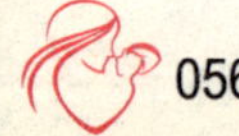

至五成热，放入茭白片、肉丝炒一下，再加盐炒熟，而后放入辣椒、葱丝炒匀，烹入芡汁，收汁起锅即可。

猪蹄茭白汤

原料：猪蹄1只，茭白100克，姜片、葱段各适量。

调料：料酒、盐各适量。

做法：

❶ 猪蹄用沸水氽烫后刮去浮皮，拔去毛，洗净；茭白削去粗皮，切片。

❷ 汤锅置火上，加适量清水，放入猪蹄，加入料酒、生姜片、葱段各适量，大火煮沸，撇去浮沫，改用小火炖至猪蹄酥烂，最后加入茭白片，再煮5分钟，加入盐即可。

茭白炒鸡蛋

原料：鸡蛋2个，茭白300克，葱花适量。

调料：植物油、盐、高汤各适量。

做法：

❶ 茭白去皮洗净，切丝备用。将鸡蛋洗净，打入碗内，加少量盐调匀备用。

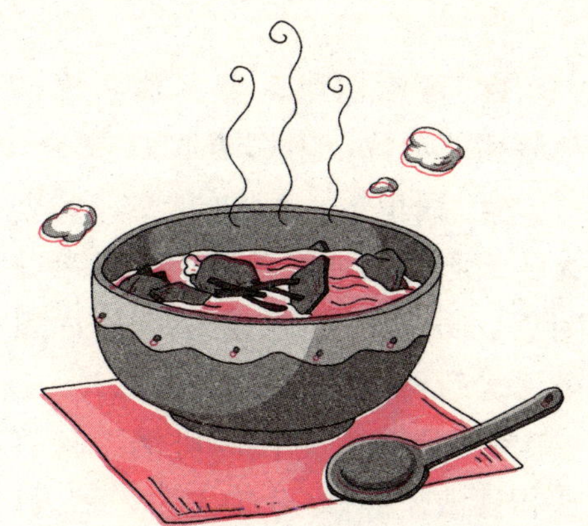

❷ 锅内加入植物油烧热，倒入鸡蛋液，炒出蛋花。

❸ 另起锅放植物油烧热，放入葱花爆香后放入茭白丝翻炒几下，加入盐及高汤，继续翻炒，待汤汁收干、茭白熟时倒入炒好的鸡蛋，翻炒均匀即可。

莴笋

催乳功效：莴笋性味苦寒，有通乳功效，产妇乳少时可用莴笋烧猪蹄食用。这种食法不仅减少油腻，清香可口，而且比单用猪蹄催乳效果更佳。

莴笋炒肉

原料：猪肉200克，莴笋1根，生姜、大蒜少量，甜椒3个。

调料：盐少量。

做法：

❶ 辣椒切块，姜、蒜切片；莴笋切菱形片；肉切薄片。

❷ 锅里放入底油烧热，关小火倒入肥肉炼油，等肥肉变成半透明后，开大火倒入姜片、蒜片爆香，之后再把瘦肉倒入翻炒。

❸ 待瘦肉变色即可倒入莴笋片和辣椒，翻炒1分钟左右，加入1小匙盐，再撒入少量料酒、酱油(老抽)，再翻炒3分钟，出锅前淋点香油即可。

猪蹄莲藕莴笋汤

原料：猪蹄500克，莲藕两节，莴笋两根，葱、姜、蒜各适量。

调料：盐适量。

做法：

❶ 将猪蹄、莲藕、莴笋处理干净，猪蹄切成适量大小，莲藕莴笋可切方块状。

❷ 然后一起放入电压力锅，同时放入水、葱姜蒜。

❸ 煮好后加入适量盐调味即可。

鸡蛋炒莴笋

原料：莴笋500克，鸡蛋2个，葱花适量。

调料：植物油、盐各适量。

做法：

❶ 莴笋洗净，去皮，切成菱形片；鸡蛋磕入碗中打散。

❷ 锅中倒入适量的油，烧热，放入葱花爆香，倒入蛋液，翻炒至七成熟，捞出。

❸ 另起锅倒油，下入莴笋片翻炒几下，倒入鸡蛋一同翻炒至熟，加盐调味，即可出锅。

木瓜

催乳功效：木瓜中含量丰富的木瓜酵素和维生素A可刺激女性激素分泌，助益乳腺发育，可以促进通乳，适合产后妈妈食用。

木瓜烧带鱼

原料：带鱼300克，木瓜100克，姜丝、葱花各适量。

调料：盐、醋、酱油、料酒各适量。

做法：

❶ 带鱼去头、尾、内脏，洗净，切3厘米长的段；木瓜去皮、瓤，切成长3厘米、厚2厘米的块。

❷ 将带鱼和木瓜一同放入锅内，加入姜丝、葱花、醋、精盐、酱油、料酒和适量清水，置大火上

烧沸，改小火炖至鱼肉熟即可。

银耳木瓜粥

原料：糙米200克，银耳50克，青木瓜150克，枸杞10克。

调料：盐适量。

做法：

❶ 糙米洗净，浸泡30分钟；银耳以水浸泡至软，去蒂，以手择成小朵；木瓜去皮及籽，切小丁。

❷ 糙米放入锅内，加水煮沸后改小火，煮约10分钟后加入银耳及枸杞，再煮约5分钟。

❸ 加入木瓜，继续以小火煮约15分钟。

❹ 加盐调味后加盖焖约10分钟即可。

木瓜草鱼汤

原料：生木瓜1个，草鱼肉1块（约300克），干莲子1小碗。

调料：盐半小匙，油适量。

做法：

❶ 干莲子洗净，放入冷水浸泡至软；木瓜去皮及籽，切块备用。

❷ 草鱼洗净，放入平底锅中用少许油煎至两面微黄，捞出备用。

❸ 锅中倒入2000毫升开水，放入莲子及煎好的鱼块，大火煲滚后改小火煲2小时。

❹ 待汤色变浓白色时，加入木瓜及调味料再煲30分钟即可。

酒酿

催乳功效：酒酿味甘性辛温，含糖、有机酸、维生素B_1、维生素B_2等，可益气、生津、活血、散结、消肿。不仅利于孕妇利水消肿，也适合哺乳期妇女通利乳汁。南方人用酒酿来调鸡蛋、牛奶吃，是产后补品，口感很好。

酒酿蛋包汤圆

原料：无馅汤圆60克，鸡蛋1个，酒酿1大匙。

调料：白糖适量。

做法：

❶ 锅中加清水400毫升煮滚，放入汤圆。

❷ 待汤圆煮至开始上浮时加酒酿，打蛋下去，再烧滚即可放糖，熄火闷2分钟即可。

酒酿鱼汤

原料：黄花鱼150克，酒酿500毫升。

调料：香油适量。

做法：

❶ 鱼去鳞、鳃、内脏，洗净；老姜刷洗干净，连皮一起切成薄片。

❷ 将香油倒入锅内，用大火烧热，放入老姜，转小火，煎至姜片两面皱缩，呈褐色，但不焦黑。

❸ 转大火，加入鱼及酒酿煮开，加盖转小火再煮5分钟后关火即可。

酒酿麻油鸡

原料：母鸡1只，酒酿200毫升，黑麻油2大匙。

调料：盐适量。

做法：

❶ 将母鸡洗净切块，老姜切片备用。

❷ 将麻油倒入锅中加热，以小火爆香姜片，将切好的鸡块放入锅中，以大火炒1分钟。

❸ 倒入酒酿，等汤汁烧开后，加入适量的水、盐煮至开，转小火煮30分钟至鸡肉熟烂即可。

❹ 起锅前淋上黑麻油。

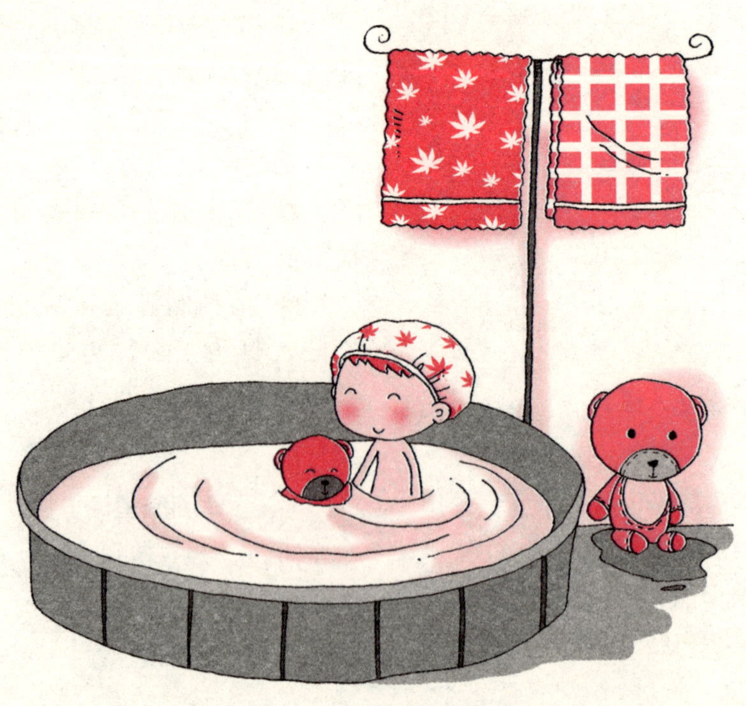

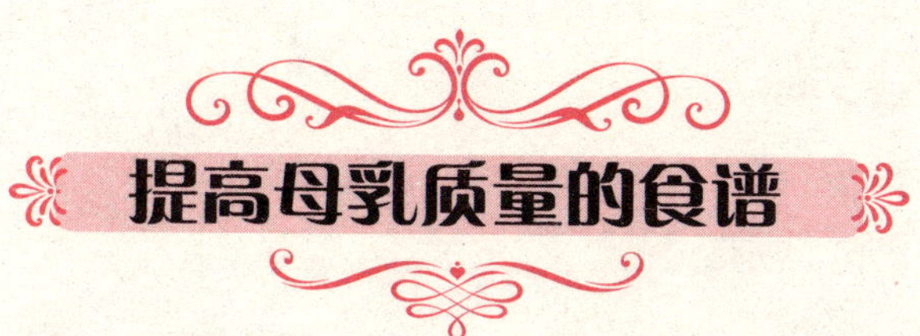

提高母乳质量的食谱

草莓酱炒鸡蛋

原料：草莓酱100克，鸡蛋2个，牛奶适量。

调料：精盐适量。

做法：

❶ 将鸡蛋打入碗中，加入牛奶、精盐，用筷子搅打成糊。

❷ 炒锅上火，加植物油烧热，倒入蛋糊，摊成圆饼，待蛋糊将要全部凝结时，将草莓酱摊在中间，然后将两端折叠起，裹成椭圆状，翻过面，煎至两面呈金黄色即可。

功效解析：草莓味甘、性凉，具有利咽生津、健脾和胃、滋养补血等功效；鸡蛋中含有丰富的人体必需氨基酸、维生素、无机盐等，能大大提高母乳的质量。

三鲜豆腐

原料：豆腐、蘑菇各250克，胡萝卜、油菜各100克，海米10克，姜、葱、水淀粉、高汤各适量。

调料：酱油、精盐各适量。

做法：

❶ 将海米用温水泡发，洗干净泥沙；豆腐洗净切片，投入沸水中汆烫一下捞出，沥干水备用。

❷ 将蘑菇洗净，放到开水锅里焯一下，捞出来切片；胡萝卜洗净切片；油菜洗净，沥干水；葱切丝，姜切末。

❸ 锅内加花生油烧热，下入虾米、葱、姜、胡萝卜煸炒出香味，加入酱油、盐、蘑菇，翻炒几下，加入高汤。

❹ 放入豆腐，烧开，加油菜，烧沸后用淀粉勾芡即可。

功效解析：这道菜可以为妈妈补充蛋白质及钙、锌等营养素，有利于提高母乳质量。豆腐和海米都是含钙丰富的食物，胡萝卜、油菜则可以为妈妈补充丰富的维生素。豆腐中的植物蛋白和海米中的动物蛋白搭配，能够提高两者的吸收利用率。

鲫鱼炖豆腐

原料：净鲫鱼1条，豆腐1块，料酒、姜片各5克，葱花适量。

调料：精盐适量。

做法：

❶ 将净鲫鱼洗净，腹内抹上料酒和精盐，腌10分钟左右；豆腐切厚片，入沸水中烫5分钟，捞出来沥干水。

❷ 锅中加入植物油，下入姜片爆香，将鱼放进去煎至两面发黄，加入适量清水，先用大火烧开，再用小火炖20分钟左右。

❸ 放入豆腐片，煮10分钟左右，撒上葱花即可。

功效解析：此汤营养丰富，尤以热量、蛋白质和维生素最为丰富，具有通乳、提高母乳质量的效果。

黄花熘猪腰

原料：猪腰1对，干黄花菜100克，葱、姜、蒜、水淀粉各适量。

调料：精盐、白糖各适量。

做法：

❶ 将猪腰剔去筋膜和臊腺，洗净，切成小块，剞上花刀。

❷ 黄花菜用水泡发，撕成小条备用；葱洗净切段，姜切丝，蒜切片备用。

❸ 锅内加入植物油烧热，放入葱、姜、蒜爆香，再倒入腰花，煸炒至变色。

❹ 加入黄花菜、白糖、盐，煸炒片刻，用水淀粉勾芡即可。

功效解析：黄花菜具有清热利尿、养血平肝、利水通乳等功效，其中还含有丰富的卵磷脂，可以促进大脑发育；猪腰子中含有丰富的蛋白质、维生素和矿物质。两者搭配食用，能够为产妇补充丰富的营养，还能提高母乳的质量。

花生炖凤爪

原料：鸡爪10只，花生米50克，姜适量。

调料：料酒、精盐、香油各适量。

做法：

❶ 将鸡爪剪去爪尖，用清水洗净；花生米放入温水中泡30分钟，用清水洗净。

❷ 锅中加入适量清水烧开，放入鸡爪、花生米、料酒、姜片，用小火焖2小时左右，加入精盐，淋上香油即可。

功效解析：花生米具有很高的营养价值，矿物质含量也很丰富，特别是含有人体必需的氨基酸，有促进脑细胞发育、增强记忆的功能。

茭白煮鲜鱼

原料：茭白300克，鲜鱼200克，高汤适量。

调料：精盐适量。

做法：

❶ 茭白去皮洗净，切片；鱼肉洗净切块。

❷ 起锅放油烧热，放入茭白、鱼块翻炒几下，加入盐及高汤，待汤汁收干即可。

功效解析：茭白含较多的碳水化合物、蛋白质、脂肪等，能补充人体的营养物质，不但具有健壮肌体的作用，还有催乳的功效；鱼中含有对大脑发育具有重要促进作用的DHA和卵磷脂，有利于提高母乳的质量。

茼蒿蛋白饮

原料：新鲜茼蒿250克，鸡蛋2个。

调料：精盐适量。

做法：

❶ 茼蒿洗净切段，鸡蛋磕开，取蛋清，打匀。

❷ 茼蒿加适量水煎煮，快熟时，加入鸡蛋清煮片刻，调入植物油、精盐即可。

功效解析：茼蒿含有粗纤维和B族维生素，粗纤维能防治产妇便秘；鸡蛋营养丰富，有利于提高母乳的质量，满足宝宝的营养需求。

芝麻黑豆泥鳅汤

原料：泥鳅250克，黑芝麻30克，黑豆30克，枸杞5粒。

调料：盐少许。

做法：

❶ 黑豆用清水浸泡一晚，洗净；黑芝麻洗净。

❷ 泥鳅放冷水锅内，加盖，锅置火上，加热烫死，然后取出，洗净，沥干水后下油锅稍煎黄，铲起备用。

❸ 将所有材料放入锅内，加清水适量，大火煮沸后，再用小火继续炖至黑豆烂熟时，加入盐调味即可。

功效解析：芝麻含有维生素E和芝麻素，能防止细胞老化，有养血生津、通乳的功效。母乳喂养的妈妈多吃芝麻，宝宝更聪明，并且有利于宝宝头发生长。

五花肉丸子汤

原料：五花肉末300克，木耳菜叶、番茄各2片，鸡蛋清1个，鲫鱼高汤2碗。

调料：水淀粉、盐各适量。

做法：

❶ 五花肉末加盐，鸡蛋清、葱花、姜末、盐、水淀粉充分搅拌均匀，分次加入清水，制成馅料。

❷ 锅内加鲫鱼汤烧开，将五花肉馅用手挤成丸子，依次下入锅内烧开至熟，加少许盐调味，装碗。

❸ 木耳菜、番茄片汆烫后加入做点缀即可。

功效解析：此汤具有益气、补虚等多方面的功能，可以促进机体代谢，增加免疫力，产后妈妈常喝可以提高母乳质量。

虾仁馄饨汤

原料：虾仁、猪瘦肉各50克，香菜少许，胡萝卜半根，馄饨皮8片。

调料：料酒、盐各半小匙，高汤200毫升。

做法：

❶ 将虾仁、瘦肉、胡萝卜分别洗净，剁成碎末，混合到一起，加入料酒、盐拌匀。

❷ 把调好的馅料分成8份，包进馄饨皮中。

❸ 锅内加清水烧开，下入馄饨煮熟。

❹ 锅内加高汤煮开，放入煮熟的馄饨，撒上香菜及葱末，滴入香油即可。

功效解析：含大量的蛋白质和钙，既能促进泌乳，又能提高乳汁的质量。

鲫鱼猪血粥

原料：鲜鲫鱼1条，猪血100克，红枣10粒，枸杞5克，小米40～50克。

调料：红糖15克，大葱少许，油、盐各适量。

做法：

❶ 先将鲫鱼去鳞、剖腹、洗净后，将切碎的大葱连同盐一起塞入鱼腹中。

❷ 锅置火上，放油烧热，放入鱼，中火煎至鱼表皮略黄，加入开水适量，煮10～15分钟，捞出鱼加作料当菜吃。

❸ 再将红枣、小米和枸杞洗净，加入鱼汤中共煮，待粥熟后加入红糖及洗净、切碎的猪血，再煮5分钟即可食用。

功效解析：鲫鱼是良好的催乳

食物，猪血可补铁，预防缺铁性贫血，对提高母乳质量也极有好处。

花生红枣莲藕汤

原料：猪骨200克，莲藕150克，花生50克，红枣10粒。

调料：盐适量，料酒少许。

做法：

❶ 将花生洗净，猪骨砍成块；莲藕去皮切成片；红枣洗净。

❷ 锅内烧水，待水开后，投入猪骨，用中火煮尽血水，捞起用凉水冲洗干净。

❸ 取炖盅一个，加入猪骨、莲藕、花生、红枣，加入适量清水加盖，炖约2.5小时，调入盐、料酒，即可食用。

功效解析：莲藕含铁量高，对缺铁性贫血有食疗作用；红枣也是补血佳果。藕性偏凉，产后不宜过早食用，一般产后1～2周后再吃莲藕最合适，可以补血祛瘀，提升母乳中铁含量。

羊血汤

原料：羊血200克，水发木耳适量。

调料：米醋、盐各少许。

做法：

❶ 将羊血洗净，切成小块；木耳洗净，撕成小朵。

❷ 将羊血、木耳放入锅中，加入适量清水，倒入米醋，大火煮，煮熟后加盐调味即可。

功效解析：羊血富含铁、钙，适合产后母乳喂养的妈妈食用。

豆浆小米粥

原料：小米200克，黄豆100克。

调料：蜂蜜适量。

做法：

❶ 将黄豆泡好，加水磨成豆浆，用纱布过滤去渣待用。

❷ 小米淘洗后，用水泡过，磨成糊状，也用纱布过滤去渣。

❸ 在锅中放水，烧沸后加入豆浆，再沸时撇去浮沫，然后边下小米糊边用勺向一个方向搅匀，开锅后撇沫。

❹ 加入蜂蜜，继续煮5分钟即可。

功效解析：小米具有健脾和中、益肾气、补虚损等功效，能帮助产后产妇提高身体免疫力，提升母乳质量。

豌豆炒虾仁

原料：虾仁250克，嫩豌豆（去荚）100克。

调料：鸡汤2大匙，料酒2小匙，水淀粉1小匙，盐、植物油、香油各适量。

做法：

❶ 将豌豆洗净，投入沸水锅中氽烫一下，捞出来沥干水；虾仁洗净。

❷ 锅内加入植物油，烧至三成热，倒入虾仁，快速用竹筷划散，稍炸片刻捞出，控干油。

❸ 锅中留少许底油烧热，倒入豌豆，大火翻炒几下，烹入料酒，加入鸡汤、盐稍炒，放入虾仁，用水淀粉勾芡，淋上香油即可。

功效解析：豌豆中含有的优质蛋白质，可以帮助产妇提高身体的抗病能力和康复能力，其中的蛋白质还有利于乳汁分泌。

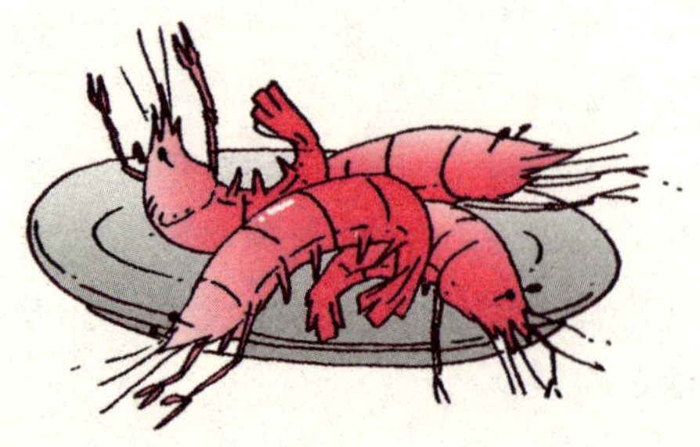

鸡翅豆腐

原料：鸡翅300克，豆腐200克，香菇20克。

调料：油、米酒各适量。

做法：

❶ 鸡翅洗净，沥干水；豆腐切成小块；香菇洗净，切丝。

❷ 锅中倒入适量的油，放入鸡翅，炒熟。

❸ 下入香菇、豆腐，倒入米酒，煮20～30分钟即可。

功效解析：豆腐与鸡翅都是蛋白质的优质来源，可以有效提高母乳质量。

莲藕瘦肉汤

原料：莲藕200克，猪肉200克。

调料：盐适量。

做法：

❶ 将猪肉斩块洗净，莲藕切小段。

❷ 砂锅烧水，待水沸时，用中火煮去猪肉、脊骨血渍，捞出冲凉待用。

❸ 将所有原料放入砂锅，加入清水，大火烧开。

❹ 转小火煲2个小时后，调入盐即可。

功效解析：莲藕补血，有益于产后乳汁营养提升。

芙蓉豆腐

原料：鸡蛋3个，嫩豆腐150克。

调料：油、盐各适量。

做法：

❶ 将鸡蛋放入碗内，搅打均匀，加入盐及豆腐，再搅拌均匀。

❷ 锅置于火上，倒入适量油，烧热，加入调好的鸡蛋，炒至鸡蛋凝固即成。

功效解析：此菜富含蛋白质，利于母体恢复，并可提升母乳质量。

通草鲫鱼汤

原料：鲜鲫鱼1条，黑豆芽30克。

调料：通草3克，盐适量。

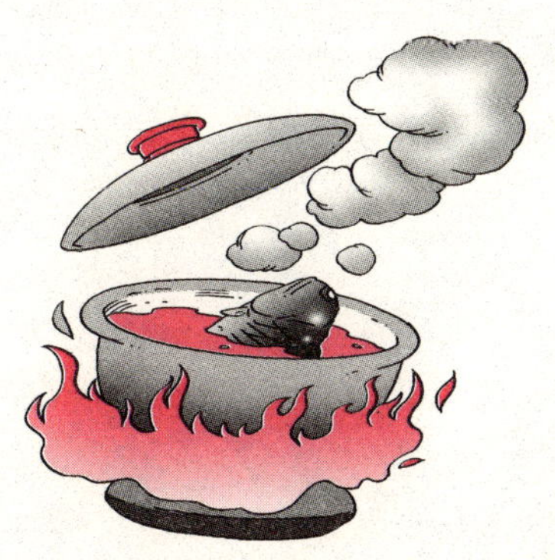

做法：

❶ 将鲫鱼去鳞、鳃、内脏，洗净；黑豆芽洗净。

❷ 锅置火上，加入适量清水、放入鱼，用文火炖煮15分钟。

❸ 加入豆芽、通草、盐，等鱼熟汤成后，去豆芽、通草，即可食鱼饮汤。

功效解析：通草有通乳汁的作用，通草与消肿利水、通乳的鲫鱼、豆芽共煮制汤菜，具有温中下气、利水通乳的作用，可治妈妈产后乳汁不下以及水肿等症。

乌鸡香菇汤

原料：乌鸡1只（约500克），枸杞少许，干香菇50克，生姜、大葱适量。

调料：料酒、盐各适量。

做法：

❶ 乌鸡宰杀后，去毛，去内脏及爪，洗净；香菇泡发洗净；枸杞洗净备用。

❷ 砂锅添入清水，加生姜片煮沸，放入乌鸡。

❸ 加料酒、大葱、枸杞、香菇用小火炖煮至酥烂。

❹ 加盐调味后煮沸3分钟即可起锅。

功效解析：此汤可补益肝肾，

生精养血，养益精髓，下乳，适用于产后缺乳、无乳或女子乳房偏小不丰、发育不良的妈妈。

百合小米粥

原料：小米100克，干百合、花生米各50克，干银耳20克，红枣6颗。

调料：红糖适量。

做法：

❶ 将百合、银耳、红枣和花生米洗净用清水泡发，花生去掉外皮，银耳去蒂撕成小朵备用。

❷ 将小米冲洗干净，放入清水中浸泡30分钟。

❸ 将锅置于火上，注入适量清水，放入小米、银耳和花生搅拌均匀。

❹ 加盖大火煮沸后，改小火慢煮30分钟，其间不断翻搅，避免小米粘锅。

❺ 煮至小米粥变得浓稠，再将红枣、百合和红糖放入小米粥中，注入适量开水稀释粥底，以小火续煮30分钟即可。

功效解析：小米具有健脾和中、益肾气、补虚损等功效，与红糖搭配是脾胃虚弱、体虚胃弱、精血受损的妈妈的良好康复营养食品，可以帮助提升母乳质量。

什锦蔬菜粥

原料：大米100克，西蓝花200克，洋菇、香菇、胡萝卜各30克。

调料：盐适量。

做法：

❶ 大米洗净后泡水30分钟备用。

❷ 洋菇、香菇、胡萝卜洗净切丝；西蓝花用开水汆烫。

❸ 锅内加入米和水，用大火煮开。

❹ 加入洋菇丝、香菇丝及胡萝卜丝，改小火煮至米粒黏稠。

❺ 再放入汆烫过的西蓝花及调味料，煮开即可。

功效解析：这道什锦蔬菜粥含有丰富的维生素，可以帮助妈妈提升身体免疫力，提高母乳质量。

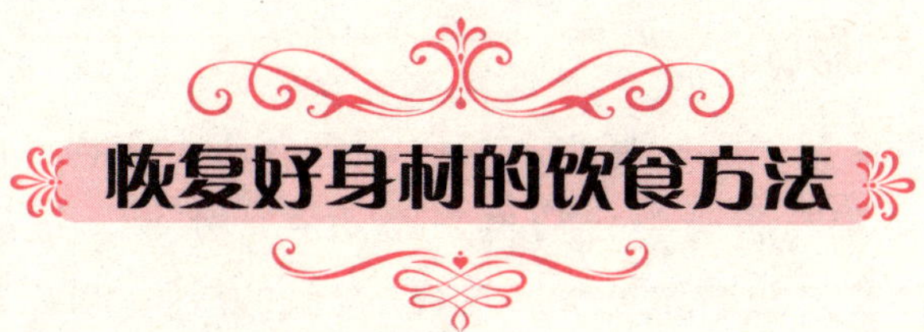

恢复好身材的饮食方法

产后不能急于节食

女性在生育后，体重会增加不少，体形会明显发胖，因此，很多产妇为了恢复生育前的苗条体形，分娩后便立即节食，这样做不仅不利于身体恢复，反而可能落下病根，对宝宝的健康成长也没有好处。

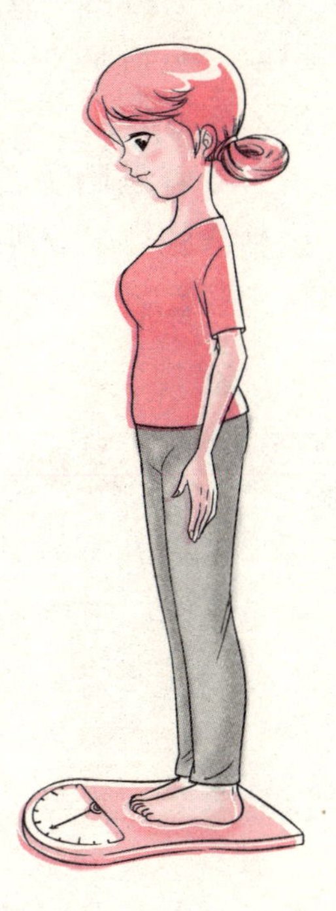

产妇产后所增加的体重主要是水分和脂肪，它们并不会成为将来瘦身的威胁，反而是接下来的哺乳阶段所必需的，假如产妇需要母乳喂养宝宝的话，就会逐渐动用之前储存下来的脂肪和水分，有时候这些脂肪根本就不够用，还需要从妈妈身体原来储存的脂肪中动用一些营养来补充哺乳所需的营养。

所以说，只要合理饮食，随着产妇胃口逐渐好转，以及哺乳逐渐规律起来，产妇的身体会渐渐恢复往昔，如果产妇在产后急于节食，这样哺乳所需的营养成分就会不足，使新生儿营养受损，影响发育。

细节叮咛

有的产妇怕胸部下垂影响自己的体形美，不愿意用自己的乳汁哺育宝宝，实际上造成胸部下垂的原因并非哺乳，而是妊娠，妊娠刺激乳腺增长，随之又使乳腺衰退，要防止这种衰退，哺乳反而是有益的，同时，哺乳可以消耗妊娠期内所积聚的2～3千克脂肪，减少皮下脂肪贮存，有效防止肥胖。

调整进食顺序

妈妈应按照餐前先喝一杯水，接着吃蛋白质类食物（肉、鱼、蛋、豆类）适量，接着吃脂肪类食物再来吃蔬菜、水果，最后吃淀粉主食（米、面、马铃薯）的顺序进食。这样的进食方法，可以帮助减少胰岛素的分泌和防止暴饮暴食，对减重有帮助。

因为蛋白质其营养价值很高，如果蛋白质摄取不足，则人体的瘦肉组织，包括肌肉、内脏会逐渐分解消失。这对健康很不利，故蛋白质的摄入要足够。

接着是脂肪，脂肪让人有饱胀感，可以缓和饥饿的感觉，且最不会刺激胰岛素分泌，从而预防长胖。最后吃主食类，是为了防止主食过量，导致胰岛素浓度上升，从而妨碍减肥。

三餐定时定量

不要以为一天只吃两顿饭，甚至一整天都不进食就能顺利减肥了。减重虽然必须控制饮食，但也要符合身体的营养需求。明明饿得不行还硬撑着不进食，只会使身体的新陈代谢降低，反而容易使身体囤积脂肪，而且体力会变差，还容易导致饿过头而暴饮暴食。所以三餐一定要吃，且必须定时定量，以免肚子饿过头而吃更多。产妇三餐应保证一定的进食量，如果怕吃得太多长胖，可以控制食量，但不能完全省掉某餐。另外，产妇可以寻找一些吃得少但不觉得饿的方法来控制食量，如饭前先喝碗汤，或在饭前半个小时吃一些充饥的低热量食物，如水果、全麦饼干等。

早餐一定要吃

早餐是一天活力的来源，如果不吃早餐，人体就不能提供足够的热量来消耗体内的脂肪，这对减肥是不利的。

＊早起一杯水

早晨起床后先喝杯水，不仅可以补充睡眠中自然出汗所减少的水分，而且有利于内脏苏醒。空腹喝下去的水，马上被小肠吸收，5分钟就能进入血液，让血液流通更顺畅，也有助于通便。

＊7点到8点吃早餐最合适

最合适的早餐时间是起床20～30分钟后，因为这时人的食欲最旺盛，吸收能力也最强。另外，早餐与中餐以间隔4～5小时为好，也就是说早餐7～8点之间为好，如果早餐过早，就需要将早餐的量增加或将午餐的就餐时间提前。

＊早餐最佳搭配

营养健康的早餐应该包括富含纤维的全麦类食物，如糙米、全麦面包，这类食物不但营养完整，而且纤维的含量较高，除了有助于排便，也容易产生饱腹感，对控制体重有帮助。然后搭配质量好的蛋白质类食物，例如牛奶、蛋类（淀粉和蛋白质的摄取比例最好是1：1）以及蔬菜和水果，如几片黄瓜或番茄汁。

细节叮咛

多喝水能帮助身体保持良好的新陈代谢，对减肥有一定的帮助，还有利于哺喂母乳的妈妈产生充足的奶水，一天应摄取约2000～3000毫升的水。

午饭吃饱，早晚减少

一天之中，只有在中午人体的消化功能处于最佳状态，这时，摄取的热量是一天当中最重要的能源，而一早一晚两顿饭主要是填补空腹状态，也是对身体微量营养素的补充，午饭之外尽量不要吃得太饱，吃准备好的量即可，坚决不再添加，以免不知不觉间加大进食量。

另外，主食中的热量是最密集的，食用时也最容易失控而超量，因此限制主食总量，增加蔬菜的比例，是最直接的减肥方法。同时，做菜时还应注意控制用油量，最好选择清蒸、煮、烩、氽、熬、拌等省油的方法。

晚餐少吃不饿的小妙招

其实，想减重的话，最主要的是晚餐要少吃，但一晚上那么长，晚餐吃太少，产妇容易在睡前或半夜感觉饥饿，那么下面教产妇几个晚餐少吃但不饿的小妙招。

❶ 晚餐时间选在18点左右。

晚餐最佳时间是18点左右，最晚不宜超过20点。晚上9点之后不要再吃任何固体食物。并且，晚餐后4小时内不要睡觉，要给胃充足的消化食物的时间。

❷ 晚餐最多吃到八分饱。

晚餐不可吃得太饱，以六七分饱为宜，最多吃到八分饱。晚上吃太多却没时间消耗，多余的热量会转变成脂肪堆积在体内，使人发胖，而且晚上吃得太饱，对睡眠也不好。

❸ 晚餐要以清淡的食物为主。

晚餐除了不宜吃得太饱外，还要以清淡的食物为主，注意选择脂肪少、易消化的食物。晚餐营养过剩，消耗不掉的脂肪就会在体内堆积，造成肥胖，影响健康。

晚餐的最好选择：面条、米粥、鲜玉米、豆类、素馅包子、小菜、水果拼盘。

❹ 晚餐不宜缺少主食。

我国传统饮食结构把谷物类作为主食。然而，如今的餐桌上主食的地位越来越被弱化。实际上，任何一餐都不能没有主食。晚餐的主食可以稀食为主，如汤面、馄饨、米粥等。

细节叮咛

产妇可在晚饭后出去散散步，以利于食物更快地消化，不会使脂肪囤积在体内。如果想达到明显的减肥效果，可在饭后1个小时进行适当的体育锻炼，晚上是锻炼身体的最佳时间。需要注意的是，无论强度大或小的运动，都会使神经系统处于兴奋状态，所以，运动后过1小时再睡觉。

远离零食，多备水果

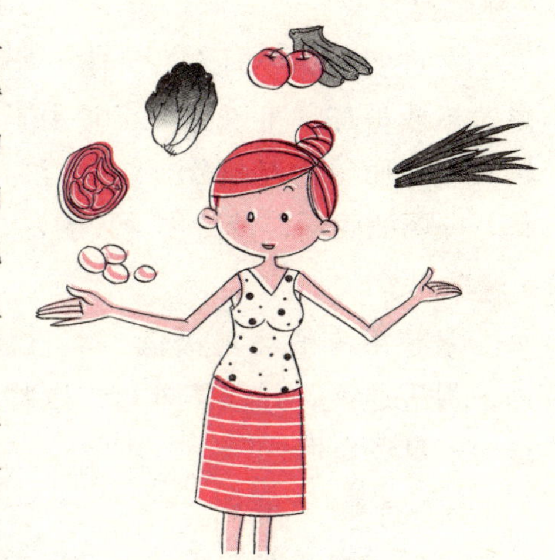

喜欢吃零食的产妇，一天下来从零食中摄取的热量可能比从三餐中得到的还多，零食是产后要尽量避免的食物，特别是甜食，包括撒在水果和麦片上的糖，还有蛋糕、饼干、面包等，这些都会不经意间使人过多摄取糖分和热量。

产妇可多买些水果，并放在手边容易取到的地方，其所含的水分和各种各样的营养素比零食更适合产妇，可以常备多咀嚼才能咽下的水果，像苹果，咀嚼次数多会使人容易产生饱腹感，有助于控制进食量，注意水果宜在餐前吃。

适合产后减重时吃的食物

为了避免午餐多吃，产妇可在午餐前吃一些对减肥有益的零食，这些食物既有利于瘦身又能充饥解饿，防止正餐吃太多。

* 海苔

海苔几乎不含什么脂肪，也没有什么能量，怎么吃都不会发胖的哦！且海苔含有丰富的维生素和矿物质，含碘量尤其高，经常食用可防止由于缺乏碘引起的皮肤灰暗、毛发干燥和生长缓慢，并能减少脂肪在体内的存积。

* 豆腐干

真空独立包装的五香豆腐干含脂肪量少（每100克豆腐干中脂肪的含量不足16克），多吃不会发胖，且能补充全天所需钙量的40%。作为零食吃上两三片，既解馋又解饿。

* 牛肉干、酱牛肉

牛肉是高蛋白、低脂肪食物，所以牛肉干、酱牛肉适合在饥饿的时候吃，每次吃上2～3块，能充饥且不会发胖。

＊新鲜果蔬

在进餐前一小时左右，吃一个苹果或香蕉，或是半个橙子，也可以是黄瓜或番茄，可以弥补正餐中不易摄取的维生素、水分、膳食纤维和抗氧化物质等营养成分。这些营养成分能调理肠胃功能，促进食物的运化，并驱散困顿，带给你一天的好心情。

＊魔芋果冻

魔芋果冻的热量极低，而且还含有丰富的膳食纤维，可以抵达肠内，促进通便，并向体外排出废物，而且还能够延缓糖分的吸收，非常适合瘦身者食用。

＊即食麦片

一些早餐的即食麦片，可当作瘦身零食来食用，因为很多麦片都是高纤维、低脂肪，而且加有维生素和矿物质，营养丰富。如果觉得光吃麦片太单调了，可以加入脱脂牛奶同食。

＊红枣

红枣中含有丰富的维生素C和矿物质，有“活维生素C丸”的称号，同时还有补气养血的功效。饥饿的时候不妨吃上几颗，可以帮你赶走疲倦，吃出好的气色。

＊核桃、花生、开心果

核桃、花生、开心果中含有丰富的蛋白质和不饱和脂肪酸，适量食用能够保证大脑的血流量，让你一整天都精神焕发，而且既营养又美味。不过一次不要吃得太多，核桃以3个为宜，花生与开心果每次10～15粒即可，且只选其中一样。

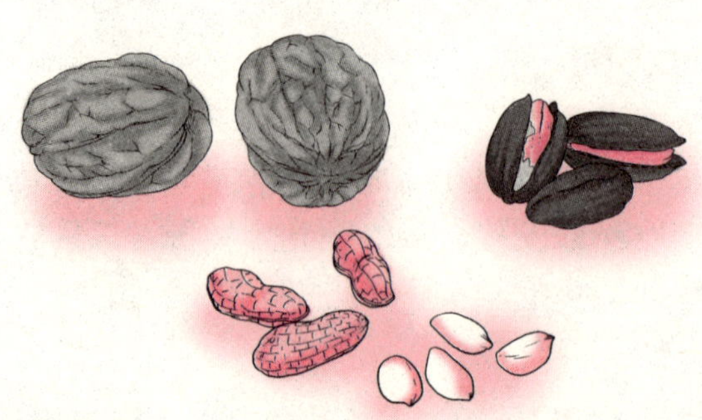

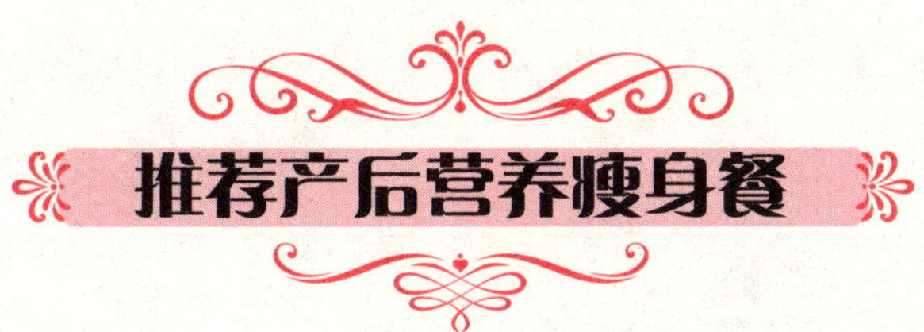

推荐产后营养瘦身餐

冬瓜鲤鱼汤

食材热量表（单位：每100克）：

鲤鱼	109千卡（456千焦）
冬瓜	11千卡（46千焦）
小油菜	11千卡（46千焦）

原料：鲤鱼200克，冬瓜150克，青菜（如小油菜、菠菜）50克。

调料：生姜和盐各适量。

做法：

❶ 鲤鱼剖洗干净，切块；冬瓜洗净，切成片状；青菜洗净切碎；生姜洗净拍松。

❷ 锅置火上，加入适量清水烧开，放入鲤鱼和拍松的生姜。

❸ 再烧开后撇去浮沫，放入冬瓜，用中火续烧10分钟。

❹ 取出生姜块，放入盐，放入青菜同煮2分钟后即可。

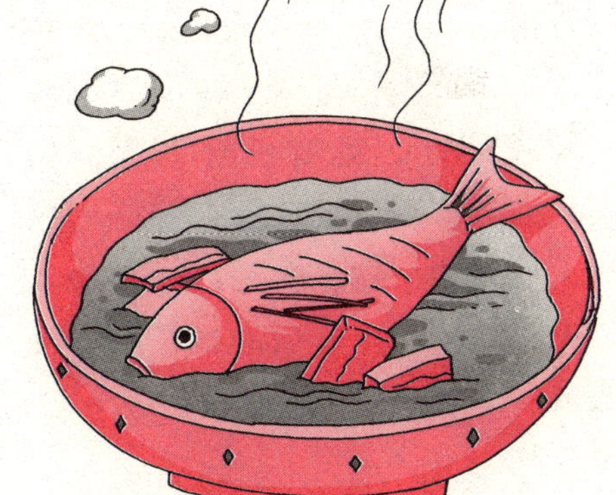

推荐理由：

鲤鱼的脂肪多为不饱和脂肪，能很好地降低胆固醇，防止肥胖；冬瓜具有利尿的功效，能排出水分，减轻体重。鲤鱼和冬瓜营养都非常丰富，且含热量较低，常食不会长胖还能增强体质。

肉丝炒豆芽

食材热量表（单位：每100克）：

瘦肉	143千卡（598千焦）
绿豆芽	18千卡（75千焦）

原料：瘦猪肉150克，绿豆芽150克。

调料：料酒、香醋、胡椒粉、盐、味精、葱、姜、香油各适量。

做法：

❶ 将瘦肉洗净，切成5厘米的细丝；绿豆芽择洗干净，用沸水焯烫透捞出，沥净水；葱、姜切末备用。

❷ 锅置火上，放油烧热，放入肉丝煸炒，见变色时下葱、姜末，加入料酒，然后放入焯好的豆芽，加入醋、盐、味精、胡椒粉，大火急炒片刻，最后淋入几滴香油即可。

推荐理由：

绿豆芽含有较多的维生素C、钙盐、磷盐，是一种营养丰富但热量低的食物；瘦肉丝，含蛋白质较肥肉多，而含脂肪较肥肉少。两者搭配，荤素相兼，营养搭配合理，且成菜柔脆鲜嫩，味香爽口，是健康减肥的理想菜肴。

素笋耳汤

食材热量表（单位：每100克）：

冬笋	40千卡（167千焦）
黑木耳	21千卡（88千焦）

原料：冬笋200克，水发黑木耳100克，香菜1根。

调料：葱姜汁适量，高汤1碗，盐、鸡精、香油各适量。

做法：

❶ 先将冬笋去皮洗净，切成薄片，入沸水中略烫捞出，放凉水中过凉后捞出控水。

❷ 黑木耳洗净，择成小朵；香菜去叶洗净后切成小段。

❸ 锅置火上，倒入高汤，加入葱姜汁，再放入冬笋片、黑木耳片。

❹ 待汤煮沸时，用勺撇去浮沫，放入香菜梗，加盐和鸡精调味，淋上香油搅匀后盛入碗中即可。

推荐理由：

冬笋含多种人体所需氨基酸；黑木耳中含有丰富的纤维素和一种特殊的植物胶质，能促进胃肠蠕动，促使肠道脂肪食物的排泄，减少食物脂肪的吸收，从而起到减肥作用。

赤豆粥

食材热量表（单位：每100克）：

大米	346千卡（1448千焦）
赤豆	309千卡（1293千焦）
绿豆	316千卡（1322千焦）

原料：大米、赤豆各100克，绿豆50克。

调料：冰糖少许。

做法：

❶ 将赤豆、绿豆分别洗净，事先浸水半天；大米淘洗干净，沥干。

❷ 锅中加入适量水，烧开，放入赤豆煮20分钟后，加入绿豆、大米续煮30分钟。

❸ 食用时可加入少许冰糖调味。

推荐理由：

赤豆性暖，绿豆性寒，两者同食不但不会伤身体，还可在品尝美味佳肴的同时收到利尿消肿、减肥健美的效果。

白萝卜豆腐

食材热量表（单位：每100克）：

豆腐	81千卡（339千焦）
白萝卜	21千卡（88千焦）

原料：豆腐1块，白萝卜半根，海苔（或海带）丝、面粉各少许。

调料：姜汁1小匙，白糖1小匙。

做法：

❶ 将豆腐切成8小块，沾上面粉；白萝卜洗净，入蒸锅中蒸熟后搅拌成泥状。

❷ 姜汁、白糖和适量清水兑成汁。

❸ 豆腐上放少许白萝卜泥，淋上调好的汁，加少许海苔丝上蒸锅蒸10分钟即可。

推荐理由：

白萝卜有助于加强脂肪类食物的新陈代谢，防止皮下脂肪的堆积；豆腐蛋白质非常丰富，钙质多，易于消化，利于降脂，常吃不但能瘦身还能抑制黑色素的生成，使粗糙的皮肤逐渐变得娇嫩细腻。

菠菜玉米粥

食材热量表（单位：每100克）：

菠菜	18千卡（75千焦）
玉米糁	347千卡（1452千焦）

原料：菠菜100克，玉米糁100克。

做法：

❶ 将菠菜洗净，放入沸水锅内焯2分钟，捞出过凉后，沥干水，切成碎末。

❷ 锅置火上，加入适量清水，烧开后，放入玉米糁（边撒边搅，以防粘连），煮至八成熟时，撒入菠菜末，再煮至粥熟。

推荐理由：

玉米有利尿作用，并能消除水肿，且菠菜是养颜佳品，两者搭配既能减肥瘦身，又不会影响健康。

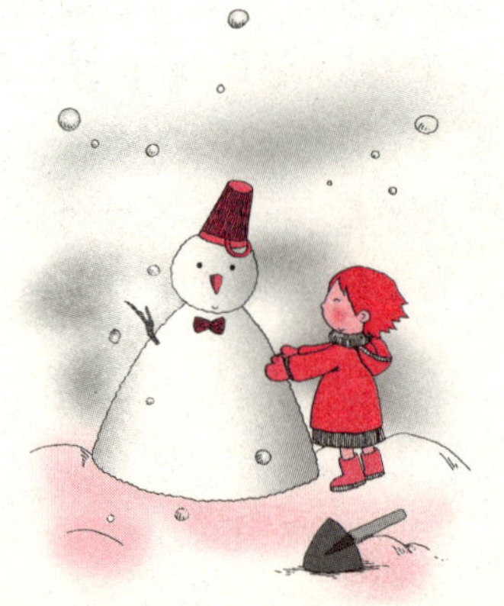

莲藕炖排骨

食材热量表（单位：每100克）：

莲藕	70千卡（293千焦）
排骨	264千卡（1105千焦）
红枣	264千卡（1105千焦）

原料：莲藕200克，排骨150克，红枣10颗，姜2片，清汤适量。

调料：盐1小匙，白糖少许。

做法：

❶ 将莲藕洗净，削去皮，切成大块备用；排骨剁成小块备用；红枣洗净备用。

❷ 锅置火上，加入适量清水，烧开，放入排骨，用中火将血水煮尽，捞出来沥干水备用。

❸ 将莲藕、排骨、红枣、生姜一起放进砂锅，调入盐、白糖，注入清汤，小火炖两个小时即可。

推荐理由：

莲藕中含有黏液蛋白和膳食纤维，能与人体内胆酸盐、食物中的胆固醇及甘油三酯结合，使其从粪便中排出，从而减少脂类的吸收，利于减肥。

芹菜肉末粥

食材热量表（单位：每100克）：

芹菜	14千卡（59千焦）
瘦肉	143千卡（598千焦）
大米	346千卡（1448千焦）

原料：大米80克，猪瘦肉30克，芹菜50克。

调料：盐、鸡精各适量。

做法：

❶ 将大米淘洗干净，放入锅中，加入适量清水，熬成大米粥待用。

❷ 猪瘦肉洗净，剁成末，用少许食用油拌匀；芹菜洗净，切成末。

❸ 锅置火上，放油烧热，放入肉末炒散变色后，放入芹菜煸炒，倒入大米粥搅拌均匀，开锅后煮5分钟，加入盐、鸡精调味即可。

推荐理由：

由于芹菜中富含水分和纤维素，并含有一种能使脂肪加速分解、消失的化学物质，因此是减肥的最佳食品。

苹果西芹沙拉

食材热量表（单位：每100克）：

苹果	52千卡（218千焦）
西芹	14千卡（59千焦）

原料：苹果半个，西芹1把，酸奶50毫升。

做法：

❶ 将新鲜的苹果和西芹洗净，切片之后用冰水冲，使其更具清脆口感。

❷ 加入酸奶拌匀，美味又健康。

推荐理由：

苹果中含有丰富的钾质可以促进体内新陈代谢，排除因为不当饮食或生活习惯所产生的脸部肿胀问题；西芹富含高纤维质以及充沛的钾元素，搭配酸奶，瘦身养颜又健康。

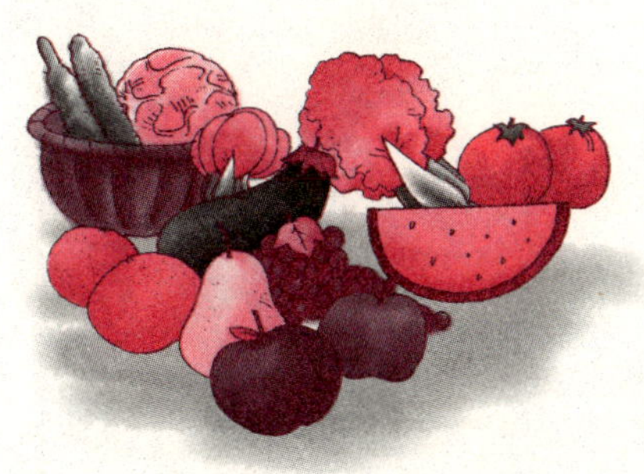

蜂蜜胡萝卜汁

食材热量表（单位：每100克）：

胡萝卜	37千卡（155千焦）

原料：胡萝卜半根，纯净水半杯。

调料：蜂蜜1小匙。

做法：

❶ 胡萝卜洗净去皮，切成小丁。

❷ 将胡萝卜丁放入果汁机，加入纯净水和蜂蜜，启动机器约1分钟，胡萝卜汁和蜂蜜已经充分混合即可。

推荐理由：

新鲜胡萝卜榨成汁，每天和蜂蜜搭配饮用，能让你的身体更轻盈。

绿豆薏米粥

食材热量表（单位：每100克）：

绿豆	316千卡（1322千焦）
薏米	357千卡（1497千焦）

原料：绿豆20克，薏米20克。

做法：

❶ 将薏米和绿豆洗净，然后用水浸泡隔夜。

❷ 将浸泡的水倒掉，再把绿豆和薏米放入新的水中，用大火烧开。

❸ 烧开后就用小火煮至熟透即可食用。

推荐理由：

绿豆和薏米有利尿功效，可改善身体水肿。而薏米本身还有美白的功效，可以减少脸上斑点的产生，绿豆则有解毒的效果，使体内毒素尽快地排出。

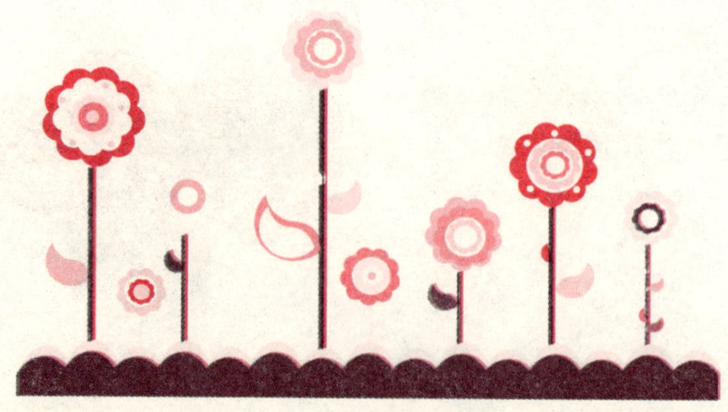

苦瓜瘦肉汤

食材热量表（单位：每100克）：

瘦肉	143千卡（598千焦）
苦瓜	19千卡（79千焦）

原料：猪瘦肉500克，苦瓜2条，枸杞少许。

调料：盐4克。

做法：

❶ 将猪瘦肉洗净，切成片；鲜苦瓜洗净，去瓤切块，备用。

❷ 将猪瘦肉片放入汤锅中，加清水适量，用大火煮，煮沸后撇去浮沫改用小火煮。

❸ 煮至七成熟时，放入苦瓜块，加入盐调好味，加枸杞点缀即可。

推荐理由：

苦瓜性寒、味苦，含有丰富的维生素及苦瓜素等营养成分，可滋润美白、镇静、保湿肌肤，并能帮助燃烧脂肪。

凉拌菠菜

食材热量表（单位：每100克）：

菠菜	24千卡（100千焦）

原料：鲜菠菜300克。

调料：盐、葱、姜、酱油、香油各适量。

做法：

❶ 将菠菜洗净切成段状；葱姜切成细丝。

❷ 将碗中放入盐、酱油、香油、葱丝与姜丝，拌匀。

❸ 锅中放水，煮滚时放入菠菜，将菠菜烫软后取出，沥干水，放入碗中，淋入调好的酱汁即可。

推荐理由：

钾能够促进体内代谢功能，排出多余水分，解决身体肿胀问题。菠菜含有丰富的钾及维生素，对瘦身很有帮助。

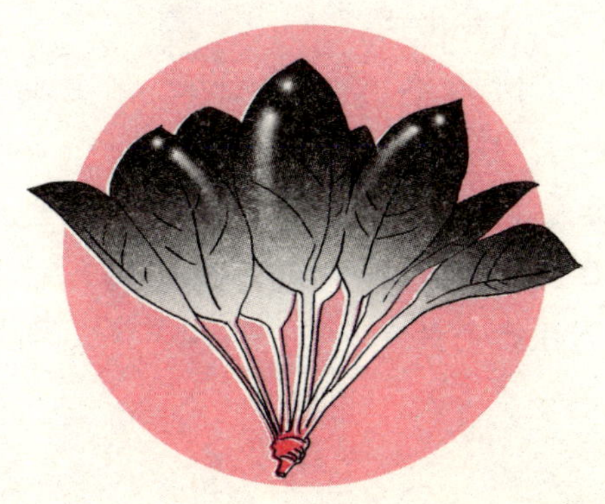

冬瓜玉米汤

食材热量表（单位：每100克）：

冬瓜	11千卡（46千焦）
玉米	106千卡（444千焦）
胡萝卜	37千卡（155千焦）
冬菇	212千卡（887千焦）
瘦肉	143千卡（598千焦）

原料：冬瓜200克，玉米1根，胡萝卜1根，冬菇（浸软）5朵，瘦肉150克，姜2片。

调料：盐适量。

做法：

❶ 胡萝卜去皮洗净，切块；冬瓜洗净，去皮，切厚块；玉米棒洗净，切块；冬菇去蒂洗净；瘦肉洗净，氽烫后切成块。

❷ 煲中放入适量清水，放入胡萝卜块、冬瓜块、玉米块、冬菇、瘦肉块、姜片，煲滚后用小火煲2小时，加入盐调味即可。

推荐理由：

因为冬瓜和玉米都有去脂肪、去水肿作用，且都营养丰富，所以这道汤非常适合产后想要瘦身的妈妈食用，持续喝1～2个月能见效。

百合木瓜煲绿豆

食材热量表（单位：每100克）：

百合	343千卡（1435千焦）
绿豆	316千卡（1322千焦）
瘦肉	143千卡（598千焦）
海带	77千卡（322千焦）
木瓜	27千卡（113千焦）

原料：瘦肉200克，干海带20克，百合（干）10克，绿豆100克，木瓜200克。

调料：陈皮1块，盐适量。

做法：

❶ 将瘦肉洗净，入沸水锅中氽烫后再洗净，切块；干海带用清水泡发后洗净，撕成小块。

❷ 百合、绿豆分别洗净；木瓜去皮、核后切厚片；陈皮浸软刮去瓤。

❸ 锅中加入适量清水，烧开，放入所有原材料，煲滚后改小火煲约2小时，加入盐调味即可。

推荐理由：

汤中的主要材料木瓜果肉厚实细致、甜美可口，是营养和药用价值都很高的果品，具有减肥和帮助睡眠的功效。

银耳木瓜粥

食材热量表（单位：每100克）：

糙米	346千卡（1448千焦）
青木瓜	27千卡（113千焦）
银耳	200千卡（837千焦）

原料：糙米200克，青木瓜150克，银耳10克，枸杞10克。

调料：盐适量。

做法：

❶ 糙米洗净，浸泡30分钟；银耳以水浸泡至软，去蒂，以手择成小朵；木瓜去皮及籽，切小丁。

❷ 糙米放入锅内，加水煮沸后改小火，煮约10分钟后加入银耳及枸杞，再煮约5分钟。

❸ 加入木瓜，继续以小火煮约15分钟，后加入盐调味，加盖焖约10分钟即可。

推荐理由：

木瓜中含量丰富的木瓜酵素和维生素A，再加上含胶质和食物纤维的银耳，两者煮粥，不但能满足身体对营养的需求，还能嫩滑肌肤、顺肠瘦身。

木瓜西米羹

食材热量表（单位：每100克）：

木瓜	27千卡（113千焦）
西米	343千卡（1435千焦）

原料：西米20克，木瓜100克，牛奶100毫升。

调料：冰糖10颗。

做法：

❶ 将西米用清水浸泡20分钟，捞出沥水。

❷ 木瓜去皮，去籽，去瓤，切小块。

❸ 将西米和牛奶放入锅内，用小火慢慢煮开。

❹ 加入150毫升清水，和切好的木瓜以及冰糖用小火慢慢煮至西米变得透明即可。

推荐理由：

木瓜富含多种营养元素，其中的食物纤维能帮助顺肠通便，牛奶中蛋白质能满足身体营养需求，西米能促消化，使皮肤恢复天然润泽。三者搭配，既营养又瘦身，特别适合产后妈妈食用。

香蕉葡萄糯米粥

食材热量表（单位：每100克）：

糯米	346千卡（1448千焦）
香蕉	91千卡（381千焦）
葡萄干	341千卡（1427千焦）

原料：圆糯米100克，香蕉1根，葡萄干20克，熟花生适量。

调料：冰糖适量。

做法：

❶ 圆糯米洗净后用水浸泡1小时；香蕉剥皮，切成小丁。

❷ 葡萄干洗净；熟花生去皮后再用刀剁碎。

❸ 锅置火上，放入清水和圆糯米，大火煮开后，转小火熬煮1小时左右。

❹ 将葡萄干、冰糖放入粥中，熬煮20分钟后加入香蕉丁、花生碎，稍煮即可。

推荐理由：

香蕉润肠通便功效突出，除此之外，香蕉还有丰胸的功效，含有丰富的蛋白质和维生素C、维生素A以及多种矿物质，特别适合产后妈妈食用。

茄汁嫩豆腐

食材热量表（单位：每100克）：

豆腐	81千卡（339千焦）
番茄	19千卡（79千焦）
干贝	264千卡（1105千焦）

原料：嫩豆腐1块(约200克)，番茄两个（100克），干贝20克。

调料：盐、糖、香菜、水淀粉各适量。

做法：

❶ 将干贝用清水浸泡发，然后撕成丝状；番茄切碎。

❷ 嫩豆腐小心切片，摆盘后放入蒸锅里大火蒸2分钟，取出，倒掉盘里的水。

❸ 锅置火上，放油烧热，放入番茄，加少许盐翻炒片刻，然后倒入干贝，放半碗水、少量糖，盖上锅盖焖1分钟，然后放进切碎的香菜，用水淀粉勾芡。

❹ 把汁水倒在蒸好的嫩豆腐上面即可。

推荐理由：

豆腐是高蛋白低脂肪的食品，它能增加饱腹感，特别适合针对腹部脂肪减肥的产后妈妈食用。番茄和香菜都有助于消化，有排出积聚肠胃内脂肪的作用。

蒜香萝卜黄瓜丝

食材热量表（单位：每100克）：

白萝卜	21千卡（88千焦）
黄瓜	15千卡（63千焦）

材料：黄瓜100克，白萝卜100克。

调料：蒜1瓣，盐、生抽、白醋、香油、辣椒油各适量。

做法：

❶ 黄瓜和白萝卜分别洗净，切丝。

❷ 将黄瓜丝和萝卜丝放入容器内，加入适量盐，拌匀，放置15分钟，沥水。

❸ 蒜瓣切碎放入黄瓜、白萝卜丝中，再加入适量白醋、香油、生抽和适量辣椒油拌匀即可。

推荐理由：

黄瓜有清凉、解渴、利尿作用，一直是美容减肥佳品；萝卜中的B族维生素和钾、镁等矿物质可促进胃肠蠕动，有助于体内废物的排出。经常食用萝卜可以有效减少体内多余水分，对瘦身有不错的功效。

水果沙拉

食材热量表（单位：每100克）：

香蕉	91千卡（381千焦）
苹果	52千卡（218千焦）
猕猴桃	56千卡（234千焦）

原料：香蕉、苹果、猕猴桃各100克。

调料：酸奶300毫升。

做法：

❶ 将苹果洗净，把核挖出来，然后切成片。

❷ 猕猴桃削皮，切片。

❸ 香蕉去皮，对半切成两条。

❹ 按自己喜欢的样子摆盘，浇上酸奶即可。

推荐理由：

三样具有瘦身功效的水果和美味的酸奶进行巧妙的搭配，一盘色彩斑斓营养丰富的瘦身沙拉就产生了，味道可是酸甜脆爽哦。经常吃这款甜品，不但能解馋，还能瘦身，一举两得。

山药白玉丸

食材热量表（单位：每100克）：

山药	56千卡（234千焦）
熟江米粉	346千卡（1448千焦）

原料：山药100克，熟江米粉（糯米粉）40克，红辣椒1个（约30克），西蓝花少量。

调料：盐、胡椒粉、海鲜粉各适量。

做法：

❶ 山药洗净上锅蒸熟；西蓝花焯熟；红辣椒洗净，切丝。

❷ 将熟山药去皮，切小块、捣碎成泥。

❸ 在山药泥中放入盐、胡椒粉、海鲜粉、熟江米粉拌匀。

❹ 取少量山药泥揉成球状，在熟江米粉中滚一下，码盘，摆上西蓝花和辣椒丝即可。

推荐理由：

山药含有多种微量元素，尤其钾的含量较高，对去除浮肿很有帮助。山药不含脂肪却含足够的纤维，食用后容易产生饱腹感，是一种天然的纤体美食。

青豆玉米胡萝卜丁

食材热量表（单位：每100克）：

青豆	123千卡（515千焦）
玉米	106千卡（444千焦）
胡萝卜	37千卡（155千焦）
火腿肠	212千卡（887千焦）

原料：玉米粒100克，青豆100克，胡萝卜100克，火腿肠1根(约30克)。

调料：盐适量。

做法：

❶ 将胡萝卜洗净，切丁；火腿肠切丁，大小同胡萝卜丁；青豆和玉米粒分别洗净。

❷ 锅置火上，放油烧热，放入玉米粒、青豆、胡萝卜和火腿肠，加盐翻炒一会儿拌匀出锅。

推荐理由：

玉米、青豆、胡萝卜都有减肥的功效，三者合用，加上增鲜的火腿肠，使得这道菜既美观又营养，常吃还能瘦身。

香煎土豆饼

食材热量表（单位：每100克）：

土豆	104千卡（435千焦）
鸡蛋	144千卡（602千焦）

原料：土豆400克，鸡蛋2个，黄油80克，面粉15克。

调料：盐、胡椒粉各适量。

做法：

❶ 土豆洗净蒸熟后去皮捣碎，加入磕开的鸡蛋、面粉和溶化的黄油30克拌匀，加入盐、胡椒粉调好味搅拌成土豆泥。

❷ 将调好味的土豆泥团成一个个小圆饼状。

❸ 平底锅置火上，加入余下的黄油，用中小火将土豆饼煎至两面焦黄即可。

推荐理由：

土豆含水量高达70%以上，淀粉含量不超过20%，脂肪含量只有0.1%，还含有能够产生饱腹感的膳食纤维，非常适合产后女性食用。

蔬果瘦身菜

食材热量表（单位：每100克）：

胡萝卜	37千卡（155千焦）
西蓝花	33千卡（138千焦）
紫甘蓝	22千卡（92千焦）
荸荠	59千卡（247千焦）

原料：胡萝卜50克，西蓝花50克，紫甘蓝50克，荸荠50克。

调料：嫩姜1块，盐、鸡汤、水淀粉各适量。

做法：

❶ 将胡萝卜洗净切条；西蓝花顺茎辟开、紫甘蓝切丝；荸荠洗净，去皮，切圆片；嫩姜切棱形。

❷ 锅内加入适量清水，烧开，加少许盐，放入西蓝花焯一下，捞出沥干。

❸ 锅置火上，放油烧热，放入姜、胡萝卜、荸荠，翻炒至半熟，加入紫甘蓝丝，略炒，加入西蓝花，再略炒，最后加入鸡汤，用水淀粉勾芡即可。

推荐理由：

荸荠营养丰富，含有蛋白质、糖类、脂肪以及多种维生素和钙、磷、铁等矿物质。胡萝卜、西蓝花、紫甘蓝都是含有丰富纤维素的绿色蔬菜，其瘦身效果明显。加入鸡汤，能够提味增鲜。

五彩鸡丝

食材热量表（单位：每100克）：

鸡胸肉	133千卡（556千焦）
红椒	32千卡（134千焦）
黄瓜	15千卡（63千焦）
西芹	14千卡（59千焦）
紫甘蓝	22千卡（92千焦）

原料：鸡胸肉70克，红椒1只，黄瓜1条，西芹和紫甘蓝各30克。

调料：蛋清、黑胡椒粉、盐、料酒、淀粉各适量。

做法：

❶ 将鸡胸肉洗净切丝，加入蛋清、淀粉、黑胡椒粉和料酒拌匀；将所有蔬菜洗净，切丝。

❷ 锅置火上，放油烧热，放入红椒丝略炒，加入鸡肉丝，划散。

❸ 待鸡肉九成熟，放入西芹翻炒至鸡肉全熟。

❹ 然后加入黄瓜丝、甘蓝丝，翻炒均匀，加盐炒匀即可出锅。

推荐理由：

鸡胸肉是鸡肉中热量最低的部分。去皮的鸡胸肉明显具有低脂肪、低热量的特点，肉质也更爽口香嫩，西芹能有效减少身体的水分积聚。这道菜是十分理想的瘦身美食。

Part 3

坐月子生活起居

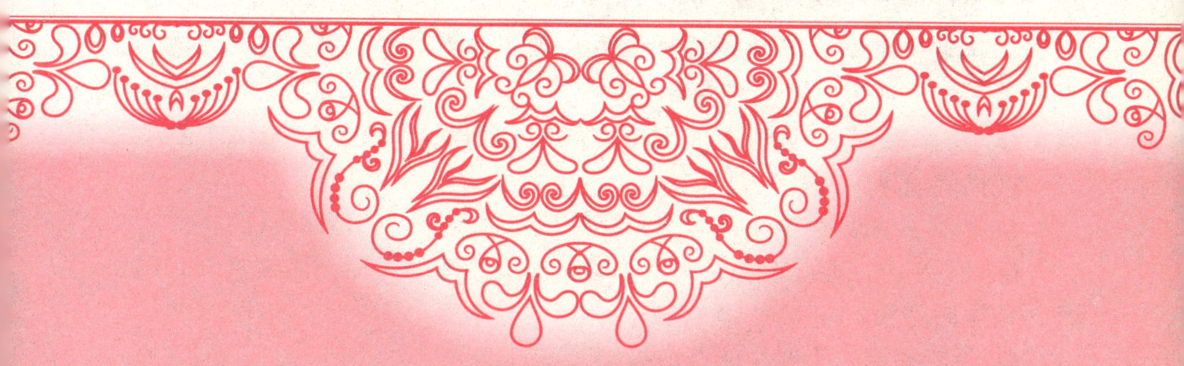

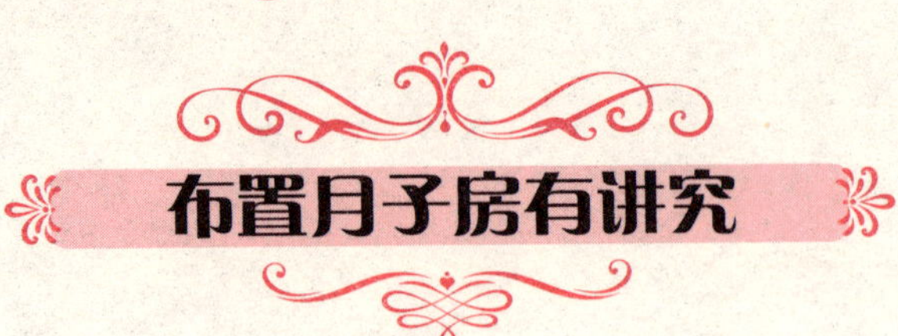

布置月子房有讲究

选择合适的坐月子房间

坐月子主要是要让产妇和宝宝休息好，母子大部分时间都在卧室活动，因此月子期间，家人可以帮助妈妈选择一个合适的月子房：

❶ 不宜住在潮湿的房间里，尽量选择家里最好的房间做月子房，由于妈妈的体质和抵抗力都比较低下，所以居室需要保温、舒适。

❷ 要选择阳光和朝向好的房间，这样，夏天可以避免过热，冬天又能得到最大限度的阳光照射，使居室温暖。

❸ 居室采光要明暗适中，最好有多重窗帘等遮挡物随时调节采光。

❹ 居室要通风效果好，不要接近厨房等多油烟的房间。

提前做好房屋清洁消毒

清洁卫生是防病保健的重要方法，所以家人需要在妈妈回家之前的两三天，将坐月子房间打扫干净：

❶ 家里最好用3%的来苏水湿擦或喷洒地板、家具和2米以下的墙壁，并彻底通风2小时。

❷ 卧具、家具也要消毒，阳光直射5小时可以达到消毒的目的。

❸ 保持卫生间的清洁卫生，要随时清除便池的污垢，排出臭气，以免污染室内空气。

❹ 爸爸和家人不要在居室内吸烟。

妈妈卧室的布置

妈妈的卧室布置需舒适，且对身体的恢复有帮助，如：

❶ 床的位置有讲究。妈妈的床和宝宝床都要离开窗户2米以上，以免受风。床上用品采用棉质材料，吸湿、透气性好。如果需要开空调，床

不能正对着空调风口。

❷ 月子房的色调有讲究。月子房色调要明亮，但是不能太花哨，颜色不能太强烈，因为此时孩子的视觉功能还不完善，太强烈的视觉刺激容易影响视力。房间里的用品颜色如窗帘以淡色为好，像浅粉、浅蓝等就不错。

❸ 月子房里不宜摆放植物。妈妈的卧室里不宜摆放植物，因为此时的孩子可能会对这些植物过敏，而且绿色植物在夜里会吸收氧气，放出二氧化碳，降低房间空气质量。

❹ 可对月子房的温湿度进行控制。月子房里最好安置一个温湿度计，适时观察并控制室内温湿度，以冬季温度18℃～22℃，夏季温度24℃～26℃，湿度60%～65%为宜。

月子房要经常通风

传统观点认为：生完孩子后，妈妈身子虚，不能见风，特别是冬天，一定要把门窗关得严严实实的。其实以现在的条件看来，不必如此苛刻，再加上产后家里客人多，空气流通不好，更应该及时通风换气，以预防疾病的发生。

妈妈睡的房间不论冬夏，窗户都要常开，使室内空气新鲜，但是这个通风不是说把窗户打开，让风直接吹进来，而是挡上一层窗帘，或者有间隔的风从隔壁的房间里吹过来，不是穿堂风。拐着弯进来的风，这种风对房间的清洁、消除一些细菌的隐患，都是有好处的。这样氧气充足的房间，孩子待着也很舒服。

有风的时候，妈妈和宝宝可以在开窗对流空气的时候去另外一个房间，等通风完毕再进来，即便生完孩子一两天，也主张多开窗通风。

细节叮咛

新生宝宝一般在正常的温度下要比妈妈少穿一层，当大人在穿长袖的时候，孩子有可能薄薄的一件就可以了，夏天大人很热就穿半袖，宝宝穿小兜兜就可以了。房间如果太热也要适当减衣服，室温二十多摄氏度就可以了，不要贪凉，不要将空调调到十六七摄氏度。

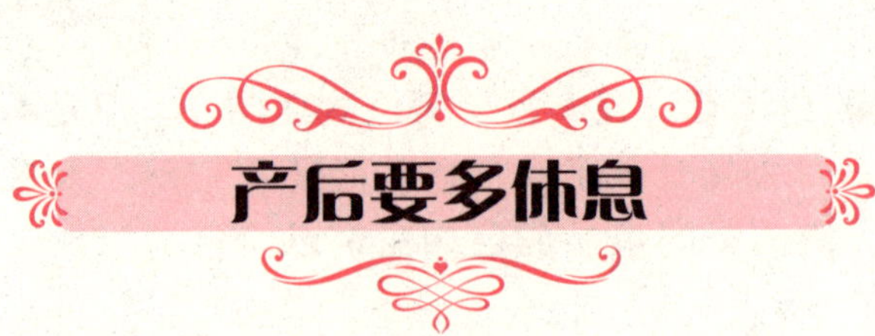

产后要多休息

充分休息必须长久卧床吗

传统观点认为：生孩子很辛苦，妈妈要多休息，一个月内最好别下地，多躺多睡，才能恢复元气。事实上，现代科学已经证实，休息好不代表一直躺在床上，体力较好时甚至还要下床适当活动。

一般身体好的产妇，如果感觉疲劳已经消除，产后24小时就可起床，睡多了反而会给产妇带来负面影响，如导致脂肪堆积，腰酸背痛，易生痔疮、便秘等，反而影响了产后的身体健康。

产后3天，产妇可以适当下床活动了，但仅限于慢慢地走走，也可在床上休息的时候，多翻身、抬胳膊、仰头，这些也是运动。

产后2周，产妇可以做一些简单的家务活，如擦擦窗台、抹抹桌子、叠叠衣服，只要避免重体力活即可。但要注意做家务的时候，不要碰冷凉的东西，洗抹布、擦桌子、做完家务洗手都要用热水。

产后卧床姿势及其作用

卧床休息可分平卧、侧卧、仰卧、俯卧、半坐卧、随意卧。

产妇正常分娩完毕，不能立即上床睡觉，应先闭目养神，稍坐片刻，再上床背靠被褥，竖足屈膝，呈半坐卧状态，不可骤然睡倒平卧。如此半坐卧3日（指白天）后，才能平卧或侧卧、仰卧皆可。

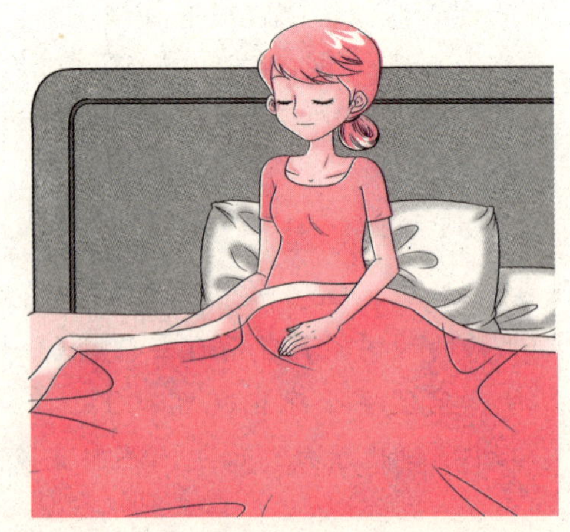

闭目养神，目的在于消除分娩时的紧张情绪，安心神志，解除疲

劳。半坐卧者，可使气血下行，有利于排出恶露，使膈肌下降，子宫及脏器恢复到原来位置。

在半坐卧的同时，还需用手轻轻揉按腹部，方法是以两手掌从心下擀至脐部，在脐部停留做旋转式揉按片刻，再往下擀至小腹，又做旋转式揉按，揉按时间应比脐部稍长。如此反复下擀、揉按10余次，每日2～3遍，可使气血流通，脏腑得以温煦濡养，恶露、瘀血不停滞于腹中，还可避免腹痛、产后子宫出血，帮助子宫尽快复原。

月子里不宜长时间仰卧

产后子宫韧带柔软、拉长，承托力较弱，而子宫重量相对大，如果长时间仰卧，容易造成子宫后倒，不利于恶露排出，并造成产后腰痛、白带增多等不良状况。因此，喜欢仰卧的产妇要注意，休息时，要时不时地换姿势，侧卧、仰卧轮换交替，不要长时间保持仰卧姿势。

分娩两周后，产妇可以尝试俯卧，每天1～2次，每次15分钟左右，让子宫向前倾，能有效避免其后倒。

什么时候可以下床

产后及时下床活动可减少膀胱和肠道疾病，有利于恶露的排出，子宫复旧，促进血液循环，防止下肢静脉血栓形成，改善生理功能，加快体力恢复，也可减少住院时间。

* 何时下床活动

顺产的产妇，如果产后身体没有异常，通常在产后8小时左右就可以下地行走，做过会阴切开术的产妇，在12小时后也可以开始下地。24小时后，只要身体允许，基本上所有的产妇都可起床活动。

剖宫产的产妇恢复较慢，最好卧床24小时，到第二天时可在床上活动，也可尝试下床，扶着床沿活动，但应以身体能承受为宜。第三天起可以在房内走走，第四天后逐渐加大活动范围和时间。

* 下床活动应注意什么

❶ 产妇第一次下床，可能因姿势性低血压、贫血或空腹造成血糖下降而头晕，应有家属或护理人员协助及陪伴。

❷ 下床动作要缓慢，先坐于床缘，无头晕再下床。

❸ 下床时，可以用手支托伤口，以减轻伤口疼痛。可在床边放置稳固的椅子，在伤口疼痛而无法动弹时用来搁脚。

❹ 产后6周内，产妇应避免过度运动和重体力劳动，以防子宫脱垂。

妈妈不宜睡柔软弹簧床

产后妈妈的骨盆失去完整性、稳固性，而软软的骨盆，加上太软的弹簧床的松泡性、弹力性好，压力之下，重力移动又弹起，人体睡上俨如佛龛，左右活动都有一定阻力，很不利于产妇翻身坐起。如欲急速起床或翻身，产妇很容易造成骨盆损伤。

产妇睡的床可以事先去掉席梦思垫，或者使用，棉絮不要特别厚，以免过于柔软，睡前可以由家人先体验一下，做一下调整。

坐月子要防用眼不当

产妇生产时，全身的血液和器官都受到不同程度的影响，肝脏也不例外，产后容易肝虚。而眼睛与肝脏是互为表里的，也会随着肝虚变得虚弱。如果月子期间用眼不当，特别容易损害眼睛，使眼睛干涩、肿胀或疼痛，严重的时候还会导致视力下降、迎风流泪、过早老花等。

* 产后尽量不要哭泣

中医认为“怒伤肝”，而产妇哭泣往往是因为生气，生气损害肝脏，肝脏受损害，反过来表现为眼睛的不适。

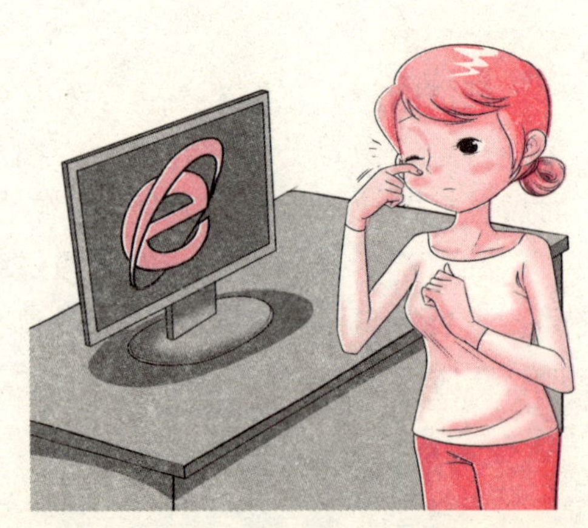

同时产妇在产后情绪波动比较大，如果患了产后抑郁，情绪更加不易控制，往往不经意间便会眼泪长流。但是，产妇要知道哭泣虽然暂时缓解了你的压抑，但是哭泣同样伤害了你的眼睛。因此，产后的产妇要学会调节自己的情绪，尽量保持好心情，不要哭泣。事后你可能发现其实那些让你哭泣的事情未必值得你哭一场，更不值得你为此伤害自己的眼睛。

* 产后避免用眼过度

因为产妇在产后除了照顾宝宝、哺喂宝宝，其他的事基本上都已有人代劳，所以常常无事可做，有时难免感到百无聊赖，这时候就想看看书报、电视等。其实，产后也不是绝对不可以用眼，只是不要过度即可。只要产妇感觉不到疲劳，是可以在产后两周看一些书报读物、电视的，但是要掌握好度，每次连续用眼最好不要超过两个小时。如果在过程中感到眼睛不适，就马上停止，或远眺一下，以缓解疲劳。

细节叮咛

月子期间，产妇照顾宝宝可能比较频繁，无论白天还是夜晚，照料宝宝之余，都可以时常闭目养神，不让眼睛感到疲劳，另外，还可以做做眼保健操，这也是比较有效的保护眼睛的方法。

坐月子期间不能外出吗

传统的坐月子观念认为，妈妈生产之后的一个月内，应该待在家中，尽量躺在床上，门窗要关紧。这些传统做法主要是怕产妇吹风受凉，落下病根。但是现代人的生活条件已经大大改观，保暖设施都很到位，一般不会产生见风受凉的情形。产妇只要避免被对流风直接吹，就不会出现因为受风受凉造成的产后疾病。

相反，由于产后家里客人多，空气流通不好，还应及时通风换气，以预防疾病的发生。

不过，专家依然认为，由于户外的环境较为复杂，病菌较多，气温也与室内不同，特别是冬天的气候比较冷，在体力不佳的情形下外出很容易感冒或生病，因此，待在家中或室内是较好的方式。如果产妇真的很想到户外走动或透气，至少应在产后第三周之后再外出。有车的产妇开始时可先坐在车上透气，而后再外出走动，但一定要做好保暖工作。

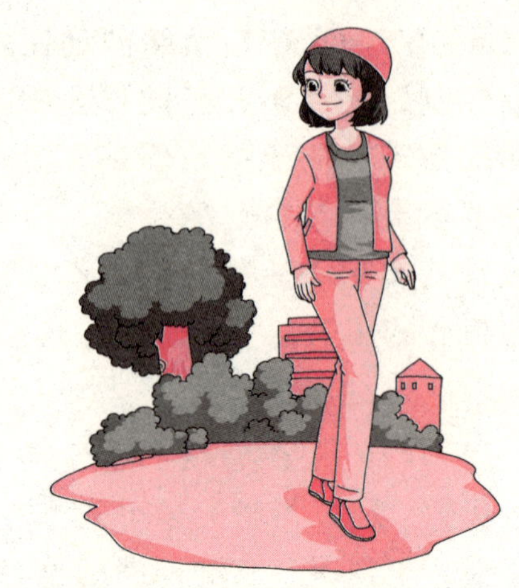

在保暖上，重点是不要让风直接吹到产妇的身体，而不是要妈妈全身上下包得很厚。产妇只要依照气温适度穿着即可，但双脚最好能穿上棉质透气的袜子或包头的鞋子，维持脚底的温度。

亲友探望防打扰妈妈休息

分娩后，亲朋好友都会想要探望产妇，亲人的关怀会给产妇带来欣慰，但如果不注意，也可能带来不利影响。因此，在接受亲友探望时要注意到这样几个方面：

＊产妇不要过早接受探望

刚分娩后的产妇体力消耗太大，身体虚弱疲惫，需要静养以恢复身体。因此，在刚生完宝宝的1～2周，亲友最好不要来探望，若来探望，时间也不宜超过半小时，要给产妇尽量多的时间休息。

＊亲友不宜过多探望

新生儿的生活环境要安静舒适，过多的探望势必影响小宝宝休息。此外，成人呼吸道中的微生物，可能成为新生儿的致病菌。

＊婉拒患慢性病、传染病及感冒者探望

如果亲友自身患有慢性病或某些传染病，或者恰逢感冒期间，最好不要去探视产妇及新生儿，这样极容易引起交叉感染，尤其是春季，这个季节是传染病和小儿肺炎易发季节，产妇及家人也应礼貌性地拒绝探视，为了母婴健康着想，相信会得到人们的谅解。

* 探望时要注意卫生

探望产妇时，亲友应避免哄逗、触摸新生儿的面颊和肢体，尤其杜绝亲吻新生儿。家人在照料和护理产妇及新生儿时，也必须注意卫生，先用肥皂或洗手液清洗双手。

* 探望产妇时的说话艺术

产妇初为人母，有着特殊的心理状态，探视时要多说一些愉快、激励的话题，语调要适中，不要过于大声，评价宝宝时要顾及产妇的心理状态。尤其对于产后抑郁的妈妈，家人不要谈论一些敏感话题。

细节叮咛

送鲜花是比较流行的探视礼物，但是对于产妇和新生儿来说却要谨慎。新生儿免疫力不强，如果是过敏性体质，还很容易因花粉而过敏甚至休克。

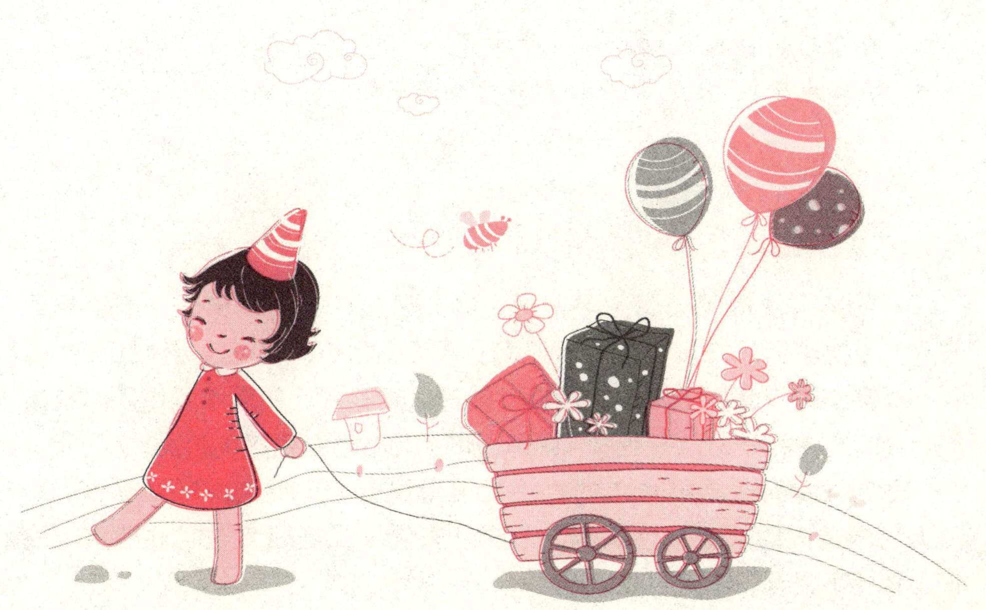

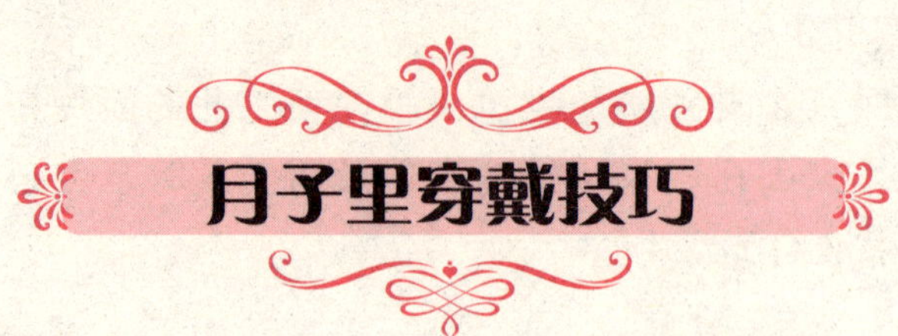

月子里穿戴技巧

衣着宜宽大舒适

月子里产妇的衣着首先要有好的保暖功能，产妇比较容易受寒的是肚子和脚，因此裤子要选择高腰的，最好高过肚脐，给肚子妥帖的保暖。

其次衣裤穿着尽量宽松舒适，过紧的衣服不但让产妇感觉不舒服，还会影响全身血液循环，紧身衣服不利于血液流畅，特别是乳房受压迫极易患乳痛，严重的还会引起乳腺炎，也不利于保暖和健康。

产妇脚上应穿上舒适而吸汗性能好的平底布鞋，但鞋底不要硬，穿纯棉厚质的袜子，避免寒凉从脚底侵入，袜子应选择纯棉线或毛线编织，不要穿塑料拖鞋更不能穿高跟鞋，这会引起足底、足跟或下腹酸痛。夏天不要赤脚，以免引起脚痛。

细节叮咛

有些妈妈在清醒的时候会十分小心，可是一旦睡着了就会蹬被子，很容易着凉，最好的办法就是穿着睡衣和袜子入睡。

材质和颜色选择的讲究

产妇贴身衣服以棉制为好，增大吸汗透气性，不宜穿化纤或羊毛内衣。主要是因为化纤布中的化学纤维或者微小羊毛，可以通过胸罩或者内衣，对乳头进行摩擦、压迫，然后逐渐进入乳腺管，使乳腺管堵塞，从而影响产后乳汁的分泌，不利母乳喂养。严重的话还会引起乳腺炎。

颜色方面可以选择浅色的，一是因为浅色不易脱色，可以避免产妇因为出汗造成的衣服颜色脱落，形成色斑块；二是因为这时候的宝宝视觉发育还不完善，不能过度刺激。

衣物要常换

月子里的产妇容易出汗，产妇的内衣容易汗湿，滋生细菌，若汗湿衣衫，应及时更换，以防受湿，特别是贴身内衣更应经常换洗，以保持卫生，防止感染。

如果产妇的乳头有皴裂情况，细菌很容易通过伤口进入乳腺，造成乳腺感染；或者在给宝宝哺乳时，进到宝宝的身体，影响宝宝健康。

产妇的内裤更需要天天更换，月子里产妇排出恶露，如果不能及时更换内裤，沾染在内裤上的恶露就会滋生细菌，感染阴部。

细节叮咛

清洗产妇的衣服时，可以用刺激性比较小的肥皂，也可以使用孕产妇专用的洗护液，这对产妇敏感的皮肤是一种保护。洗完之后，多漂洗几遍，然后放到太阳底下晾干，阳光也可以有效地杀灭衣服上的细菌。

坐月子有必要戴帽子吗

产后戴帽子的说法由来已久，主要是因为产后产妇虚弱，怕受风受凉以至于落下产后头痛、腰痛等病根。但是这样的说法是基于一定的历史条件的限制的，因为以前生产力不发达，生活条件落后，所以产后的居住环境差，没有条件洗澡，也没有条件保持室内的温度，所以要全方位包裹产妇，以免受凉受风。现在室内有暖气，有空调，24小时热水，所以传统的坐月子观念也是需要调整的。产妇分娩后，本来新陈代谢就旺盛，出汗多，加之夏天天气炎热，要是再戴上帽子，会影响产妇体内的排热，很容易引起产妇中暑。因此，产妇产后只要不是外出遇到较大对流风，是完全没必要戴帽子的。

细节叮咛

若产妇坚持不洗头，且留长发，建议还是戴帽子比较好，不但防止头发的蓬乱，可以使产妇显得干净利索，也防止在哺乳的时候，这些头发散乱在孩子身上而影响哺乳。

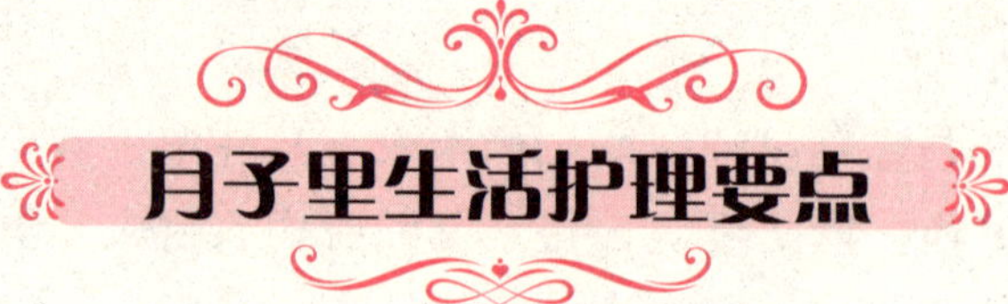

月子里生活护理要点

月子里可以吹电扇、开空调吗

很多传统的说法认为，产后骨缝开了，吹电扇、开空调会影响产后恢复，这种说法并没有科学依据。产妇刚生完孩子汗腺分泌会比较旺盛，容易出汗，如果感到热，是可以吹电扇、开空调的。

吹电扇、开空调的目的是为了适度降温。产妇要注意不要让电扇和空调直接对着自己吹，因为直吹容易受凉，引发疾病。可以让风扇对着墙吹，让风反弹回来，这样风会柔和一些，也可以把风扇调到柔风那一挡。开空调则要温度适宜，不要太凉，也不要太热。每个人对温度的敏感性不太一样，所以自己身体感觉舒适就可以了。

另外，无论是开空调，还是吹电扇，产妇都要将衣服穿好，尽量在将所有部位遮住的情况下再吹，以防因贪图凉快而受凉。在空调房里，产妇最好穿长衣长裤，在很热的情况下，也可以穿长裤短衣。

细节叮咛

坐月子的时候，产妇对温度的感觉会比平时的感觉稍高1～2摄氏度，因此，一定要注意温度不能太低，只要不感觉热基本上就可以了。

什么时候可以洗澡

首先要强调一点：月子里是可以洗澡的，之所以从前有“月子里不能洗澡”的说法，是由历史原因决定的。过去家里没有空调、热水，没有取暖器，也没有淋浴器，卫生条件也相对差，所以洗澡容易着凉或感染；而现在，家里都有空调、热水器，以前洗澡所担心的问题现在都不存在了，所以洗澡是没有问题的，只要控制好温度，不着凉就可以了。

那么，产后多久可以洗澡呢？一般产妇分娩之后等身体恢复好了，能够下地走路、活动时，只要不出现头晕虚脱的情况，就可以洗澡了。有条件的话可以每天洗澡，或者和自己平时洗澡的频率一样。

如果是剖宫产的产妇，一般术后14天左右伤口就能完全愈合好，在伤口无红肿、渗出的情况下，就可以淋浴，在洗澡的时候，最好用防水胶布把伤口遮挡一下。

洗澡时做好取暖措施

产妇在月子里洗澡，要有良好的浴室及取暖设施，室温20℃最为适宜，洗澡水温宜保持在37℃～40℃，并要讲究“冬防寒、夏防暑、春秋防风”的说法。

冬天洗澡，必须密室避风，遮围回避，浴室宜暖，浴水需热，洗浴时不可大汗淋漓，汗出太多伤阴耗气，每致头昏、晕闷等。

夏天浴室温度保持常温即可，室内空气流通，浴水如人的体温，约37℃，不可贪凉用冷，图一时之欢而后患无穷，产后触冷容易引致气血凝滞，以致恶露停于胞中、腹痛，将来患月经不调、身痛等。

妈妈不宜盆浴

产褥期间洗盆浴时，寄生在皮肤或阴道的细菌和洗澡用具沾染的细菌，都能随洗澡水进入产道，增加感染机会。轻者会阴伤口发炎、子宫内膜发炎，重则向子宫旁组织、盆腔、腹腔、静脉扩散，甚至细菌在血液内繁殖引起败血症，所以产后禁止盆浴，应选择淋浴。若无淋浴条件者，必须在盆内浇水洗浴，忌坐在盆中。

月子里洗澡的细节问题

产妇坐月子期间洗澡要注意以下细节问题：

1. 浴后要擦干身体尽快穿上御寒的衣服再走出浴室，避免身体着凉或被风吹着。

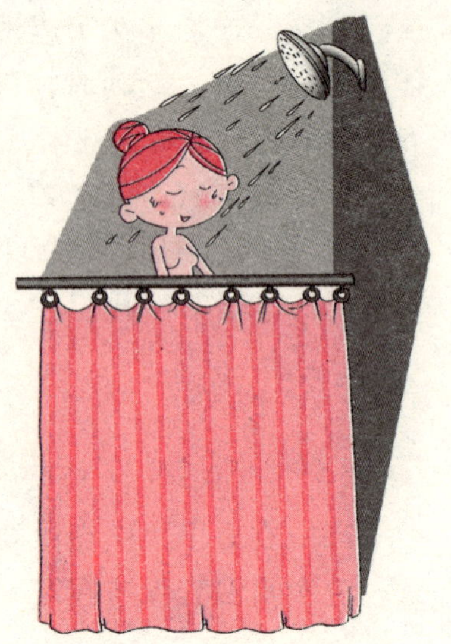

❷ 浴后若头发未干，不可结辫，不可立即就睡，如果用吹风机吹头发，要注意不要使用冷吹，否则湿邪易侵袭而致头痛。

❸ 饥饿时不可浴、饮食后不可浴，浴毕宜进少许饮食补充耗损的气血。

❹ 洗澡时间不宜过长，每次淋浴5～10分钟，室温在26℃最为合适，水温在37℃左右。

❺ 在产后第一次洗澡的时候，可以有家人陪伴在身边，避免因为没有完全恢复好，身体比较虚而出现在洗澡时发生意外的情况，如果产妇觉得自己恢复得很好，也可以不用人陪。

❻ 剖宫产的产妇或分娩不顺利、出血过多、平时体质比较差的妈妈不能过早淋浴，但应该用温水擦洗全身，产后常擦澡可清洁皮肤，促进气血流通，毛窍通利，排除秽浊、病菌，有利于产后康复，有利于乳汁分泌，促进伤口愈合，防止皮肤感染。

❼ 洗浴时不要揉搓伤口，洗浴后可以用75%的酒精清洁伤口，浴后如果伤口出现红、肿、热、痛、渗血、渗液等情况一定要到医院去看一下。

月子期间能洗头吗

不少地方有妈妈在月子里不能洗头的传统习俗，认为洗头会掉头发，日后会引起头痛。其实这是没有科学根据的。

正常人每天脱发40～100根。女性产后4～20周，脱发明显增多，每天脱发120～140根，这种现象称为休止期脱发。这种脱发，毛囊本身无病变，无炎症，但脱发增多，毛发分布较稀但不会超过头发一半，可见妈妈掉头发是正常现象，而非洗头所致。

长时间不洗头，头皮不清洁，会影响毛囊细胞呼吸，从而会脱发或加重脱发。相反，妈妈新陈代谢旺盛、汗多，适时洗头，对于促进头皮局部血液循环，保护头发是非常重要的。

月子里洗头的讲究

产妇月子里是可以洗头的，但在洗头时要注意以下事项：

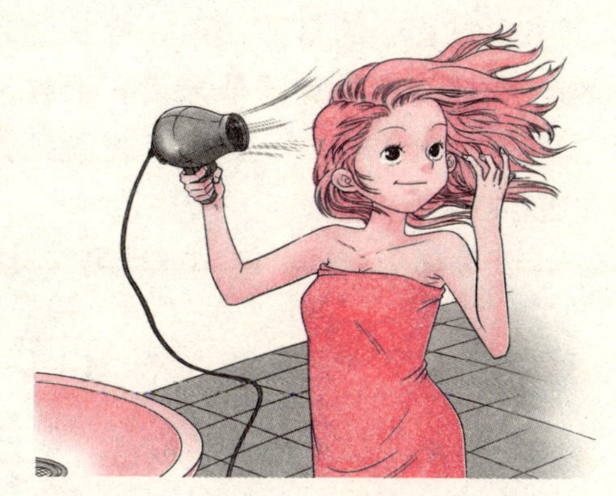

❶ 洗头时的水温要适宜，最好保持在37℃左右。

❷ 洗完后立即用吹风机吹干，避免受冷气吹袭。

❸ 洗头时可用指腹按摩头皮，不要使用太刺激的洗发用品。

❹ 洗完头后，在头发未干时不要扎头发，也不可马上睡觉，避免湿邪侵入体内，引起头痛和脖子痛。

❺ 梳理头发时，最好用木梳，避免产生静电刺激头皮。有些人认为妈妈在月子中梳头会招风，老来患头风、头痛。这是毫无根据的，妈妈多气虚，血流不畅，晨起梳头能使气血流通，既能保持头皮清洁，又能加速血液循环和营养供应，达到防止脱发的目的。

细节叮咛

产妇最好不要去美容院洗头，一是不卫生，二是产褥期妈妈不宜频繁出门，三是美容师也不一定能立即给妈妈吹干头发，产妇容易受凉。

月子里能刷牙吗

传统观念认为："产妇月子期间刷牙，以后牙齿会酸痛、松动甚至脱落。"还有人认为，妈妈由于孕期激素的作用，牙齿出现牙龈充血、水肿、易出血的现象，而刷牙时出血更厉害，因此，月子期间不宜刷牙。这些说法其实都是片面的，产妇坐月子期间一定要刷牙漱口，产后正确刷牙有利于护齿。

产妇分娩时消耗了很大的体力，产后气血较虚，抵抗力降低，口腔内的条件使病菌容易侵入肌体致病。同时，月子恢复期间，妈妈又只会吃很多富含维生素、糖、蛋白的营养食物，这些食物大多细软，就失去了咀嚼过程中的自洁作用，容易为牙菌斑形成提供条件。所以，如果妈妈月子期间不注意清洁牙齿，很容易导致食物残渣留在牙缝中，在细菌作用下发醇、产酸，导致牙齿脱钙，形成龋齿或牙周病，并引起口臭、口腔溃疡等。

只要体力允许，产妇产后第二天就应该开始刷牙，最好不超过3天。

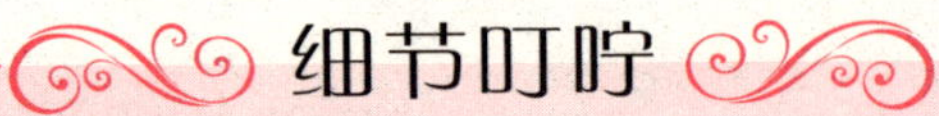

细节叮咛

如果产妇牙齿过于敏感，可在产后3天采取指漱，即把食指洗净或食指上缠上纱布，把牙膏挤于手指上并充当刷头，在牙齿上来回、上下擦拭，再用手指按压齿龈数遍。

产妇刷牙要注意的细节

产后产妇牙齿容易松动，因此妈妈在刷牙时一定要注意采取正确的刷牙方法，防止对本就脆弱的牙齿造成伤害。

首先，牙刷应选小头、软毛、刷柄长短适宜的保健牙刷。刷牙的方法不能“横冲直撞”，切忌横刷，正确的刷牙方法为“竖刷法”，上牙从上往下刷，下牙从下往上刷，咬合面要来回刷，里里外外都刷到，每次刷3分钟，仔细地清理齿间积食。

其次，产妇身体较虚弱，正处于调整中，对寒冷刺激较敏感，因此，切记要用温水刷牙，并在刷牙前最好先将牙刷用温水泡软，以防冷水对牙齿及齿龈刺激过大。

每天早起和睡前各刷一遍，如果有吃夜宵的习惯，吃完夜宵后再刷一遍。

为避免牙齿损害，产妇在漱口或刷牙后可含有清洁、消毒作用的含漱剂，每次15毫升左右，含1～1.5分钟，每日3～5次。含漱后15～30分钟内勿再漱口或进食，以充分发挥药液的清洁、消炎的作用。

Part 4
产后怎样健康瘦身

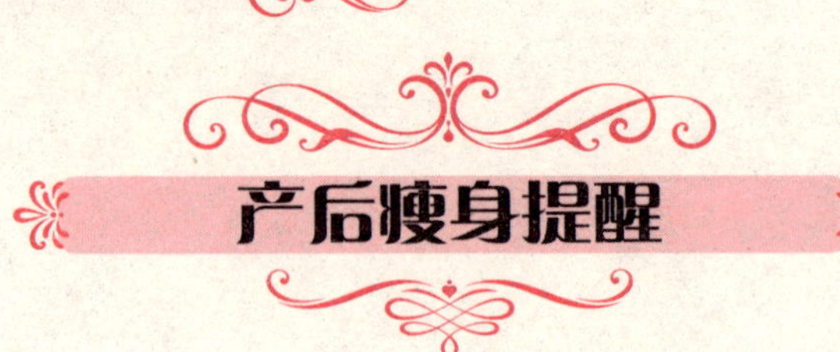

产后瘦身提醒

产后多久可以恢复产前的身材

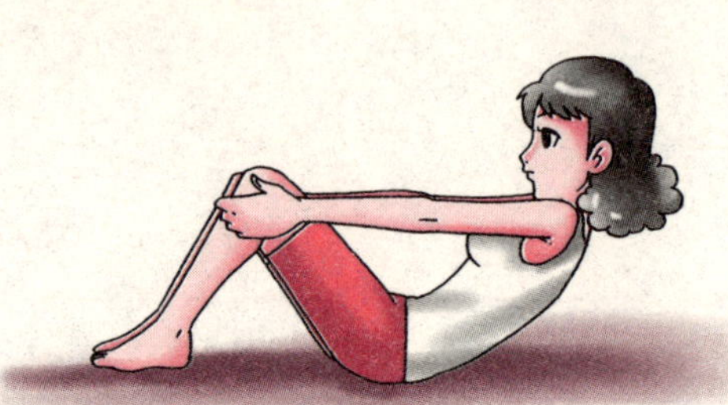

怀孕后，准妈妈的生理会发生很大的变化，不单是体重增加，血液、心脏、内分泌功能等也会发生改变，另外，乳房、子宫、骨盆等构造也有明显的变化。这些生理变化，是怀孕十月逐渐累积的“成果”，所以准妈妈生产后自然需要一段时间才能恢复。

一般来讲，单胎妊娠的准妈妈到了足月，胎儿、胎盘和羊水共增加约5公斤，两个乳房增加1公斤，子宫增加1公斤，血液增加1公斤，还有组织间液约1公斤，这些加起来就有9公斤，其他脂肪部分增加就更多，所以一般妊娠重量增加建议是9～12公斤，若超出12公斤则是多余的脂肪。

通常情况下，产后两周之内，体重可以减轻许多，包括属于胎儿、胎盘、羊水的5公斤，以及乳房、血液、体液的3公斤，和部分子宫的减轻，大约是9公斤。至于脂肪部分，在产后运动的配合之下，在3个月内可以逐渐恢复产前的身材。

产后妈妈不宜做太剧烈的运动

大家都知道，运动是减肥的最好方法，但是生产后的妈妈并不适合做太过剧烈的运动。妈妈产后可以做一些强度较低，时间可持续不间断的运动，这样的运动同样能起到去脂减肥的效果。也许你会认为，应该是剧烈的运动更适合减肥才对呀。其实不然，如果运动量大，但是时间无法持续太久，虽然大量消耗体内糖分与水分，对减去身上的多余脂肪却没什么用。反而容易有饥饿的感觉，可能使得妈妈更想大大吃一顿来好好犒劳一下自己，却没想到自己不但没瘦下来，反而越运动越胖。

母乳喂养新生儿有助身材恢复

近年一再提倡以母乳喂养新生宝宝的观念，不但对于宝宝的健康成长有帮助，对妈妈身材的恢复更有想象不到的效果。妈妈喂母乳的行为动作，可以加速妈妈的新陈代谢功能，将体内多余的养分输送出来，自然对妈妈减肥有帮助。

说得更详细一些，妈妈若是每天分泌乳汁850毫升，换算成热量就是消耗了800大卡，换算成脂肪则是消耗了180克，因此妈妈喂母乳不但可以加强母子之间的感情交流，对于减肥也是很有帮助的。

细节叮咛

水分可以增加身体的代谢，想减重的人要多喝水。而且，多喝水可以增加母乳量。

健美瘦身需采取健康的方式

虽然妈妈很想快速恢复窈窕身材，甩掉碍眼的赘肉，但瘦身除了要瘦得美丽之外，以健康的方式瘦下来才是最重要的，尤其是刚经历了生产的人生大事，妈妈的体力恢复是当务之急，减肥瘦身更要小心处理，不能只顾瘦身而伤了身体。

瘦身没有捷径，减肥不可只求迅速，妈妈不可为了减肥什么“偏方”都敢尝试，否则很有可能减肥没减成，反倒出现一系列后遗症。妈妈应该以健康为最大原则，尽量寻求长期有效又健康的瘦身方法。

产后半年内是瘦身黄金时期

有关专家指出，产后两三个月至半年内是妈妈回复身材的最好时机，因为这段时间妈妈的体内脂肪还处于游离状态，未形成包裹状的难减脂肪。而且，这段时间减肥，皮肤弹性的修复难度会比较小。

医学研究也发现：产后两三个月，月经就会恢复正常，即内分泌及新陈代谢逐渐恢复正常，这个时候选择正确的减肥方法，不但不会影响哺乳，还会让奶水更通畅。不过，未能在产后六个月瘦身完毕的妈妈也不必担心，只要掌握饮食技巧，适度运动，照样能够恢复原有身材。

细节叮咛

营养专家表示，一般而言，一个礼拜减重0.5～1公斤都在合理范围内。

每次运动至少20分钟以上

一般在刚开始进行有氧运动时，消耗的大多是肝糖原，大约20分钟之后才会开始燃烧脂肪，且运动强度愈大，就会愈早开始燃烧脂肪。所以，要想达到减重的效果，至少需运动20分钟以上。但是，妈妈运动1小时之后，又会转为消耗较多肝糖原，因此运动越久并不代表燃脂效果越好。

若是无法抽出完整的时间，也可以分次累积运动时间，例如1次10分钟或20分钟。分次累积做运动或是一次做一个小时运动所消耗的热量是相同的，但是后者会消耗掉较多的脂肪。比如走路是最简单的运动方式，多走路、不搭电梯改爬楼梯、以走路买午餐取代订外卖、饭后散步等等方式都有助于消耗热量。只要在日常生活中利用时间多活动，一天下来也能累积可观的活动量。若想要消耗较多的热量，走路时可跨步快走，宽度约等于肩膀宽，速度约为每分钟100～120步。

最新的研究显示，一周至少要运动5天，每天运动1小时，且每分钟的心跳强度达到120以上较好，但若真的找不出时间进行系统的运动，就尽量抓住一切空闲时间随意动动，动总比不动好，千万别因为达不到这个目标就全盘放弃！

细节叮咛

如果产妇自己不能做好规划，可以寻求专业的治疗管道，通过医生、营养师、心理护理师、运动指导员（健身教练）等减重专家帮助妈妈减重，更重要的是，达到习惯的建立，不再复胖。

产后的瘦身应在6周后

产后减重不适合太早开始，大多数医生都建议，如果要限制饮食或是做有氧运动消耗热量，至少应在产后6周后，身体状况大致恢复以后再开始进行，而剧烈运动应该安排在产后3个月后。

有氧运动，例如健走、慢跑、游泳、有氧舞蹈、骑自行车等，是消耗热量、减去脂肪最好的方法。不仅如此，持续进行有氧运动可以增加身体的肌肉、提高基础代谢率，比起只靠节食减肥更快、更有效果，而且不易复胖。

健走运动最适合力气不足的妈妈，具体做法是：以每小时步行5公里的速度健走，30分钟大约可以消耗125千卡热量。每天走30分钟，加上减少摄取400千卡热量，一个月至少可以减掉2公斤。

细节叮咛

产妇可以在家中准备一些小的运动器材，如跳绳、呼啦圈、健身球等，在空闲的时候拿出来跳一跳、转一转，既健身又瘦身。

产后前6周(康复期)

顺产妈妈产后3～5天可以开始活动

自然产、没有产后大出血情况的妈妈，在生产后2～3天就可以下床走动、3～5天后就可以做一些收缩骨盆的运动，而在产后两个星期，就可以做柔软体操。

下面是一个5分钟的柔软体操，妈妈可以在身体觉得无不适时每天练习2～3次：

❶ 仰卧把双手放在脑后，保持双腿垂直向上屈曲。提起下颌，深呼吸。抬头时呼气，尽量令肩膀提离地面。切忌用力抽起，否则容易使颈部酸痛。重复动作15次，休息半分钟，再重复做15次。

❷ 仰卧并垂直向上屈起双腿，双手伸直并提高于头上。

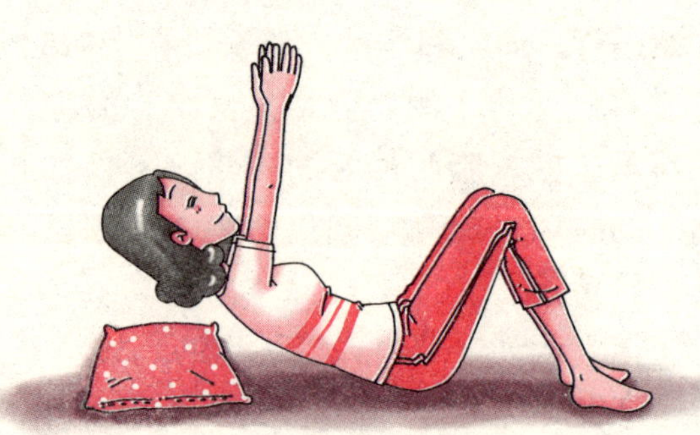

❸ 保持双臂提高伸直，慢慢放下双臂把身体拉起。肩膀离地，保持这姿势5秒，然后放松。重复动作15次。

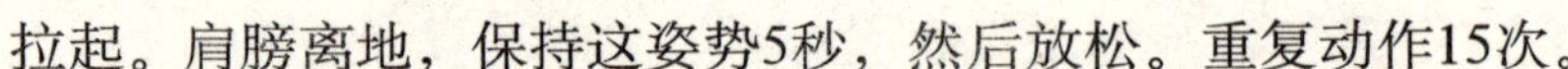

❹ 仰卧，双手放于脑后，双腿向着天花板，交叉双腿。

❺ 屈起身体，肩膀离地，保持趾尖伸直向着天花板，然后放松全身。重复动作15次。

❻ 仰卧，屈起右腿并把左腿放于右膝盖上。双手放在脑后。屈起身体，以右手掌接触膝盖，重复此运动15次。然后转换左右，重复动作15次。

剖宫产妈妈术后10天左右可开始活动

剖宫产术后10天左右，如果妈妈身体恢复良好，可开始进行一些轻柔的活动。

以下是剖宫产妈妈产后恢复运动的步骤：

❶ 仰卧，两腿交替举起，先与身体垂直，后慢慢放下来，两腿分别做5次。

❷ 仰卧，两臂自然放在身体两侧，屈曲抬起右腿，并使其大腿尽力靠近腹部，脚跟尽力靠近臀部，左右腿交替做，各做5次。

❸ 仰卧，两膝屈曲，两臂交叉合抱在胸前，后慢慢坐成半坐位，再恢复仰卧位。

❹ 仰卧，两膝屈曲，两臂上举伸直，做仰卧起坐。

❺ 俯位，两腿屈向胸部，大腿与床垂直并抬起臀，胸部与床贴紧。

以上恢复动作可早晚各做1次，每次做时，从2～3分钟逐渐延长到10分钟。

细节叮咛

尽管是经历了剖宫产手术，但是只要体力允许，妈妈都应该尽量早下床活动，并逐渐增加活动量。这样，不管是对身体的恢复还是对瘦身都有帮助。

保持优雅正确的坐姿和走姿，经常使用腹肌

产后妈妈要注意保持良好的走姿和坐姿：走路时要抬头挺胸、摆动手臂。常环抱手臂在胸前，腹肌没有出力，容易突起。而且摆动手臂走路，不仅能消耗更多的能量，看起来也格外有精神。而坐下时，也要让脊背打直，不要弯腰或挺腹，如此才能训练腹肌，使腹肌有力而不易松垮。

另外，吃完饭后不要立即坐下或趴、睡，最好能保持站立的形式，可以选择散散步或整理一些东西。如此除了减少脂肪堆积外，还能帮助消化。因为饭后30分钟内，如果保持不动的状态，最容易形成腹部脂肪。

强健腰肌的运动

妈妈可以在身体允许的前提下，每天做以下两种强健腰肌的运动：

＊运动方法（1）：

❶ 两腿稍分开，一边呼气，一边将腰部慢慢向前弯曲，双手碰到地板上。

❷ 起身，一边吸气，一边将上身慢慢向后仰。

❸ 坐在椅子上分开双膝，将头伸入两膝之间似的慢慢弯曲上身。

❹ 两腿分开站立，用双手拿一个1～2千克重的东西。

❺ 胳膊肘弯曲，从肩的高度开始向前方放下，同时弯腰，在腰部充分弯曲时，胳膊肘不伸直。

❻ 向左或向右转动上半身，将手举过头顶，再向相反的方向转动上半身。

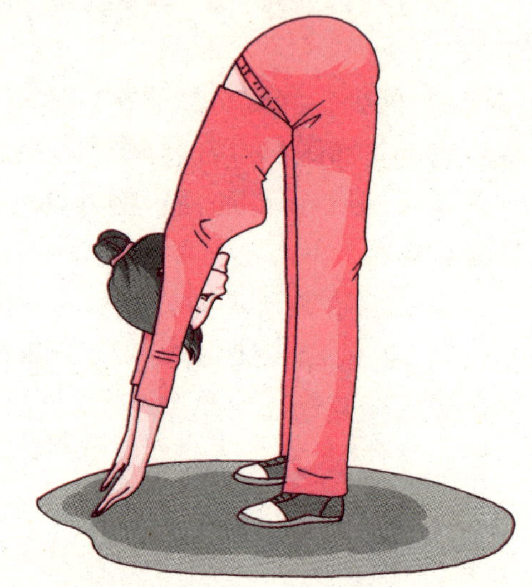

❼ 仰卧，抱膝，抬起上半身，维持这一姿势回到仰卧状态，像摇椅一样，时起时落。

❽ 仰卧，双手扶住床沿。扭动腰部，把左腿伸向床的右侧。脸转向左侧。上半身尽量平放在床上。两腿交替做。

＊运动方法（2）：

❶ 俯卧，手放在身体上，上半身和腿向后抬起，坚持5秒钟。

❷ 站立，使身体向后仰，用力持续5秒钟。

细节叮咛

只要身体健康，产后妈妈可以尽快开始做一些简单的运动来活动身体，但是一些幅度和强度稍微大的运动则不宜贸然进行，至少等到产后两周左右再开始。

日常生活中怎样护腰

产后腰痛是很多妈妈经常遇到的麻烦，这是激素分泌尚未调整过来引起的，加之骨盆韧带还处于松弛状态，腹部肌肉也较为松弛。另外，产后照料新生儿需要经常弯腰，如果再遇到恶露排出不畅，腰痛就会加剧，所以，产后妈妈需要格外注意护腰。

· 产后保持充分睡眠，经常更换卧床姿势，睡觉时采取仰卧姿势或侧睡，床垫不宜太软。

· 抬重东西时，注意动作不要过猛。取或拿东西时要靠近物体，避免姿势不当闪伤腰肌。避免提过重或举过高的物体。腰部不适时举起宝宝或举其他东西时，尽量利用手臂和腿的力量，腰部少用力。

❶ 不要过早跑步、走远路。每天起床后做2～3分钟的腰部运动，身体恢复良好时，可多散步。如果感到腰部不适，可按摩、热敷疼痛处或洗热水澡。

❷ 产后不要过早穿高跟鞋，以免增加脊柱压力，以穿布鞋为好，鞋底要柔软。

❸ 平时注意腰部保暖，特别是天气变化时及时添加衣物，避免受冷风吹袭，受凉会更加重疼痛。

❹ 无法避免久站时，交替性让一条腿的膝盖略微弯曲，让腰部得到休息。

❺ 吸烟可引起腰椎骨质疏松，是慢性腰痛的发病原因之一，所以产后千万不要吸烟。

❻ 紧张情绪会使血中激素增多，促发腰椎间盘肿大而致腰痛，愉快心情有助于防止腰痛发生。

❼ 饮食上多吃牛奶、胡萝卜等富含维生素C、维生素D和B族维生素的食物，增加钙质在饮食中的比例，避免骨质疏松而引起腰痛。

❽ 最好能在台子上给宝宝换尿布、洗澡，减少弯腰的次数，可以把经常换洗的衣物放在衣橱适宜高度的抽屉里，以伸手可及为度。

产后2个月以后(减重期)

花样散步法，最轻松的瘦身法

产后很多妈妈都是自己带孩子，本身也挺累的，所以可能不想再做什么剧烈的运动来减肥。那么，妈妈瘦身方法可以轻松的运动为主，比如散步。散步可采用以下花样散步法：

* 慢速散步法

一开始用慢速和中速行走，每次10分钟左右，然后逐渐增加运动时间到30～60分钟，每日2～3次。

散步最适宜在风景秀丽的地方进行，实在不行，小区的花园也是不错的选择。

* 快速步行法

体力慢慢恢复后，可试着加大散步的力度，每小时步行1～2公里，每次锻炼30～60分钟。步行时心率控制在每分钟120次以下。

* 定量步行法

可在平地和坡地上步行。有条件的话，在30度的斜坡上步行10分钟，再逐渐换至坡度更陡的斜坡上行走15分钟，然后再在平地上行走15分钟。

健身房运动，简单又时尚的瘦身方法

如果妈妈很想快速地减掉身体上的赘肉，时间上又比较宽裕，可以到健身房运动，健身房有专业的教练指导，而且很多人一起练习，比较容易坚持。

健身房有许多健身器材，如跑步机、脚踏车、举重机等，那么它们的功效怎么样？到底能不能达到瘦身的效果呢？

简单来说，健身房器材分为两大类别，如果是运动全身肌肉、训练心肺功能的类别，包括跑步机、脚踏车或是各式的有氧舞蹈课程等，都是足以让人减去肥肉、降低体重的运动，但必须注意的是，一次应持续30分钟以上，才能达到效果，否则只是流流汗、喘喘气，对于体重的降低并没有多大作用。

另外，在健身房只有选择以上的运动项目才有瘦身的效果，但也不要忽视其他如举重机、扩胸器等重量训练，这些运动主要并不在于减少体重或是燃烧脂肪，而是雕塑局部的肌肉线条，让身材曲线美妙，肌肉更有弹力。妈妈如果想成为身材火辣的美丽妈妈，在减肥的同时也不要忘记塑形。

细节叮咛

要想瘦身，运动时间应维持半个小时以上，且起码一周三次。另外，运动时的心跳速率有一定的公式，必须达到标准才有瘦身的效果。公式是：220－年龄＝有效心跳速率，不过运动时的心跳速率，只要达到“有效心跳速率”的六七成，即算合格。

练习瑜伽，瘦身又塑形

瑜伽练习中为了保持平稳正确的姿势，通过锻炼腹肌、臀部肌肉、背部肌肉、大腿内外侧肌肉以及小腿肌肉，可以令姿势越来越稳定，体态也越来越优雅。某些特定的姿势还能够达到按摩内脏、减少内脏脂肪的效果。配合腹式呼吸，滋养按摩腹部器官，净化血液，改善体内机能，加速排毒，调和消化不良。最终达到美臂、瘦腿、细腰、翘臀的美形效果。

妈妈有计划的瑜伽锻炼才能让美体大计事半功倍，因此，妈妈在满怀热情地开始这瑜伽美体之旅时，不妨先来了解一下制订自己的美体瑜伽计划的必知前提，只有了解了这些前提条件才能更好地制订出完美的美体计划。

❶ 瑜伽美体最少在3个月之后才会开始出现效果。就算起效很慢，也不要焦急，要耐心地观察自身的变化。但也有一些人两个星期，甚至一个星期就达到了预想的效果。越是单纯没有脾气的人，越是可以很快收到效果。

❷ 必须要有规律地进行，妈妈可报一个瑜伽班，每周3～5次，固定

的时间去练习。等到熟练后，也可自己在家练习。

❸ 最好是在空腹状态下进行。饭后需待2～3个小时才可进行。刚刚洗完澡也不宜做瑜伽，而且做完瑜伽之后也不可以马上进行沐浴或者洗脸、洗头等活动。

❹ 练习的过程中如有不适感觉，需及时跟指导老师说明。

❺ 不要一边修炼一边和别人竞争或者拿别人来进行比较。就像每个人都会有各自不同的性格一样，修炼的结果也会因人而异。就算自己的进度有所落后，也一定要随遇而安，不要过分逞强。

另外，练习瑜伽后，产妇的体重可能会减轻，也有可能体重的数字不一定会改变，但是只要练习得当，并坚持下去，不管你是胖还是瘦，都能给你自然的身体、美丽的身体、年轻的身体。

按摩推脂，减肥又减压

除了靠自己瘦身外，妈妈还可借助外力，让产后瘦身计划更加得心应手，例如越来越流行的SPA疗法就是可以运用的方法之一。对于很多都市女性，闲暇之时做做SPA不仅可以缓解压力，还能为产后塑身之旅添加一些乐趣，而不只是痛苦挨饿与挥汗运动而已。而且，据专业人士建议，在坐完月子之后，就是进行SPA美体的最佳时机了。

妈妈可在月子结束后去养生馆办一张SPA会员卡，然后定期去做疗程，可向美疗师说明自己是刚生产完的妈妈，以便美疗师掌握正确的方法来有针对性地安排妈妈的美疗课程。

粗盐泡澡，加速肌肤排毒

如果产妇是一个不喜欢运动的懒人，想到每天要走路或运动就累；也或者妈妈常常白天忙得喘气的时间都没有，连睡觉时间都抽不出来，更别提抽出时间来运动瘦身了。那么，对于多余的脂肪与赘肉，妈妈可以运用泡澡的方式来帮助去除。

用没有经过人工改造的天然粗盐泡澡，就能在不知不觉中瘦身，这是

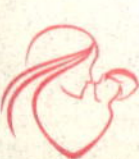

许多日本女人的美体秘诀，它可以使体内的废物快速排出。另外泡澡时会有许多矿物质附着在皮肤上，增加保温效果，使身体温暖起来，增加血液循环与新陈代谢，除了减轻体重，它还对头痛、怕冷、肩酸有疗效。

* 泡澡粗盐哪里买

粗盐买市面上一斤十几元的即可，或是买有香味一罐一百多的，不需用所谓的“塑身盐”。也可以用沐浴盐代替粗盐，但不可用食用盐。

* 粗盐泡澡步骤

❶ 将2匙左右约10克的粗盐，加入40摄氏度的温水中拌匀。

❷ 在浴缸中约泡5分钟，就要离开浴缸约30秒，这样反复约2～3次。

❸ 用沐浴乳全身清洁一遍，包括头发也要洗。

* 粗盐洗澡的正确手法

❶ 先用一般肥皂清洗全身，冲水至身体发热，使身体发热可加速血液循环并避免等一下按摩时因体温下降而起疙瘩、毛孔收缩。

❷ 用粗盐于腿部由下方往上以打圆圈方式按摩至盐完全溶解，整个过程不可过于用力，否则会刮伤皮肤。然后冲水至身体发热。

❸ 用减肥皂同2方法按摩5分钟以上。

❹ 擦干身体后，上紧身霜按摩至完全吸收。紧身霜依吸收快慢分两种，一种号称是不需按摩的，通常这种紧身霜属液状或膏状，较易吸收，另一种则为需按摩3～5分钟的，这类紧身霜常为油膏状，吸收时间较长。有的女性会给身体肌肤涂上蜂蜜水，这也是一个不错的方法，不过记得蜂蜜水一定要淡哦。

❺ 出浴后，做紧身操，双脚前后、侧抬各50下。

* 粗盐泡澡的注意事项

❶ 使身体发热不是要拼命烫自己的身体，否则有在浴室内晕倒的危险。

❷ 不论盐或减肥皂或紧身霜都是适量即可，用得太多是不会让你的赘肉快速瘦下去的，只会让你的钱包快速“瘦”下去。

❸ 正在进行节食的人最好先别试，因为节食期间体力较不足也易头晕，不太适合洗较高温度的热水澡。

❹ 太饿、太饱、酒后都不要泡澡。太饿泡澡，会有血糖降低而休克的危险；太饱泡澡，会影响消化功能。

亲子欢乐瘦身法

很多产妇觉得带孩子天天都累得筋疲力尽，没有时间运动，其实瘦身还有一个非常好的机会，就是利用和宝宝在一起的时光，在带宝宝的时间如果能和宝宝互动，甚至做一些简单的体操、瑜伽等，瘦身效果会非常棒，因为跟宝宝做游戏会觉得很开心，而且不容易累，所以很好坚持。

以下是一些可以参考的示例：

❶ 平躺，让宝宝坐在肚子上，双手扶稳宝宝，做仰卧起坐，与宝宝玩躲猫猫游戏——这样可以达到锻炼背部和腰部肌肉的目的。

❷ 双手抱着宝宝在胸前，上下蹲立，让宝宝坐“升降机”——这样可以达到锻炼腿部肌肉的目的。

❸ 把宝宝放在手提篮里，双手紧握，向前伸直又缩回胸前，宝宝看得见妈妈的时候做各种表情逗宝宝开心，这样可以达到锻炼手臂肌肉和面部减肥的目的。

细节叮咛

亲子时光还可以是一家人一起进行，有了爸爸的加入，妈妈可以尝试更多动作，并且可以增进爸爸与宝宝的感情。

局部瘦身之修炼小蛮腰

女性的“S”曲线，中间最重要的是腰围，它是三围的核心，只要腰围小，即使胸不是很大，臀也不够翘，也依然会显得苗条健美。所以，妈妈产后瘦腰很重要。方法有：

* （1）平躺双腿左右扭转

步骤1：身体平躺，双腿并拢离地。大、小腿尽量打直与地板垂直。双手臂打开成T字形。腹部与肋骨收缩稳定身体。

步骤2：吸气，骨盆与双腿同时向右扭转，双腿尽量打直延伸。头、颈、肩尽量保持着地。

步骤3：吐气，腹部收缩带动骨盆与双腿扭转收回。

步骤4：吸气，再往左方扭转。

步骤5：吐气，腹部收缩再带回正。左、右扭转为1套，反复练习10套。

＊（2）站立左右扭腰

步骤1：站立，双腿稍微打开，双手往上伸直，两手手心相对，保持平行。

步骤2：左手拉住右手手腕，脊椎往右侧弯，呼气，身体往左拉伸。

步骤3：再用右手拉住左手手腕，脊椎往左侧弯，呼气，身体往右拉伸。

＊（3）擀面杖“擀”走腰部肉肉

拿出家里的擀面杖，在腰部肉肉囤积的地方，像擀面一样来回滚动，时间以半个小时为宜。这样做可以让脂肪受到挤压，提高血液循环量，使被按摩的部位温度提高，从而加速脂肪代谢。但是需要注意的是，别为了要减掉肉而用力过猛哦，否则容易造成伤害。

局部瘦身之告别“大腹婆”

大多数产后妈妈肚子上的肉很难瘦下来，有的妈妈产后半年了肚子还像是怀孕几个月一样。为了告别“大腹婆”，妈妈应做些消除腹部赘肉的运动，如：

＊（1）上身仰卧起坐

步骤1：身体平躺，双腿弯曲，双脚分开平行与髋骨同宽，脊椎维持自然弧度，腰部后方保有原有的自然离地空间。双手伸直平放身体两侧，手心向下。吸气预备。

步骤2：吐气，腹部先用力收缩，再将上半身卷起离地，两手自然往脚趾方向延伸、抬离地面、维持水平。感觉肚脐往后拉向脊椎，此时腰椎后方伸展平贴于地板，腹部前方保持平坦。

步骤3：吸气停留。

步骤4：吐气，腹部保持收缩，身体回卷着地，手自然放下。反复练习10次。

＊（2）下身仰卧起坐

步骤1：身体平躺，双腿弯曲并拢离地。大腿与地板垂直，小腿与大腿成90度直角。双手伸直平放身体两侧，手心向下。腹部与肋骨收缩稳定身体。吸气预备。

步骤2：吐气，腹部先用力收缩，再将上半身卷起离地，两手自然往脚趾方向延伸、下压至骨盆两侧、维持水平。此时双腿打直与地面成60度角。感觉肚脐往后拉向脊椎，腰椎后方伸展平贴于地板，腹部前方保持平坦。

步骤3：吸气停留。

步骤4：吐气，腹部保持收缩，身体回卷着地，回预备动作。反复练习10次。

＊（3）防治便秘

产妇可采取以下方法防止便秘：

❶ 手握成拳头，以骨节为接触点来按摩。在肠道的位置以顺时针的方向画圆按摩。

❷ 以手掌为接触面，从肋骨两边开始，往肚脐下方推按，形成一个三角形的运动线路。

❸ 双手从心脏处开始，交换往下按摩，一直到腰部。

❹ 盘坐并保持上半身直立，双手置于背后，从腰部尽量向上推。

以上每个动作连续重复10次以上，坚持时间在10分钟左右，早晚练习效果更佳。切忌饭后2小时内做。

细节叮咛

摇摇呼啦圈或随时做一做仰卧起坐、伸伸懒腰，都能逐渐消除腹部脂肪，且使腹肌日益结实而不易再堆积脂肪。

局部瘦身之修长美腿

大腿也是特别容易长肉又比较难瘦下来的地方，产妇要多做一些瘦大腿的运动：

＊（1）大腿内侧提举

步骤1：身体向左侧躺，从头顶至脚趾呈一直线。左手臂往头顶方向延伸，头轻靠在手臂上，脸朝正前方，右手掌置于胸前地面及右腿弯曲放松着地于左膝盖前方，协助身体维持平衡与地面垂直，腰椎保持自然弧度。左腿伸直着地，脚趾向外延伸。吸气预备。

步骤2：吐气，将左腿伸直提起离地。接着吸气，左腿在空中稍做停留。

步骤3：吐气，左腿放松着地。反复练习10次，再换右侧躺练习10次。

*（2）大腿外侧提举

步骤1：身体向左侧躺，从头顶至脚趾呈一直线。左手臂往头顶方向延伸，头轻靠在手臂上，脸朝正前方，右手掌置于胸前地面及左腿弯曲放松着地于右膝盖前方，协助身体维持平衡与地面垂直，腰椎保持自然弧度。右腿伸直着地，脚背伸直脚趾向外延伸。吸气预备。

步骤2：吐气，将右腿伸直提起离地。再吸气，右腿在空中稍做停留。

步骤3：吐气，右腿放松着地。反复练习10次，再往右侧躺练习10次。

*（3）神奇玉米须让腿一瘦再瘦

不起眼的玉米须可是有着塑造修长美腿的功效哦。吃玉米时把玉米须留下来，和适量薏仁一起在果汁机中打碎，装进棉袋，放入锅中加水煮20分钟，煮好的水可以用来喝，也可以加进浴缸用来洗澡或泡腿，顺便再按摩一下小腿，效果非常好。

细节叮咛

坚持每晚泡脚，不仅能缓解压力，还能减肥瘦身。泡脚的时间为15～20分钟，以身体微微出汗为度。泡脚对排除肝火非常有帮助，有的人头发、脸容易出油，脸容易长痘痘，都是因为肝火较旺引起的，若能坚持泡脚，能明显缓解这些症状。

细心呵护，塑造完美性感身形

哺乳会使乳房下垂吗

乳房下缘和躯干表面相交之处称为乳房下皱襞，正常情形下，尤其是年轻的妇女，乳头的水平位置是在乳房下皱襞之上的，若掉在其下就是乳房下垂。

哺乳会不会导致乳房下垂，这是困扰很多妈妈的问题，有很多妈妈生产后不愿进行母乳喂养就是担心哺乳会使乳房下垂，影响身体的美感。

其实妈妈产后进行母乳喂养，并没有改变乳房的生理组织结构，只是宝宝的吮吸行为引起乳房的一些反射调节作用，其实，哺乳会使乳房更加丰满。有些妈妈哺乳后之所以会乳房下垂，是因为哺乳停止后不注意乳房的护理，从而导致乳房下垂，所以说，哺乳本身并不会使乳房下垂。因此，妈妈只要平日多注意乳房护理，就不用担心乳房会有下垂或变小的问题，而且哺乳更是产后恢复身材的好方法。

* 防止乳房下垂

❶ 选择合适的胸罩，切忌过紧，以免压迫胸部，也不可太松，以免支撑不足引起下垂。

❷ 少吃高糖食物，多吃含蛋白质丰富的食物。

❸ 借助健身房的重量训练器材，多做胸大肌的锻炼，让胸部更加坚实有形。

❹ 提倡母乳喂养，切忌“回奶”。因为快速“回奶”，极易引起乳房松弛和下垂。另外，切忌让宝宝含着乳头止哭、入睡，过长时间的空吮或吸较低浓度乳汁，易造成乳房松弛。

❺ 勿受强力挤压，这一点产后要特别注意。乳房受外力挤压，一是容易造成乳房内部软组织受到挫伤，或使内部引起增生等；二是受外力挤压后，较易改变外部形状，使上耸的双乳下塌下垂等。

* 乳房下垂后的补救措施

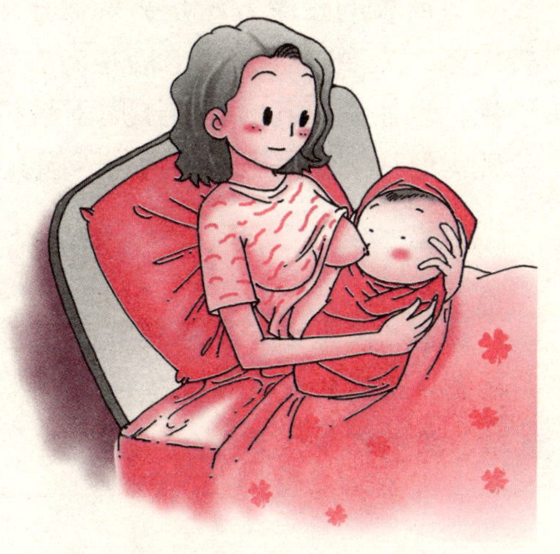

如果在宝宝断奶后出现乳房萎缩、下垂，通过健胸体操等手段，乳房仍可能恢复。

❶ 疏通，给健康加份“保险”。

产后妈妈乳房出现变形、病变主要是因为打回奶针、停止哺乳等原因，如果妈妈们能在断奶后3个月及时到专业机构进行乳房疏通，就完全可以避免这种状况，还会有事半功倍的效果。

乳房疏通被称为“绿色健胸”。乳房疏通原理是通过有氧运动达到深层疏通，既可以避免乳汁留在腺管内可能造成的堵塞、感染等病变，又可以使乳房恢复到之前的形状，还可以修护子宫、卵巢等。

此外，女性在怀孕前，也应该做乳房疏通，这样可以防止将来生育后因乳腺堵塞而不能哺乳，给自己和宝宝的健康加一份“保险”。

❷ 饮食，不应节食减肥。

许多爱美妈妈减肥后发现该减的地方没减下去，不该减的胸部却变小了。原因就是只顾一味减肥，却未注意补充营养。

产后妈妈不应节食减肥。有些妈妈面对自己发胖的身体，急于进行节食减肥，节食的后果是使乳房的脂肪组织也随之受累，乳房随之缩小。对于产后妈妈，体重需要一年左右的时间才能逐渐恢复，因此不要急于节食减肥，应当采用其他方法。

当雌激素分泌增加时，可使乳房更加美丽，B族维生素是体内合成雌激素的必需成分，维生素E则是调节雌激素分泌的重要物质。因此，产后妈妈应该多吃富含这类营养的食物，如瘦肉、蛋、奶、豆类、胡萝卜、莲藕、花生、麦芽、葡萄、芝麻等。

❸ 丰胸，按摩术。

给自己制订一个良好的起居计划，坚持每天早上起床前和晚上睡觉前，用双手按摩乳房10分钟，一个月后即会出现明显效果。

最简单的按摩方法是：仰卧床上，摘下乳罩，由乳房周围向乳头旋转按摩，先顺时针方向，后逆时针方向，直到乳房皮肤有微红。用双手手指，包住整个乳房，按压周围组织，每次停留3秒钟。双手张开，分别从乳沟处往下做按压直到乳房外围。在双乳之间做8字形按摩。

细节叮咛

不可因为生育后感到乳房过度增大认为不美观，就使用乳罩束缚起来，这样的效果只会适得其反，一旦解除“压迫”，乳房依然会立刻一蹶不振牵拉下来。

饮食起居中的乳房护理

产妇在日常饮食起居中要注意以下乳房护理：

❶ 保持乳房卫生。

每日用温水洗浴乳房两次，忌用过冷或过热的浴水刺激乳房。清洁乳房的时候，不要用毛巾大力擦拭，可以用脱脂棉球蘸水或宝宝油轻擦乳房，避免使用碱性香皂。穿胸罩前最好能让乳房自然风干。清洗完之后可进行适当的按摩，防止乳房下垂。

❷ 正确哺乳。

对哺乳妈妈而言，美乳的基础就是拥有正确的哺乳方法。要保持两个乳房交替喂奶，当宝宝吃空一只乳房时，则要将另外一侧的乳房用吸奶器吸空，保持两侧乳房大小对称，在喂奶时不要让宝宝牵拉乳头。此外，切忌让宝宝含着乳头止哭、入睡，过长时间的空吮或吸较低浓度乳汁，易造成乳房松弛。

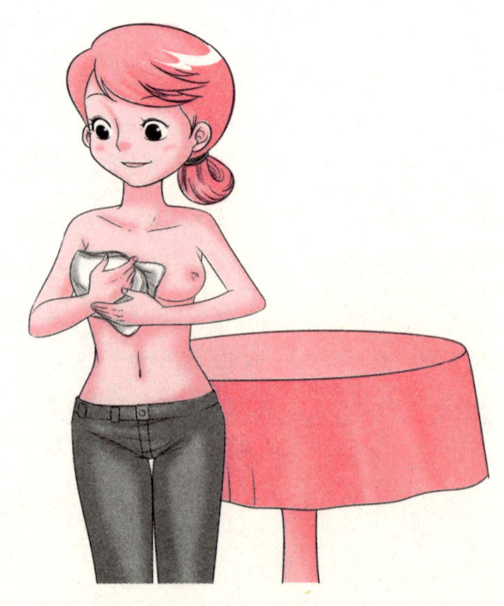

❸ 睡姿要正确。

产妇的睡姿以仰卧为佳，尽量

不要长期向一个方向侧卧，这样不仅易挤压乳房，也容易引起双侧乳房发育不平衡。

❹ 忌过度节食。

饮食可控制身体脂肪的增减。乳房内部组织大部分是脂肪，乳房内脂肪的含量增加了，乳房才能得到正常发育。

❺ 选择合适的胸罩。

妈妈产后要选择合适的胸罩，切忌过紧，以免压迫胸部，也不可太松，以免支撑不足引起下垂。

产后再现性感翘臀

女性生产后臀部会变大，且会变得松垮无弹性，影响整体美感，下半身的比例也会给人一种失去平衡的视觉感。所以，千万别让臀部的骨牌效应拖垮了你的身材曲线。

* 先减至标准体重

首先，当然是必须让自己先减肥至标准体重，如果体重很标准，臀部曲线就是不匀称，这时便可以开始为臀部想办法了。说到减肥美臀还是得从运动入手，因为你再如何吃减肥药、减肥餐等现在流行的减肥方法，都不可能有局部减肥的好效果，尤其很难达到其他地方不瘦，只瘦臀部。

因此，最好就是一面饮食控制减肥，一面以运动强化臀部曲线，让臀部肌肉更有弹性，才不至于减肥成功之后，臀部虽然赘肉少了些，却还是松垮垮的。

* 美臀瑜伽操

说起运动，多数人一定会说没时间，那么教妈妈一招简单易学，又可在家想做就做的美臀瑜伽操。

步骤1：平躺，先深呼吸，将呼吸调顺。

步骤2：双膝弯曲，双手抓住双脚板，臀部逐渐往上推高，推到自己体力可达到的极限，记住不要憋气，将肛门与臀部肌肉紧缩。完成的姿势尽可能停留数秒至几分钟，依据个人身体状况来定。

这是瑜伽当中强化臀部曲线的招式，只要认真做，效果绝对是看得见的。

＊要改掉影响美臀的坏习惯

❶ 斜坐：斜坐时重量全放在臀部这一小方块处，长时间下来导致变形。

❷ 长时间久站：站得太久血液不易回流，造成臀部供氧量不足，影响臀部正常发育。

❸ 抽烟、喝酒、熬夜：三种不良习惯使得血液循环不好、新陈代谢不良、结缔组织松弛，臀部自然会松弛下垂。

❹ 长时间久坐：这个不用说，女性们都知道，长时间久坐会使臀部肥大无力，毫无性感可言。

❺ 运动时穿三角内裤：运动时穿着薄薄的没有支撑力的三角内裤，妈妈可能不觉有什么不妥的地方，但随着年龄的增长，臀部就会因为弹性纤维组织松弛，支撑力不够而向地心看齐。

消除难看的橘皮组织

橘皮组织（又称橙子纹）出现时，总令很多爱漂亮的女性烦恼不已。其实有九成的女性，一生中各处的皮肤，或多或少都会出现蜂窝组织，就是俗称的橘皮组织。形成的原因很多，遗传、快速胖瘦、酗酒熬夜、久坐不运动，或女性激素激增时，都有可能造成。尤其是产后妈妈，由于孕期增肥，产后又快速地想办法瘦下来，一来一往的快速胖瘦，橘皮组织最容易产生。

当种种原因让橘皮组织生长和囤积水分时，皮肤表面（最常见于手臂内侧、腰部、腹部、臀部、大腿内侧等部位）就会变得凹凸不平。所以，妈妈产后瘦身的同时不要忘了想办法消除难看的橘皮组织。

＊去干燥角质

一周1～2次的去角质动作，轻轻扫刷自己的肌肤，不仅预防了橘皮组织产生，对于淡化已有的橘皮纹，也有很大的帮助。

具体方法如下：

❶ 先用柔软的毛刷或是天然丝瓜布，刷掉干燥的皮肤。步骤从脚底开始向上刷，经过小腿到大腿，最后到达臀部两侧。

❷ 刺激了淋巴系统，刷掉了皮肤表层的角质，然后做一个轻松去全身角质的沐浴。去角质的沐浴乳可以去商店购买，当然也可自己调制。

调制方法很简单：倒一些沐浴乳在手掌心，然后用一汤匙的浴盐加以混合，均匀摩擦在皮肤上。可以感觉到浴盐随着柔滑的泡沫，刷去皮肤上的角质层。冲洗时先用温水洗净，最后转成冷水——咬紧牙关冲个30秒。这样完全达到皮肤收紧、刺激按摩的功效。

＊按摩推除法

这需要乳霜或乳液，或是精油的帮助。妈妈可以选用市面上任何产品，功效是标明紧肤或燃烧脂肪，或者对抗橘皮组织的产品。每天在沐浴后花5分钟，以局部画圈圈的方式，按摩腹部和腿部等产生橘皮组织的地方。还有一个按摩法则，就是用手心向上拍打腿部和腹部皮肤，向上拍打有助于加速乳液渗透进肌肤中，产生滋润和紧实的功效。

＊运动除脂法

做轻松可以燃烧脂肪的有氧运动，例如骑脚踏车、慢跑、跳绳、跳韵律舞或是游泳等，可以加速血液的循环，减轻橘皮现象。

细节叮咛

妈妈要保持健康的饮食习惯，食用低脂高纤食物，是拥有漂亮肤质的不变法则。

妊娠纹可以消除吗

妈妈在怀孕期间由于激素分泌的改变，或是体重增加速度太快，以及自身的体质问题，都有可能在其腹部、乳房、腋下造成妊娠纹。妊娠纹一旦产生，要想完全消除是比较困难的。不过，虽然妊娠纹不会消失，但会逐渐淡去。有了妊娠纹的妈妈可以通过下面的方法淡化妊娠纹，恢复自信。

* 使用纤体淡纹产品

许多化妆品厂家都生产纤体淡纹产品，还有一些美容中心推出了淡化妊娠纹的美容服务，建议妈妈在选择纤体淡纹产品时，要认准品牌，并事先多打听该款产品的用后评价，不要盲目购买，花了钱却没有任何效果。

* 进行适度按摩

像对付橘皮组织一样，使用精油及专业纤体产品进行局部按摩可以增加皮肤弹性，配合除纹霜同时使用，不仅让按摩更容易进行，而且可以保持肌肤滋润，避免过度强烈的拉扯，有效淡化已形成的妊娠细纹。

* 微晶磨皮

镭射微晶磨皮手术可以淡化甚至消除妊娠纹，不过价格比较昂贵。如果妊娠纹实在明显影响美观，不妨考虑进行磨皮手术。建议选择专业的整形护肤院所，并在手术前做好全面的咨询了解工作。

细节叮咛

妊娠纹是指怀孕期间腹壁皮肤出现一些宽窄不同、长短不一的粉红色或紫红色的波浪状花纹。分娩后，这些花纹逐渐消失，留下白色或银白色的有光泽的疤痕线纹。

塑身内衣可以减肥吗

塑身内衣顾名思义就是用来塑形的，绝不是如一些广告大肆宣传的那样，可以减肥瘦身。

全身型塑身内衣的剪裁及设计原理，着重于帮助脂肪达到均匀分布，利用不同的弹力系数和压力，让皮下脂肪达到均匀分布和固定的效果，道理就像把棉花放在曲线瓶中，过一段时间后取出，棉花的形状自然有了曲线。也就是说，塑身内衣运用立体剪裁以及适当的压力，将身上的脂肪压缩变小，雕塑出理想的曲线弧度，而不是让脂肪消失。

Part 5 美容养颜，产后妈妈“脸色”好

去斑去痘

怀孕留下的妊娠斑怎么办

怀孕的时候，由于激素分泌变化的影响，妈妈皮肤中的黑色素会较为活跃，容易有沉淀的现象，脸上就会出现茶褐色斑，分布于鼻梁、双颊，也可见于前额部，呈蝴蝶形，被称为妊娠斑。而且，原本脸上就有斑点、疤或是痣的妈妈，其颜色可能会变得更深。这些都属于妊娠期生理性变化，不必担心，也不需要治疗。

通常情况下，妊娠斑会在生产后3～6个月内自行减轻甚至消失，只有部分特殊体质的妈妈可能不见消失，需要到医院做诊治，一般并不会影响健康。

细节叮咛

避孕药也会导致色素变化，长出色斑，因此需留意，如果是避孕药导致褐斑颜色变深，减少剂量也不能解决问题，那就有必要换一种避孕方式了。

消除妊娠斑的食物

妈妈若长了妊娠斑，可经常食用以下食物，对消除妊娠斑有辅助作用。

❶ 猕猴桃。

猕猴桃被称为维C之王，它的维生素C含量比柑橘、苹果等水果高几倍甚至几十倍。维生素C能有效抑制皮肤内多巴醌的氧化作用，使皮肤中深色氧化型色素转化为还原型浅色素，干扰黑色素的形成，预防色素沉淀，保持皮肤白皙。

❷ 番茄。

番茄含丰富的番茄红素和维生素C，这些营养成分是抑制黑色素形成的最好武器。妈妈常吃番茄可以有效地减少黑色素形成，并能保养皮肤、消除雀斑。

推荐用法：

(1)每天用1杯番茄汁加微量鱼肝油饮用，能令妈妈面色红润。

(2)还可先将面部清洗干净，然后用番茄汁敷面，15~20分钟后再用清水洗净，对治疗黄褐斑有很好的疗效。

❸ 柠檬。

柠檬也是抗斑美容水果。柠檬中所含的柠檬酸能有效防止皮肤色素沉着。使用柠檬制成的沐浴剂洗澡能使皮肤滋润光滑。

❹ 各类新鲜蔬菜。

大部分蔬菜中都含有丰富的维生素C，具有消退色素的作用。如：番茄、土豆、卷心菜、花菜；瓜菜中的冬瓜、丝瓜等，这些食物还具有美白的功效。

❺ 豆制品。

豆制品和动物肝脏等食品对消除黄褐斑有一定的辅助作用。因豆制品中含丰富的维生素E，维生素E能够破坏自由基的化学活性，不仅能抑制皮肤衰老，更能防止色素沉着于皮肤。

推荐：大豆甜汤

黄豆、绿豆、赤豆各100克洗净浸泡后混合捣汁，加入适量清水煮沸，用白糖调味做成饮服。每日饮用3次对消除黄褐斑很有功效。

❻ 带谷皮类食物。

带谷皮类食物中也含丰富的维生素E，能有效抑制过氧化脂质产生，从而起到干扰黑色素沉着的作用。

不要随意使用美白祛斑产品

妈妈产后可在专业人士的指导下选用适合自己的美白祛斑产品来淡化妊娠斑，以达到美白的功效。但是，美白祛斑产品通常只对改善表层的斑点有效，对于较深层的斑点，也就是位于真皮层的斑点却无能为力，而妊娠斑正好是有深有浅，因此单纯使用美白祛斑产品的改善效果较有限，妈妈不要随意使用。

另外，现在市面上的祛斑产品非常多，妈妈选用时一定要看包装上是否注明特殊用途化妆品卫生批准文号，这是国家为了保护消费者的身体健康而对化妆品的生产商采取的管理措施。凡是在商品名称中冠以“祛斑”字样，或在说明书中表明有祛斑功能，而未标注此文号的祛斑化妆品，起码可以认为是不合格产品。

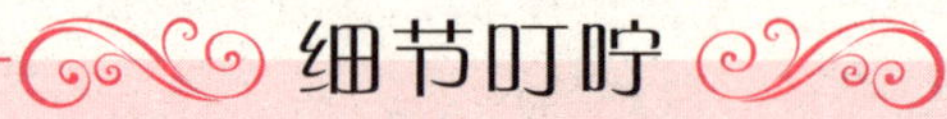

产妇产后若出现妊娠斑，可能会背上沉重的思想包袱，总担心这些斑斑点点不会消退。首先要告诉产妇，采取正确的方法，妊娠斑是可以淡化或消除的，其次产妇过于担忧的心理，会消耗掉体内有淡化斑点作用的维生素C，使斑点更为泛滥。

自制消除妊娠斑面膜

妈妈可以经常DIY有利于消除妊娠斑的面膜，既省钱又安全。

＊黄瓜祛斑面膜

做法：取半根黄瓜，削去皮，放到榨汁机里加适量水打成糊，加入1勺奶粉（15克左右）和适量面粉，调匀即可。可以淡化孕期产生的黄褐斑以及雀斑等色斑。

＊木瓜南瓜面膜

做法：半个新鲜番木瓜去籽，挖出瓤，在碗中捣烂。在另一碗中将蛋清搅打至多泡，与木瓜混合并加入南瓜（或南瓜罐头）和1匙蜂蜜，充分搅拌后即可敷于面部。待10分钟后洗掉，出门前涂些防晒霜。

＊燕麦面膜

做法：取一杯燕麦放入粉碎机中打成精粉倒入碗中，并加入2匙奶粉。慢慢注水搅拌直至成乳状。将纱布块展开紧敷在面部，露出眼睛、鼻子和嘴巴，上面涂上足量的燕麦面膜，等待15分钟。洗净即可。

＊西瓜皮敷脸

还有一个最简单的方法就是把吃剩的西瓜皮切成薄片，贴于面部有斑处，最后再用瓜皮轻轻按摩即可。

祛斑是个长期的过程

妈妈产后长妊娠斑想尽快祛除，这种急切的心情无可厚非，但祛斑是个长期的过程，若想一两天就让面部光嫩如初，是不可能的。当然，有很多所谓“见效快”的祛斑方法，如剥脱法祛斑或短期漂白肌肤祛斑，看起来好像是立竿见影，其实皮肤表层正遭到严重损害，自身免疫力大大减弱，经太阳一晒，很容易转化为晒斑、真皮斑等更顽固的色斑，更为后期治疗增添难度。对于孕后褪不掉的斑点，要请教医学专家，慢慢调理，切勿试着去漂白，那会破坏皮肤的分子结构，形成永久性伤害。

祛除妊娠斑后的注意事项

妈妈若通过一些方法达到了祛除妊娠斑的效果，不可认为就此万事大吉了，还需注意之后的防护工作，否则容易复发。

❶ 祛除妊娠斑后要防晒。这点非常重要，因为妊娠斑最怕日晒。日晒可使黑色素活性增加致使表皮基底层黑色素含量增多，妊娠斑形成。

❷ 祛除妊娠斑后防止各种电离辐射。包括各种显示屏、各种荧光灯、X光机、紫外线照射仪，等等。这些不良刺激均可产生类似强日光照射的后果，甚至比日光照射的损伤还要大，其结果是导致妊娠斑复发。

❸ 祛除妊娠斑后禁使用含有激素、铅、汞等有害物质的“速效祛斑霜”，因为不良反应太多，可能复发或加重妊娠斑。

❹ 祛除妊娠斑后戒掉不良习惯，如抽烟、喝酒、熬夜等。

❺ 祛除妊娠斑后多喝水、多吃蔬菜和水果，如番茄、黄瓜、草莓、桃等。

❻ 祛除妊娠斑后注意休息和保证充足的睡眠。睡眠不足易致黑眼圈，皮肤变灰黑。

❼ 祛除妊娠斑后避免刺激性的食物，刺激性食物易使皮肤老化。尤其咖啡、可乐、浓茶、香烟、酒等。

产后长痘是为什么

一般生完宝宝后痘痘要好很多，但也有些女性生宝宝前皮肤很光滑，基本不长痘，可生完宝宝后反而冒出了很多痘痘，这是怎么回事呢?

* 内分泌失调是产前产后长痘的主因

内分泌失调、激素水平的变化是引起痘痘生发的主要原因，油脂分泌过多，毛囊皮脂腺导管被堵塞，排泄不畅，再加上细菌感染，痘痘就产生了。所以，产前不长痘的人产后也可能长痘，而产前长痘的人产后也可能变好。

一般，在医生的指导下通过确定内分泌失调原因，调整内分泌，然后进行必要的调理是可以防治的。

* 生过宝宝后长痘还与情绪有关

生过宝宝后，痘痘多会选择在嘴旁“安家落户”，而且有肿痛的感觉，中医一般认为除了内分泌变化外，与情绪压力以及睡眠受到影响也有关。另外，也不能排除坐月子时恶补过头的因素。

特别要提醒身体本就比较燥热的妈妈，不要大补，以免令体内火气过大，引发痘痘，甚至通过奶水影响到宝宝。

产后防治痘痘的方法

产后妈妈防治痘痘的方法如下：

* 饮食

多吃蔬菜和水果及含纤维素丰富的食物，如韭菜、芹菜等绿叶蔬菜，以保持消化功能正常，防止便秘。不食易诱发痤疮的食物，如花生米、咖啡及辛辣刺激性的食物。

另外，要注意多喝水，脸上易出油通常是体内缺水的表现，所以不仅脸部需要补水，身体也要多补水。

* 洗脸

洗脸用温水，并选择性质温和的洁面乳，不使用偏碱性的洁面剂。另外，很多女性觉得皮肤出油是长痘的罪魁祸首，于是每天洗很多次脸，这是错误的。洗脸次数过多，皮肤表面的油脂被洗净后，皮脂腺就必须“加班”工作来实现它的天然保护功能，如此一来，脸部就会变得越洗越油。建议妈妈一天洗两次脸。

* 护肤

洗脸后及时擦上补水又不含油分的面霜。忌用含油脂多的化妆品和粉底霜。如条件允许，可在专业医师的指导下采用含有中药调理成分的护肤品。

推荐：洗完脸后使用镇静醒肤水，然后将含有白杨柳树精华与叶绿素精华的粉末连同薰衣草精华与左旋维生素C放在保湿凝胶中，充分混合后涂在脸上，这样会有意想不到的效果。以上产品都可在专业的美容店买到。

* 起居

保持愉快而乐观的心理和足够的睡眠时间。

产妇长痘痘时不能做的事

妈妈长痘痘时千万不要做以下两件事：

❶ 不要用磨砂膏和收敛水。磨砂膏和收敛水会过度刺激表皮，恶化已在发炎的皮肤状况，同时也会激化皮脂腺的分泌功能，使情况更糟。此外，收敛水能使毛孔收缩，让原本已堵塞的毛孔洞口更小。

❷ 别抠、挤、挑青春痘。如果用手或工具去挤压，非但于事无补，反而会因手上的细菌而造成二次感染，或因挤压的力道，造成皮下瘀血，留下必须4～6个星期才会消失的瘢痕。此外，因抠挤而造成的伤口，经一再的刺激、皮肤增生的结果，是形成隆起的疤痕。

如果痘痘已经变白有脓头，可以先用热毛巾敷一会儿，然后轻轻用纸巾把痘痘挤破。时间较多时，可以用酒精给出脓的痘痘消毒一下，然后用消毒的美容针扎入痘痘脓头，再用针在痘痘上滚动挤压痘痘，彻底挤干净脓水，然后用棉球擦去，才不易感染留下疤痕。

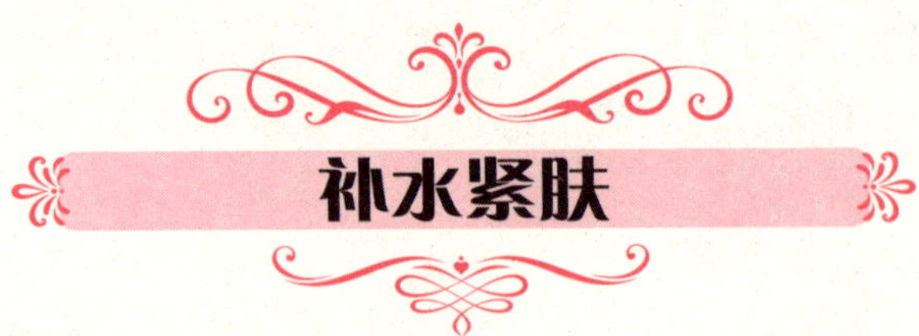

补水紧肤

产后皮肤干燥怎么办

产后忙于照顾宝宝，常常容易忽视对皮肤的保养，当皮肤中水分缺乏时，就会呈现出粗糙脱皮、局部水肿的现象。产后若皮肤干燥，需注意以下事项：

❶ 少吃刺激、热性的食物，多补充含有维生素A和维生素C的蔬菜及水果。

❷ 洗澡时水不宜过热，冬天时水温37～40℃为好，水过热容易洗去皮肤表层的油脂，加重皮肤干燥的感觉。

❸ 洗完澡后可以在全身涂抹润肤霜，减轻干燥感。

❹ 贴身衣物尽量选择纯棉织物，避免化纤等面料内衣。

❺ 如果身体皮肤特别干燥而产生皮屑，建议到医院看下皮肤科，在排除过敏等原因后，请医生开些辅助药物，但不能长久使用。

❻ 脸部皮肤干燥，可选用注重补水效果的护肤品，在洁肤后，涂上纯天然的特级玫瑰露，具有美白、补水、收敛、抗老化等功效，适用于所有肌肤，特别有益于成熟、干燥或敏感性肌肤，尤其对缺水性皮肤效果明显。

❼ 每周使用1～2次补水面膜，长期使用能让皮肤水灵灵。

❽ 常在空调环境下，就注意常备一瓶补水喷雾，时刻给皮肤保湿。

❾ 注意洗脸不能用过热的水，由于皮肤本身就干燥，磨砂类洗面奶不适宜使用。

❿ 多喝水，每天至少要喝8大杯（约1500毫升）水，除了喝水外，水果可别忘了多吃。保持充足睡眠。

自制保湿面膜

妈妈产后可常做下面两款自制面膜，一周2～3次，坚持下去，会使皮肤恢复水嫩、光滑、有弹性。

* 香蕉蜂蜜保湿滋润面膜

材料：香蕉半根(选择快要烂掉的香蕉会更好)、蜂蜜1小匙。

做法：用蜂蜜调和香蕉，用汤匙捣成泥状。

用法：清洁肌肤之后，将面膜敷于脸上10～15分钟，再用温水冲净即可，可以天天使用。

适用肌肤：干燥缺水肌肤。

* 苹果泥蛋黄亮颜面膜

材料：苹果1/4个，蛋黄一个，面粉2小匙。

做法：将苹果削成泥状，或是用榨汁机将苹果渣取出(也可使用婴儿吃剩的苹果泥)加上蛋黄及面粉搅拌均匀即可。

用法：清洁肌肤之后，将面膜敷于脸上10～15分钟后，用温水冲净即可，可天天使用。

适用肌肤：各种肌肤，特别是干性肌肤。

喷雾式化妆水随身带

喷雾式化妆水是经乳化过的化妆水，比起喷雾式矿泉水更具保湿功效，每隔两三个小时喷一次。喷水后不要马上用面纸吸干，而是用手轻压，帮助肌肤迅速吸收，再敷上面纸。只要几秒就能让干燥肌肤得到缓解。

注意：喷雾要在接触肌肤的30秒之内被均匀拍在面颊上，不然会带走肌肤水分。

细节叮咛

产后要使用柔和性的护肤用品，一些产后专用的护肤品可有效减少妈妈的肌肤问题。特别是产后皮肤较干燥、容易过敏的妈妈，要特别注意在使用护肤品前先在耳后测试一下过敏反应，不要使用刺激性强的护肤品。

应对产后皮肤松弛的对策

虽然减掉了怀孕期间的大部分体重，并做了很多运动，但妈妈肌肤却变得松弛了。为了让肌肤重拾弹性，妈妈还是要及时采取有效措施。

＊皮肤护理

❶ 使用具有活颜紧肤作用的护肤产品。这些护肤产品可改善胶原纤维与弹性纤维的质量，拉紧皮肤。

❷ 采用冷温水交替洗浴法。先用温水洗，再用冷水冲30秒，重复多次，冷热交替能促进血液循环，紧致肌肤。

❸ 浴后进行紧肤按摩。洗浴后为肌肤涂上有紧致功效的按摩霜，进行适当的按摩，能为皮肤组织提供营养及氧气，还能恢复肌肤的弹性。

＊多喝水

人体组织液里含水量达72%，成年人体内含水量为58%～67%。当人体水分减少时，会出现皮肤干燥，皮脂腺分泌减少，从而使皮肤失去弹性，甚至出现皱纹。为了保证水分的摄入，每日饮水量应为1200毫升左右。正确的喝水习惯会为妈妈的皮肤弹性计划提速。

妈妈可在早上起床后喝一大杯温矿泉水，它可以刺激肠胃蠕动，使内脏进入工作状态；如果妈妈常被便秘所困，不妨在水中加些盐。

＊多吃富含胶原蛋白的食物

为了保持皮肤的弹性和水分，妈妈应该多吃富含胶原蛋白的食物。胶原蛋白是肌肤中的主要成分，占肌肤细胞中蛋白质含量的71%以上，因此妈妈多补充胶原蛋白，可以使细胞变得丰满，从而使肌肤充盈而有弹性。

含胶原蛋白的食品主要有肉皮、猪蹄、牛蹄筋、鲜鱼等；午餐的时候，多吃这些食品，既吃饱了肚子，也从食物中摄取保湿成分，一举两得，饭后再吃个橘子等水果，效果就更好了。

细节叮咛

月子期间妈妈都会大补，但是也要注意饮食的合理搭配，不要一切以肉食为主，这样会使体内的酸碱度不平衡而使皮肤变差。

血足，皮肤才能红润有光泽

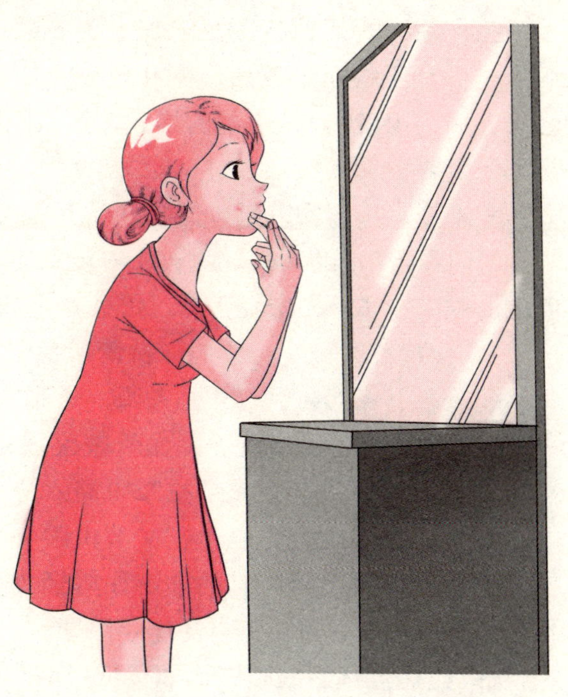

怀孕期间大约有一半的准妈妈都患有缺铁性贫血，加上分娩和产后排恶露的过程中，还要失去一部分血。因此，产后妈妈要想面容红润有光泽，补血养血是关键的一步。

妈妈若不善于养血，体内的血不断流失，而身体新产生的血又不够充足，那么就会引起一系列身体问题，容易出现面色萎黄、唇甲苍白、发枯、头晕、乏力等血虚症状。其实，女性在生活中，蹲下起来之后的头晕眼花就是血虚最普遍的表现。

产后补血注意以食补为主，建议妈妈多食补血食物，如猪肝、红枣、黑木耳、桂圆、黑豆、胡萝卜、面筋、金针菜、发菜等。炒猪肝、猪肝红枣羹、姜枣红糖水、山楂桂枝红糖汤、姜汁薏苡仁粥、黑木耳红枣汤等饮食的补血功效都很不错。如果生产时出血比较多，可以服用一些补血的保健品，如东阿阿胶补血口服液、复方红衣补血口服液等，但最好事先咨询医生。

细节叮咛

除了在饮食上要注意补血养血外，妈妈产后还要多休息，并经常参加体育活动，保持良好的心态。这样面色自然会一天比一天好起来。

产后黑眼圈怎么祛除

生产后，妈妈血气不足，加上要照顾宝宝而缺觉少眠，很容易导致眼周微循环不畅而形成黑眼圈和眼袋，如果不及时调节，随着时间增长(一般在半年以上)以及年龄的增长，黑眼圈将转化为顽固性，很难消退，妈妈一定要注意!

针对产后黑眼圈，妈妈需做好以下几点：

❶ 保证充足的睡眠。睡得不好就很容易造成“熊猫眼”，妈妈在睡觉的时候应右侧卧，减轻不适，保证有充足的睡眠。

❷ 保持情绪稳定。妈妈保持情绪稳定，切忌忧虑、恼怒。而且任何情绪的过急变化都会引起气血失调，导致失眠，产生黑眼圈。

❸ 部分黑眼圈起因于微血管破裂或是循环不良（如瘀青般的紫黑色）。这时可以用食指关节按摩眼周穴位，以攒竹穴为起点，顺着眉毛与眼球之间纵向路线，以手指关节由眼头缓缓按压至眼尾方向，和缓疲劳与浮肿。再由下眼眶骨的前端往后轻按舒缓眼袋。以此方式来回3～5次，但是力道切忌过重，以免压迫眼球。

❹ 妈妈可自制眼膜，比如黄瓜蛋清膜：将黄瓜榨汁与一个蛋清混合调匀，再加两滴白醋，涂在眼部，可有效淡化黑眼圈。

＊改善黑眼圈的食谱推荐：冬瓜薏仁排骨汤

原料：冬瓜100克，小排骨50克，薏仁适量。

做法：

❶ 冬瓜洗净，去皮切块。

❷ 小排骨洗净切好，先过沸水一遍去血水和浮沫。

❸ 小排骨与冬瓜块、薏仁一起慢炖，煲足火候、调味即可。

功效：有助于消除眼袋，可促进血液循环，对抗黑眼圈。

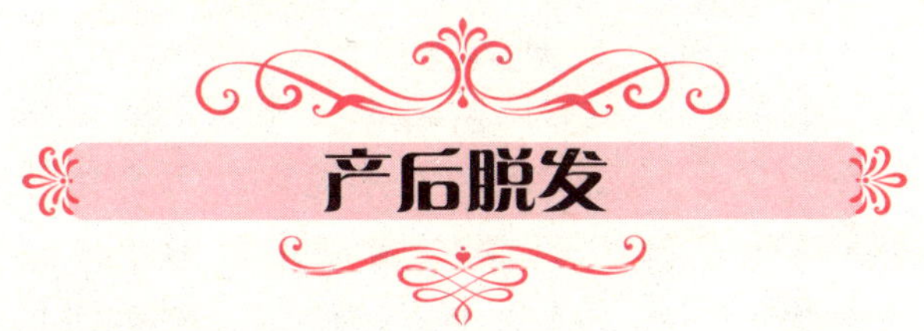

产后脱发的原因

脱发有很多种原因，比如精神压力过度导致的精神性脱发、遗传性脱发、脂溢性脱发……而对于产后妈妈来说，脱发多与妈妈体内雌激素水平变化有着密切关系。怀孕后，雌激素分泌增多，导致毛发更新缓慢，很多应在孕期正常脱落的头发没有脱落，一直保存到产后。产后激素水平下降到正常，衰老的头发就纷纷脱落，造成大量脱发的现象。

产后脱发是一种暂时现象，根据产后妈妈身体内分泌水平的恢复情况，一般6个月到1年左右脱发现象就会自行停止。在这期间妈妈们可以通过一些细节来保养自己的秀发，减少脱发的数量，尽快恢复健康的状态。

产后防脱发妙招

虽然产后脱发属正常的生理现象，但产妇仍要防脱发。

* 适度清洗头发

洗头不能洗得太勤，也不能完全不洗。有些妈妈在坐月子期间，不敢洗头、梳头，这样会使头皮的皮脂分泌物和灰尘混合堆积，影响头部的血液供给，还容易引起毛囊炎或头皮感染，从而使脱发概率增加。但也不要频繁洗头，否则也会引起脱发的。建议夏季每周可以洗3至7次，冬季每周洗1至3次即可。

另外，洗头时水温最好与体温37℃接近，不要超过40℃。不要用脱脂性强的或碱性洗发剂，因为这类洗发剂的脱脂性和脱水性均很强，易使头发干燥、头皮坏死。建议妈妈们选用对头皮和头发无刺激性的弱酸性天然洗发剂，或者根据自己的发质选用适合的洗护产品。

＊按摩头皮

产妇在洗头发的时候，避免用力去抓扯头发，应用指腹轻轻地按摩头皮，以促进头发的生长以及脑部的血液循环。每天用清洁的梳子梳头100下也是不错的一种按摩方式。梳头最好不要用塑料梳子，最理想的是选用黄杨木梳和猪鬃头刷，既能去除头屑，又能按摩头皮，促进血液循环。

＊补充营养

饮食营养也要非常注意。头发茁壮成长所需要的主要营养成分多来源于绿色蔬菜、薯类、豆类和海藻类等。绿色蔬菜中含有丰富的纤维质，能增加头发的数量。豆类富含蛋白质，能起到增加头发光泽和弹力的作用。海菜、海带、裙带菜等海藻类食物中含有丰富的钙、钾、碘等营养元素，对促进脑神经细胞的新陈代谢有帮助，对预防白发有益。另外，山药、甘薯、香蕉、杧果也是有利于头发茁壮成长的食品。

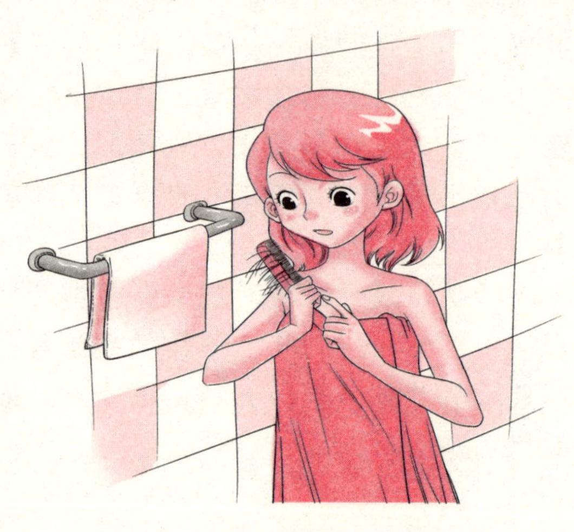

＊保证充足的睡眠

睡眠充足，头发才能保持正常的新陈代谢。人体代谢期主要在晚上，特别是在晚上10点到半夜两点这段时间，如果这段时间休息不好，头发的新陈代谢受到影响，就会脱发。所以，建议产后妈妈们尽量做到每天睡眠不少于8个小时，养成定时睡眠的习惯。

＊保持愉快的心情

看到一根根头发脱落，妈妈可能会焦虑、恐惧，其实生活中有个好心情也是保养头发的诀窍。产后脱发是一个暂时的过程，自己要有信心，相信脱发期马上就会过去，而且会很快长出比以前更美的秀发。

产后能用吹风机干发吗

产后能使用吹风机，但是如果使用吹风机，一定要用热风，而且不要马上就使用，那样会使头发受损、开叉、干燥。正确的方法是，先用宽齿梳梳理，待头发半干时，再用吹风机整理头发。有人认为，高功率的吹风机是很好的造型工具，其实吹风机功率越大对头发的伤害也越大。如果不想用吹风机，可以使用干发帽，对头发的伤害比较小，效果也很好。

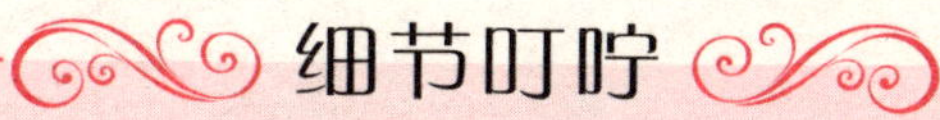

洗澡或者洗头后不要立刻把湿头发扎成辫子，也不要立即睡觉，否则湿邪侵袭会导致头痛、颈痛。

产后多久可以烫发、染发

经常会听到妈妈们有关产后染发、烫发问题的讨论，有人说：“不可以，处在哺乳期的女性，不要烫头和染发，这样对孩子不好。”也有人说：“最好不要做，即使没有有害物质从头皮侵入身体，烫好的头发总是有味道的，难道不怕哺乳的时候熏到宝宝吗？”

从宝宝的角度出发，在宝宝没断奶前妈妈显然是不宜烫发、染发的。那么没有进行母乳喂养的妈妈就可以烫发、染发了吗？可以是可以，但效果并不好，如果妈妈们不想加重产后脱发的现象，不想烫、染出来的头发完全出乎想象，就最好不要急着烫发、染发。

产后妈妈身体恢复需要至少3个月的时间，头发更是如此，在这段特殊时期，烫头发和染头发出来的效果会和平常不一样。比如说，因为头发的状态不同，染出来的头发颜色会和相中的颜色不一样；明明相中的发型，烫出来却变了。

细节叮咛

建议哺乳期的妈妈如果想烫发、染发，务必等到宝宝断奶后，而没有哺乳的妈妈，至少也要等到产后6个月才能烫发、染发。

Part 6
防范产后疾病

产后检查与用药

妈妈产后体检项目

产后检查与产前检查一样重要。产后检查能及时发现产妇的多种疾病，还能避免患病的产妇对婴儿健康造成的影响，同时还能帮助产妇及时采取合适的避孕措施，尤其对妊娠期间有严重并发症的妈妈更为重要。

产后检查最好在产后42～56天完成。产后检查的具体项目有很多，除了全身一般情况检查外，还有专业的妇产科检查。具体的检查项目如下：

* 常规检查

如体重、血压等项目。

体重：妈妈在看医生之前，先由护士量体重。在产后6星期，妈妈理想体重应该和怀孕前的一样，或是相差无几。体重测量可以监测妈妈的营养摄入情况和身体恢复状态，以提醒妈妈注意均衡的营养及适度的运动，防止肥胖和营养不良。

血压：这也是产后必定检查的项目，可由护士给予测量。若血压长时间升高容易导致全身血管痉挛，从而危害到全身的器官、组织，而血压长期偏低则可能是贫血的征兆，不管是偏高还是偏低都对妈妈健康不利，所以需由医生诊断并及时采取措施。

* 盆底检查

分娩时对盆底肌肉、神经的损伤，不仅给妈妈带来很多生活上的不便，而且可能会使妈妈的阴道松弛，而影响夫妻之间的性生活质量。通过检查医生会给予必要的嘱咐和意见，以帮助妈妈尽早恢复肌肉的张力和弹性。

* 乳房检查

检查乳房、乳头。产后妈妈常会被乳胀、乳房疼痛等困扰，严重的可能感染乳腺炎，影响泌乳系统，造成乳汁滞流，影响宝宝的哺喂。因此，给乳房做检查，不仅是对妈妈的保护，对宝宝的健康成长来说也是一道保障。

＊血、尿常规检查

孕妇分娩之后，生理系统及免疫系统都处于恢复变化期，非常容易引发感染，导致各种疾病缠身。通过血、尿常规检查首先可以判断妈妈有无肾炎与尿路感染等，其次可检测妈妈身体各系统的运作情况，以确保身体各系统的正常工作。

＊腹部检查

检查腹部，确定子宫是否已经恢复到原来的位置和原来的体积。检查外伤口，包括剖宫产切口。

＊妇科检查

❶ 盆腔检查。由医生用肉眼来观察外阴、阴道、宫颈是否有异常，并触摸肚子里的子宫、卵巢有没有异常。这种最基本的检查可以发现外阴和阴道炎症、病毒感染（如尖锐湿疣）、宫颈炎、子宫肌瘤、卵巢囊肿、子宫脱垂等常见的疾病。这种检查简单，没有什么痛苦，费用也很低，仅十或二十多元。

❷ 白带（阴道分泌物）的检查。通过白带检查，可以检查阴道分泌物的量和颜色是否正常，以判断有没有感染阴道炎和宫颈糜烂。还可以将白带送到化验室检查衣原体、支原体、淋病等性传播疾病。这种检查的费用也很低，仅十或二十多元，如果查性病，约需百元以上。

❸ 宫颈检查。通过观察阴道分泌物只能粗略地判断一下宫颈情况，而要准确地判断宫颈是否正常，有无糜烂则需由医生进行进一步的检查。若检查出患有宫颈糜烂，医生还会建议做宫颈刮片检查，以排除宫颈癌。

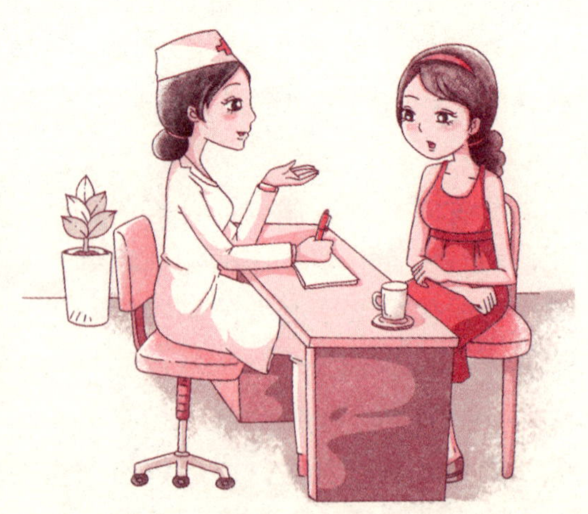

❹ B超：做B超可以发现子

宫肌瘤、卵巢囊肿等常见的妇科盆腔内病变，比盆腔检查准确许多。通常做妇科的B超要先憋足尿，这样子宫和附件（输卵管、卵巢）才能看得清楚。

细节叮咛

妈妈至少每年进行一次妇科检查，这些检查都是最基本的妇科检查，一上午就能检查完，而且没有伤害性，费用为50～300元，几乎可以发现绝大多数常见的妇科疾病。

检查前的注意事项

为使检查结果客观反映身体状况，体检前妈妈需做一些准备：

❶ 空腹。一般体检前一天晚餐后不再进食。但空腹时间并不是越长越好，一般空腹6小时以上即可，但血脂检查要求空腹12～14小时。

❷ 食物。一般体检前不宜吃辛辣肥厚之物。如检查血脂，前一天不宜吃鸡蛋等含脂肪高的食品。酒类、咖啡、茶、可乐等也不宜饮用。

❸ 药物。如有可能，停服一切药物（包括保健药品）。

❹ 体检或抽血检查前，不宜做剧烈运动，并保持平和心境，不宜激动。

❺ 女性做妇科检查或尿检时应注意避开经期，一般待月经干净3天后才能进行。

需要尽早就医的情况

产妇产后若出现以下症状，应尽早去医院检查：

❶ 月经不正常。注意观察自己的月经情况，若发现异常，如月经没有准时来，月经量过多或过少，经血颜色不正常等情况，都应及时向医生反映，以便医生及时诊断是否患有妇科疾病。

❷ 肚子痛。可能是盆腔炎症，也可能是卵巢囊肿的结果。

❸ 白带多。常常是阴道炎、宫颈炎和盆腔炎症的结果，而且许多性

病也有白带多的症状，要早去检查。

④ 外阴长了东西。可能是皮肤疖肿，也可能是外阴的囊肿，也说不定是子宫脱垂。总之，自己难以判断是什么，还应该由医生来检查。

⑤ 乳房的异常。熟悉自己乳房的正常形态及触摸的感觉，一旦有异常就很容易引起警觉。

哺乳期妈妈用药指导

很多妈妈哺乳期间不敢吃药，怕吃药会影响宝宝，研究表明，哺乳期妈妈服用的药物大多可以通过血液循环进入乳汁中，再经过宝宝的吸吮进入宝宝体内。但母乳中的药物含量很少能超过母体用药剂量的1%～2%，而被宝宝吸收的药量又仅仅是这1%～2%中的一小部分，所以对宝宝危害很小。也就是说，有些小剂量的药物，妈妈在哺乳期是可以按正常情况服用的。不过，为了将药物的影响降至最小，妈妈使用药物前，一定要向医生说明自己正在喂奶的情况，尽量使用不能通过母乳传递的药物，切勿自己随便乱服药。

当然，也有少数药物对宝宝影响还是挺大的，这类药物能不服的尽量不服，必须要服的也不能拖着不服，否则病情加重后对宝宝影响会更大。妈妈可在医生指导下服用此类药物，并暂时停止哺乳，改喂奶粉，待病情好转，停药后数天才可以恢复哺乳。若不能证实乳母用的药物对宝宝是否安全，为了保险起见，也最好暂停母乳喂养，或在不影响疗效的前提下更换药物。

另外，为将药物影响降至最小，由医生确定哺乳期可以服用的药物，妈妈最好在哺乳后马上服药。并且，尽可能地推迟下次给宝宝喂奶的时间，至少要隔4个小时，以便将更多的药物排出体外，降低奶水中药物的浓度。

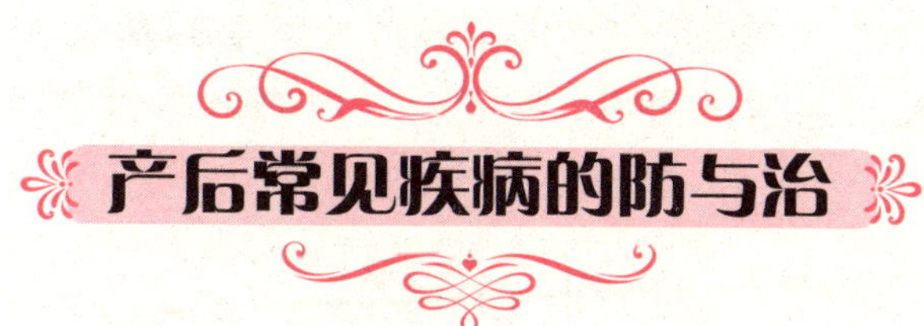

产后常见疾病的防与治

月子里出汗多正常吗

产妇分娩后通常会出很多的汗，尤其在饭后、活动后、睡觉时汗更多，被称为“褥汗”，遇到夏天甚至会大汗淋漓，湿透衣服，甚至被褥。这是正常的生理代谢现象，妈妈不必为此担心。

分娩后之所以出汗多，是因为女性怀孕后体内血容量增加，这其中大部分都是水分。分娩以后，身体的新陈代谢和内分泌活动降低，体内潴留的水分必须排出体外，才能减轻心脏负担，有利于产后机体的康复。另外产后许多妈妈喝红糖水、热汤、热粥较多也是产后出汗的原因之一。

一般，妈妈在产后头1～3天出汗较为明显，产后1周左右则自行好转，约需两周能恢复到孕前水平。妈妈排泄水分除了出汗外，还有一个途径，就是排尿，所以，妈妈在产褥早期不仅尿量增多，妈妈还会发现，自己的体重在产后1周内会减轻不少。

产后出汗的护理

虽然产后出汗多是正常的生理现象，但只要加强护理，多注意卫生、预防感冒，做好休养，对妈妈身体的康复也是大有益处的。

· 妈妈室内温度不要过高，冬春秋季在20℃左右，夏季在28℃以下为好，要适当开窗通风。

· 每天要开窗通风，保持室内空气流通、新鲜，但妈妈不要对着窗口吹凉风。

· 妈妈穿盖要合适，不要穿戴过多，盖的被子不要过厚。

· 出汗时用毛巾随时擦干，勤换衣服，尤其妈妈的内衣内裤要及时更换。

· 自然分娩产妇产后第二天即可淋浴，但每次不超过5分钟。剖宫产的妈妈应每天用温水擦洗身体，等腹部切口完全愈合后再进行淋浴。一定要避免受凉。

细节叮咛

出汗多会带走盐分，同时还会带走钙质，每1000毫升汗液中大约含钙1毫克，妈妈应当注意在饮食中多摄取钙质，含钙丰富的食物有牛奶及乳制品、绿叶蔬菜、鱼类、海产品等食物，同时要适当晒晒太阳。

产褥中暑的原因和症状

产褥中暑是指妈妈在室内高温闷热的环境下，体内热量不能及时散发引起的中枢性体温调节功能障碍。分娩后的几天，护士每天查房时，第一件事情往往是给妈妈测量体温，以监测有无发烧症状，以防产褥中暑的发生。

* 产褥中暑的常见原因

产后，妈妈体内潴留的水分需要排出。因此有显著的利尿现象，出汗也特别多，可以经常见到妈妈衣、被为汗水所浸湿，夜间尤甚。出汗也是一种散热方式，当环境气温超过35℃时，机体依靠大量汗液蒸发进行散热。

但是，一些旧风俗习惯却要求妈妈密闭在家中，妈妈出汗散热又受到严重阻碍，将导致体温中枢调节失常，出现高热、水电解质代谢紊乱和神经系统功能损害等一系列病变。产褥感染患者发热时，更容易中暑。

* 产褥中暑的症状

产褥中暑常有先兆症状，如大量出汗、四肢乏力、口渴。当出现这些先兆症状而未及时处理时，就会发展成真正的中暑，症状为：体温升高、面色潮红、剧烈头痛、恶心、呕吐、胸闷加重、脉搏细数、血压下降等。严重者体温继续上升可达40℃以上，出现昏迷、抽搐，皮肤转为干燥，全身无汗。如不及时抢救，数小时即可因呼吸循环衰竭而死亡。即使幸存，也会遗留严重的神经系统后遗症。所以，妈妈要注意预防产褥中暑，一旦有先兆症状，应赶紧采取措施，或请求医生的帮助。

预防产褥中暑

要避免产褥中暑，妈妈在日常起居中要多加注意。如：

❶ 保持室内通风。

坐月子切不可将屋子里的窗户都关得死死的，要经常通风换气。因产后体内潴留的水分较多，容易出汗，如果此时室内环境温度较高，超过35℃时，机体便会依靠大量汗液蒸发来进行散热。而密不通风的房间，加上原本就很高的室温，定会阻碍身体散热，导致中暑。如果你担心感染风寒，可以在给卧室通风时先去另一个房间休息。

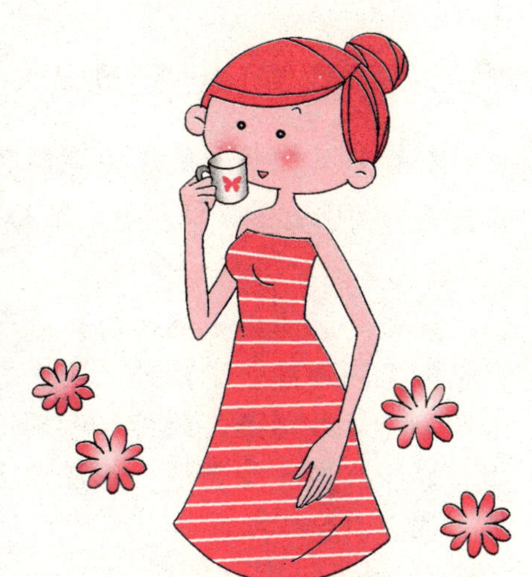

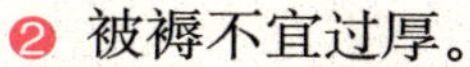

❷ 被褥不宜过厚。

产后要注意被褥不宜过厚，衣着也要透气，以免捂得体温升高，尤其是夏天温度本来就比较高，再加上产褥期出汗较多，妈妈一定要注意及时更换衣物，并擦干身体。建议妈妈经常用温水擦浴，勤换衣服，避免产褥中暑。

❸ 注意补水。

除了产后第一周要少喝水外，妈妈平时一定要多喝水，水可以帮助减低体温，并补充汗液流失的水分。妈妈一天应摄取2000～3000毫升的水，且要遵循多次慢饮的喝水原则。

❹ 保持清洁卫生。

勤换卫生巾，如厕后用温水冲洗会阴部，以减少感染发生。

有中暑症状该怎么办

如果妈妈预防工作没有做好，身体出现了一些中暑的先兆，如口渴、多汗、恶心、头晕、心慌、胸闷等不适时，就应该立即离开高温环境，到通风较好的凉爽处休息。解开衣服，多饮些淡盐水或服十滴水、人丹、解暑片、藿香正气水等，短时间内即可好转。

家人一旦发现妈妈出现高烧、昏迷、抽搐等症状，应让妈妈侧卧、头向后仰，保证呼吸道畅通。在呼叫救护车或通知急救中心的同时，可用湿毛巾或用30%～50%的酒精擦前胸、后背等处。

产褥感染的原因和症状

产褥感染广义上是指生殖器感染性疾病，凡是在产褥期中由生殖器官被感染而引起的一切炎症，统称为产褥感染或产褥热。

* 产褥感染的原因

妈妈产后体力下降，身体虚弱；子宫腔内原胎盘的附着部位遗留下一个很大的创面；子宫颈、阴道和会阴部也可能存有不同程度的损伤，因此容易导致感染。此外，产前性生活、感冒、胃肠炎、营养不良、贫血、妊娠高血压综合征、不注意个人卫生以及产程过长、产后失血过多等，都会引起产褥感染。

* 产褥感染的症状

产褥感染多在产后2～5天开始出现发热、头痛、全身不适及下腹部压痛、恶露有臭味且增多等症状。如果蔓延成为子宫组织炎，将继续发热，子宫两旁存在压痛；如果发展为腹膜炎，除了高烧，还出现寒战、腹部压痛剧烈及腹胀等症状；假如发生菌血症或败血症，将会出现严重的中毒症状，危及妈妈的生命。

预防产褥感染

对于产褥感染，预防胜于治疗：

❶ 产前，应加强营养，纠正贫血，治疗妊高征及其他并发症，预防和治疗滴虫性阴道炎或霉菌性阴道炎。

❷ 妊娠末期，禁止性生活和盆浴，也禁止一切阴道治疗，以免将病菌带到阴道和子宫里，产后引起感染。

❸ 临产时，加强营养，注意休息，避免过度疲劳；接生器械要严格消毒；尽量减少出血及撕伤。

❹ 产后，妈妈要注意卫生，尤其是要保持会阴部的清洁；尽量早起床，以促使恶露早排出；注意营养，增强身体抵抗力；产褥期要禁止性生活。

产褥感染了怎么处理

妈妈一旦患了产褥感染，一定要及时就医治疗，使用针对性强、敏感性高的抗生素，如青霉素、卡那霉素、庆大霉素、灭滴灵等。患产褥感染的妈妈要充分休息，不宜给婴儿喂奶。

乳腺炎的生成原因及症状

乳腺炎几乎是每位产后妈妈都会遇到的情况。如果产妇的乳汁滞留相当严重，加上乳头有破裂，细菌侵入感染，便容易感染乳腺炎。

乳腺炎通常发生在产后第一个星期到第二个星期，习惯以某侧乳房喂食宝宝的妈妈感染率更高。

* 引发原因

产妇要预防乳腺炎首先必须规避引发乳腺炎的原因：

❶ 乳头凹陷、乳管不通。这需要在医生指导下进行纠正和治疗。

❷ 哺乳方法不当。妈妈乳头娇嫩，宝宝含乳而睡，或用力吮吸和咬嚼乳头引起乳头破裂，或断乳不当，致使乳汁不能排空而淤积，从而容易感染细菌，诱发乳腺炎。

❸ 产妇精神紧张，或产后进食过多的高蛋白、高脂肪的食物，使乳汁过于稠厚，均可影响乳汁分泌，诱发急性乳腺炎。

❹ 产后抗感染能力下降。由于妈妈产后抵抗力下降，如果不小心患上呼吸道感染，急性扁桃体炎等疾病，呼吸道的病毒和细菌经血液循环至乳房，也可引起急性乳腺炎的发生。

*乳腺炎症状

妈妈如果乳腺发炎，会感到乳房胀痛，能摸到肿块，并有压痛，同时伴有轻度发热。这种乳腺炎如果及时排除淤积的乳汁，症状就会得到缓解。严重时会引起妈妈的体温持续高烧不退，有时可以达到39℃，并伴有发冷、发颤、心跳加速等症状；乳房的肿块变得柔软，有波动感，这种情况就说明乳房肿块已经化脓了，需要医生切开脓包排脓。

预防乳腺炎

预防急性乳腺炎的关键在于防止乳汁淤积和保持乳头清洁，避免损伤。

*1.保持乳房清洁、舒适

在首次哺乳前，用肥皂仔细清洁乳房，尤其是乳头及乳晕部位。然后用毛巾对乳房热敷，这样可以帮助乳腺管畅通。此后，每次哺乳时，都要用热水清洁乳房。内衣要经常更换，以免不洁内衣污染乳头，进而感染乳腺，同时不要佩戴有钢托的乳罩，以免钢托挤压乳房，造成局部乳腺乳汁淤积。

*2.避免摄入过多油脂

产后妈妈不要无节制地进补高蛋白、高脂肪的食物，要适当控制这些食物的摄入量，同时注意多喝水，保证乳汁的畅通，是预防乳腺炎的有效手段。

*3.学会正确的哺乳方法

（1）不要过早催乳，宝宝在1周以前的食量非常小，新妈妈现有的奶水已足够他食用。

（2）哺乳时，让宝宝把乳头及整个乳晕都含住，要吸空一侧乳房，再换另一侧；不让宝宝含着乳头睡觉，以免过度地用力吮吸，使乳头皲裂，细菌入侵。

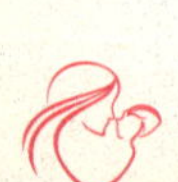

（3）宝宝如果吸不完妈妈的乳汁时，在哺乳后，可以用吸奶器把残留的奶水吸干，避免淤积。

（4）将要断奶时，要有意识地减少哺乳的次数。

患了乳腺炎怎么办

治疗乳腺炎的方式以口服抗生素为主，平时的居家护理只需以消毒过的棉花棒蘸生理食盐水清洁乳头、乳晕、乳房即可。假使感染状况太严重，就得以外科手术治疗，切开乳房将化脓之处取出、清理干净。

需要注意的是，患有乳腺炎的乳房要将奶水排空，避免奶水又继续囤积在乳房内。若妈妈实在无法自行处理，可以找原接生医生或家人帮忙将奶水挤出。同时，妈妈要注意卧床休息，多饮水，加强营养。乳房用乳罩托起。

细节叮咛

如果妈妈一侧乳房患有乳腺炎，用另一侧的健康乳房给宝宝喂奶即可；如果两侧乳房均患有乳腺炎，则建议先暂停哺喂母乳。

产后阴道炎的防治

产后阴道炎是几乎每个妈妈都会遇到的，问题不大烦恼不小。要注意的是，阴道炎易反复，因此，预防和治疗同样重要。

* 产后阴道炎的原因

引起产后阴道炎的原因一般有三种：

❶ 非细菌性阴道炎是由生产时阴道出血刺激引起的，单纯地表现为红肿胀痛，这种阴道炎一般在恶露排尽以后、刺激减少时就会自愈。

❷ 细菌性阴道炎是由于产后阴道抵抗力偏低，被细菌感染所致。根据细菌的类别，细菌性阴道炎可分为滴虫性阴道炎和霉菌性阴道炎两

种。细菌性阴道炎需要彻底治疗。

滴虫性阴道炎由阴道毛滴虫引起，主要表现为外阴瘙痒，白带增多，白带为淡黄色泡沫状，严重时白带可混有血液。

霉菌性阴道炎由白色念珠菌引起，主要表现为外阴瘙痒、白带增多、白带呈豆腐渣样。

❸ 剖宫产后阴道干涩，出血时间比较长，阴道激素水平下降，也可能诱发阴道炎。

* 阴道炎的预防

❶ 养成良好的卫生习惯，保持外阴清洁干燥；患病期间用过的浴巾、内裤等均应煮沸消毒。洗涤衣物时，用刺激性较小的肥皂，洗涤后放在阳光下晾晒干，并收到干燥、清洁的固定地方存放。

❷ 避免不洁性生活。

❸ 产后会阴有侧切刀口者尽量向对侧卧位，避免恶露流入刀口，平时保持表面清洁、干燥。此外，月经期间卫生巾要及时更换，以保持局部的干燥与清洁。

❹ 饮食宜清淡，忌辛辣刺激，以免酿生湿热或耗伤阴血。

❺ 一般在体质弱时容易患阴道炎，因此妈妈要加强锻炼，注意增强体质，以提高免疫力。

* 产后阴道炎的治疗

❶ 治疗期间禁止性生活，或采用避孕套以防止交叉感染。

❷ 反复发作的妈妈应检查丈夫的小便及前列腺液，必要时反复多次检查，如为阳性应一并治疗。

❸ 不利情绪不利于阴道炎的恢复，妈妈应学会控制情绪，怡养性情，并根据性格和发病诱因进行心理治疗。

产后盆腔炎的原因

产后盆腔炎主要包括子宫内膜炎、输卵管炎、输卵管卵巢脓肿、盆腔腹膜炎。产后妈妈感染了盆腔炎，可能只有一个部位发炎，但也有可能几个部位同时发炎。

* 产后盆腔炎的症状

如果妈妈觉得没有力气、腰痛，下腹疼痛，白带量多，呈脓性，严重时，甚至高烧、寒战、头痛、食欲不振等，可能是感染急性产后盆腔炎。

此时妈妈应及时治疗，否则，会转移为慢性产后盆腔炎，慢性产后盆腔炎痊愈需要的时间会更长，并且还容易反复发作。

* 产后盆腔炎的原因

❶ 产后宫颈口松弛，阴道要出血一段时间，加之妈妈产后体质虚弱，抵抗力差，因此细菌容易上行感染，造成产后盆腔炎。

❷ 分娩时采取会阴侧切或其他介入式操作，这个过程容易受到细菌感染，引起产后盆腔炎。

❸ 产后子宫内有残留物，如胎盘、胎膜残留等，也会造成持续阴道出血以及感染产后盆腔炎。

❹ 产后急于瘦身，使用束腹带，会造成腹压增高，不仅影响伤口愈合，更会导致盆腔血流不畅。如果此时再加上饮食过少，营养不足，抵抗力下降，容易出现产后盆腔炎。

此外，造成产后盆腔炎的因素还有剖宫产、顺产产程延长、采用了产钳或胎头吸引器助产、胎膜早破、多次阴道检查、产妇肥胖、贫血、产前营养缺乏、产后过早恢复性生活等。

盆腔炎的防与治

产后盆腔炎应及时治疗，否则会引起细菌上行感染至宫颈，到达子宫以及输卵管，然后再经输卵管蔓延至整个盆腔。

* 产后盆腔炎的预防

❶ 进行良好的产前保健，如有妇科炎症，要及时治疗。

❷ 产后不宜过早进行性生活，一般来说，顺产后42天内，剖宫产后3个月内，应严格避免性生活。如果有医生认为该推迟的其他因素，则不能早于医生认为可以开始的时间。

❸ 产后瘦身要遵循科学规律，不能盲目节食减肥，更不能束紧腹部，腹肌和子宫的恢复与产妇的年龄、是否初次分娩都有一定关系，一

般在产后6～28周都能自动恢复正常，靠绑腹带来改变腹部松弛是没有科学依据的。

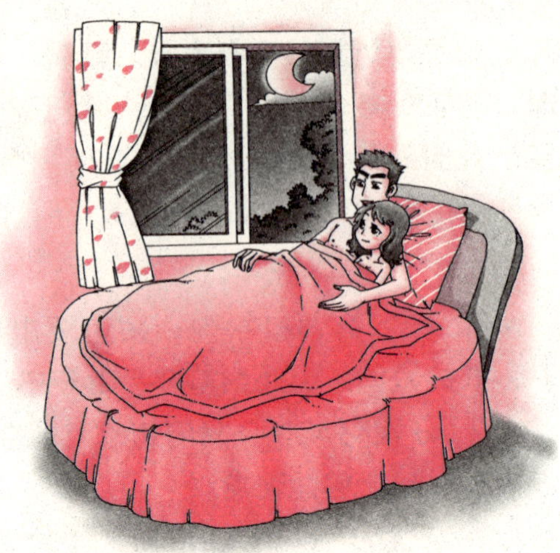

❹ 注意增加营养，加强运动，保持积极乐观的心情，以提高自身免疫力。此外，盆腔炎容易导致身体发热，所以要注意多喝水以降低体温。

❺ 如果妈妈担心可能感染产后盆腔炎，可向医生咨询，是否能预防性地服用抗生素或者采取其他预防措施。

❻ 一定要做产后检查，产后检查一般在42天左右，医生会了解你有无产后盆腔炎感染并为你做相应指导。

＊产后盆腔炎有哪些治疗方法

盆腔炎的治疗方法主要有：药物治疗、物理治疗、手术治疗。

❶ 中药治疗。慢性盆腔炎以湿热型居多，治则以清热利湿、活血化瘀为主。

❷ 其他药物治疗。主要是抗生素治疗，用药注意是否对哺乳有影响，必要时须暂停哺乳。

❸ 物理疗法。温热的良性刺激可促进盆腔局部血液循环，改善组织的营养状态，提高新陈代谢，以利炎症的吸收和消退，常用的有短波、超短波、离子透入(可加入各种药物如青霉素、链霉素等)、蜡疗等。

❹ 手术治疗。有肿块如输卵管积水或输卵管、卵巢囊肿可行手术治疗；存在小的感染灶，反复引起炎症发作者亦宜手术治疗，手术以彻底治愈为原则，避免遗留病灶再有复发的机会。

当然，无论采用哪种方法治疗，妈妈都要遵从医嘱，绝不可自行用药。

产后防治痔疮

痔疮是一种常见且多发的疾病，常与便秘一同发生，产后妈妈更容易患痔疮，因为孕期子宫增大，压迫下腔静脉，导致静脉回流不畅，引发痔疮。加上产后容易便秘，以及恶露、白带等分泌物对肛门的刺激，会进一步加重痔疮。因此，产后防治痔疮非常重要。

如果妈妈产后得了痔疮也不用担心，以下简易治疗法可以帮妈妈尽快治愈痔疮：

❶ 保持开朗的心情，并注意劳逸结合，避免因为劳累而导致组织弹性张力下降，抵抗力下降，肛门处血管扩张瘀血而致病。

❷ 每天定时排便，保持大便通畅。

❸ 大便后清洗肛门，避免细小粪便残渣留在肛门周围的皮肤皱襞，刺激并加重痔疮。

❹ 勤换内裤，保持外阴清洁干燥。

❺ 每日用1：5000高锰酸钾溶液清洗外阴或坐浴，治疗痔疮非常有效。为了减轻肛门疼痛，还可以局部冷敷或热敷，也可涂痔疮油膏（由医生所开）。

❻ 坚持练习提肛运动（凯格尔运动）。适当的运动可以减低静脉压，加强心脑血管系统的机能，消除便秘，增强肌肉的力量，对防治痔疮非常有利。

❼ 预防产后痔疮，妈妈要注意多喝水，多活动，增加肠道的蠕动，预防便秘；少食辛辣、精细食物，多食含纤维素丰富的食物；养成定时排便的习惯。

细节叮咛

如果妈妈采取一些措施后病情不见好转，就得去专科医院诊治了。

注意预防"月子病"

妈妈分娩后，会经历为期6周的产褥期，也叫"坐月子"，这是妈妈产后恢复的重要时期，如果护理得不好，就容易受到外感或内伤而引起疾患，俗称"月子病"。

* 月子病的症状

月子病的主要表现形式为全身疼痛、关节麻木，畏冷、惧风等，病情严重的人，当受到风寒的时候，甚至会有种痛入骨髓的感觉，即便在炎热的夏天也要盖棉被穿棉衣才能觉得舒服一些。有些人还会产生头疼、头晕，视觉不清，体质衰弱等情况。如果这段时间内，治疗不及时或者医治不恰当，病痛就会滞于体内，长此以往就会留下病根。

* 预防关节疼痛

"月子病"的主要症状以关节疼痛居多，不少妈妈常会出现手腕、手指关节和足跟部麻木或疼痛等。此病的成因在于分娩后的妈妈内分泌发生了变化，全身肌肉、肌腱的弹性和力量下降，关节囊和关节四周的韧带张力减弱，使关节变得松弛。

在此状态下，假如产妇过早过多地从事家务劳动或过多地抱宝宝，会加重关节、肌腱和韧带的负担，容易使手腕、手指关节等部位发生劳损性疼痛。另外，坐月子的时候千万不能久坐、久站，长时间地保持一个姿势，这些都容易引起今后腰痛。

* 避免着凉

为了防止落下"月子病"，妈妈月子期间不要吹凉风，不能对着吹空调、风扇。妈妈的身体很虚弱，骨缝都是打开的，如果吹到风，受到风寒的侵扰，今后就会落下风湿的毛病。

产后眩晕怎么办

很多产妇在产后明显感觉到身体十分不舒服，除了身材臃肿、力气丧失等种种不适，还出现了头晕目眩、胸部憋闷、恶心呕吐、面色苍白、四肢发冷、出汗等症状，严重时会昏厥，这其实就是产后眩晕，现代医学称为“产后体位性低血压”，中医则称之为“产后血晕”。

产后眩晕多半与贫血有关，在怀孕时，体内增加的羊水与胎儿的体液，降低了原本的血红素浓度，加上产程失血，就会有眩晕的情况。

如果出现产后眩晕，妈妈一般要多休息即可，除了静养之外，还可以通过食疗来治疗：

❶ 多吃一些营养丰富的热汤类食物，热量高一些。

❷ 蛋白质、铁、维生素等尽量配合齐全，同时应忌食生冷食物。

❸ 每天少食多餐为宜，避免引起产妇的胃部不适。

❹ 食用老姜、红枣、枸杞等补血、补气食物。

❺ 第一次下床时，下床前先在床头坐5分钟，确定没有不舒服感觉后再起身，身旁要有人扶助。下床前，要先吃东西，恢复体力。

❻ 起床的时候，动作要慢，不要突然站起来。

❼ 如有头晕现象，要立刻坐下来，把头向前放低，在原地休息，然后喝点热水。

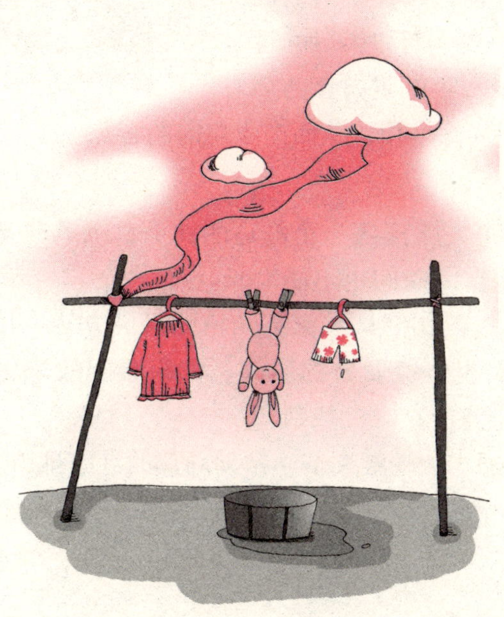

应对产后身体疼痛

产后腰疼

经常听到一些妈妈说产后感觉腰疼，甚至说像要断了似的。

* 疼痛原因

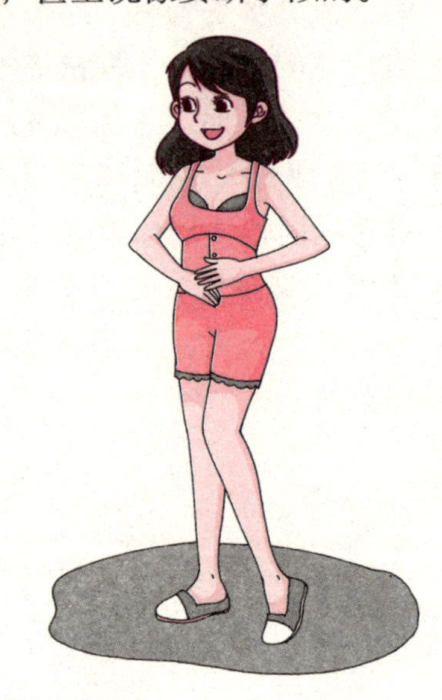

这种现象的产生，要从孕期说起。妊娠后，随着胎儿长大，准妈妈的腹部逐渐向前突出，重心前移，腰部肌肉张力增加。产后，重心又恢复到孕前状态，但关节、韧带却还在一段时间里处于松弛状态。如果妈妈在哺乳时姿势不够正确，或者长时间抱小宝宝，都会使腰部肌肉紧张，增加腰部肌肉的疲劳。此外，产妇在孕期和产后的运动都会相对减少，腰部肌肉疲劳后产生的乳酸会在局部堆积，从而产生疼痛的感觉。

* 止痛对策

❶ 休息时可在腰部垫一个舒适的枕头，哺乳时避免长时间维持一个固定姿势，抱宝宝的时间也不能太长。

❷ 热敷：热敷几乎是大家都知道的保健方法，用热毛巾热敷腰部，促进血液循环，也舒缓僵硬的肌肉，如果希望效果更佳，可以要中医师开些中药材熬取药汁，以此热敷。

❸ 要注意适当活动腰关节，帮助局部的乳酸排出。为了帮助韧带恢复正常的紧张度、减少哺乳期骨骼中钙的流失，还要保证钙的摄入要充足。

产后手腕痛

有的妈妈在月子里就开始给宝宝换尿布、洗衣服，还闲不住地做其他家务。慢慢地，就开始觉得手指和手腕经常又酸又痛，尤其是在写字、拿筷子、举杯子、拿奶瓶时更厉害，有时还会在睡眠中疼醒。到底出了什么问题?

* 疼痛原因

这是因为妈妈在分娩时，皮肤的毛孔和关节被打开，加之产后气血两虚，一旦受凉，风寒就会滞留于关节肌肉中，引起“月子病”。加之给宝宝换尿布、喂奶及做其他家务，会造成肌肉关节的损伤加重，致使手指和腕部的肌腱和神经损伤，引起“伸腕肌腱炎”和“腕管综合征”，出现手指和手腕疼痛。

* 止痛对策

❶ 不必过于担心，在每日起床后有意识地活动一下关节，2周左右就会自然痊愈。

❷ 产后注意身体保暖，不要过早使用凉水做家务。平时，洗手、洗脚、洗脸注意使用热水，避免接触凉水。

❸ 照料宝宝不要过于劳累，当手腕和手指出现疼痛时一定要注意休息，照料宝宝的事最好暂时请他人代劳。

❹ 哺乳期内继续摄入适量的钙元素。如果症状明显，还可适量补充B族维生素。避免吃酸辣等刺激性食物，少吃香蕉，少饮啤酒。

❺ 在手腕和拇指剧痛之后，每天坚持做伸屈锻炼，但不要随意用力按摩疼痛处。疼痛明显时局部进行热敷或理疗，也可采用针灸、中药熏蒸等方法，或到医院做超短波等物理治疗。

细节叮咛

在刚感到疼痛时就应及时去看医生，并在医生指导下用药，首选养血祛风、散寒除湿的中药。

产后腹痛

腹痛分为腹痛和小腹痛，妈妈生产后的腹痛一般都是小腹痛，常常伴有恶露不下或恶露不畅的症状，手按小腹能摸到硬块（这是收缩中的子宫）。

* 疼痛原因

有两种原因可引起产后小腹痛：宫缩和气血瘀滞。

❶ 宫缩。妈妈在生产过后，留在子宫内的胎盘、胎膜、子宫内膜蜕膜、瘀血会随着宫缩陆续排出，每当宫缩时妈妈就会感觉小腹疼痛，所以这种疼痛往往是阵发性的，多出现在产程较短或生育次数较多的妈妈身上。

❷ 气血瘀滞。这种腹痛同时多伴有小腹坠胀的感觉。如果妈妈在月子里受冷，或腹部受寒，使寒邪乘虚而入，致血脉凝滞，气血运行不畅，不通则痛。有的妈妈产后因过悲、过忧、过怒，使肝气不舒、肝郁气滞，则血流不畅，以致气血瘀阻，也会造成腹痛。也有的因产后站立、蹲下、坐、卧时间过长，持久不变换体位，引起瘀血停留，而致下腹疼痛坠胀。

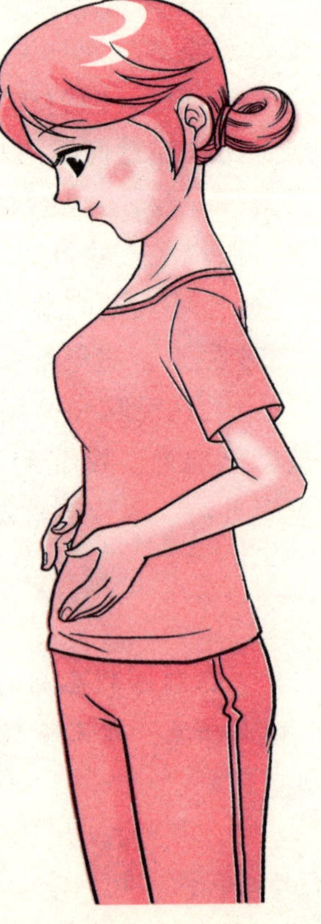

* 止痛对策

宫缩痛在宫缩停止后就会自行消失，一般需要2～3天的时间，妈妈可以不用太顾虑。保证充分睡眠，避免久站、久坐、久蹲，防止子宫下垂、脱肛等病的发生。如果腹痛过于剧烈，难以忍受时，可以在医生的指导下服用一些止痛药。

而气血瘀滞导致的腹痛，建议妈妈注意以下方面：

❶ 远离寒凉。妈妈不要着凉，尤其需要注意腹部保暖。不要让腹部长时间地晾在外面，裤腰最好能盖住肚脐，睡觉时在腹部多搭一条毛巾或毛毯。

❷ 多活动。妈妈如果可以下床，就多下床走走；如果不能下床，就多翻身，帮助气血运行，以免气血瘀滞在体内不能排出。

❸ 妈妈要保持开朗、乐观的心态。不要随便生气，导致气血瘀滞。

❹ 小腹疼痛时，妈妈可以对小腹进行热敷或做轻柔的按摩，帮助血液循环，减少瘀滞。

❺ 食用活血化瘀的食物。用100克红糖与10克鲜姜加水煎服，活血化瘀。或用20克红糖与10克桂片用水煎服，也可缓解疼痛。

产后足跟痛

产后的足跟痛会让妈妈感到难以忍受，特别是遇凉，那种痛苦更是难以言说。

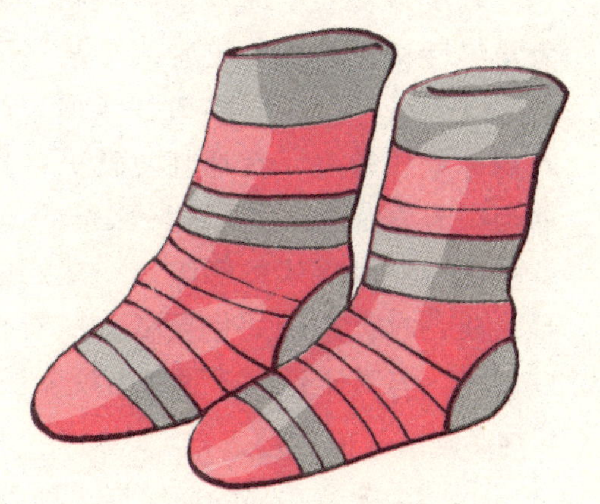

* 疼痛原因

这是因为妈妈在月子里正值气血两虚的时候，很容易受寒凉之气。特别是足部，包括足后跟，一旦受凉，在以后的日子里就会出现疼痛。

* 止痛对策

❶ 产后一定要注意足部保暖，穿袜子，穿护脚趾、足后跟的鞋子。

❷ 对疼痛部位热敷，或进行其他物理治疗。

细节叮咛

接受剖宫产的妈妈，在住院期间就被医生要求下床活动，此时千万不能因为难以忍受穿鞋时引发的伤口疼痛而将就着穿露趾露脚跟的拖鞋，可让爸爸帮忙穿上保暖的鞋。

预防哺乳性颈背酸痛症

妈妈在哺乳后，常感到颈背有些酸痛，随着喂奶时间的延长，症状愈加明显，这就是哺乳性颈背酸痛症。

* 哺乳性颈背酸痛症原因

首先是妈妈不良的姿势。一般妈妈在给婴儿喂奶时，都喜欢低头看着婴儿吮奶。由于每次喂奶的时间较长，且每天数次，长期如此，就容易使颈背部的肌肉紧张而疲劳，产生酸痛不适感。此外，为了夜间能照顾好婴儿，或为哺乳方便，习惯固定一个姿势睡觉，造成颈椎侧弯，引起单侧的颈背肌肉紧张，导致颈背酸痛的产生。

其次是女性生理因素与职业的影响。由于女性颈部的肌肉、韧带张力与男性相比显得比较弱，尤其是那些在产前长期从事低头伏案工作的女性（会计、打字、编辑、缝纫），如果营养不足，休息不佳，加上平时身体素质较差，在哺乳时就更容易引起颈、背、肩的肌肉、韧带、结缔组织劳损而引发疼痛或酸胀不适。

还有自身疾病的影响。一些妈妈由于乳头内陷，婴儿吮奶时常含不稳乳头，这就迫使妈妈要低头照看和随时调整婴儿的头部，加之哺乳时间较长，容易使颈背部肌肉出现劳损而感到疼痛或不适。

* 预防哺乳性颈背酸痛症

在明白颈背酸痛的原因后，即可找出预防此症的措施，如：

❶ 及时纠正自己哺乳时的不良姿势和习惯，避免长时间低头哺乳。

❷ 在给婴儿喂奶的过程中，可以间断性地做头往后仰、颈向左右转动的动作。

❸ 夜间不要习惯于单侧睡觉和哺乳，以减少颈背肌肉、韧带的紧张与疲劳。

❹ 平时注意适当的锻炼或活动。

❺ 要防止乳头内陷、颈椎病等疾患，消除诱因。

❻ 要注意颈背部的保暖，夏天避免电风扇直接吹头颈部。

❼ 要加强营养，必要时，可进行自我按摩，以改善颈部血液循环。

Part 7
产后心理调适

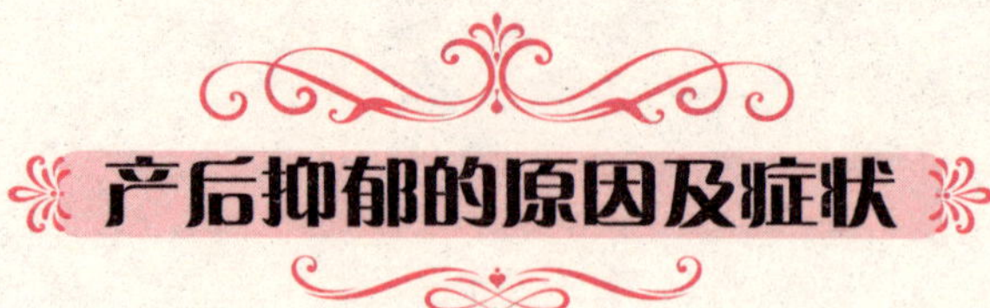

产后抑郁的原因及症状

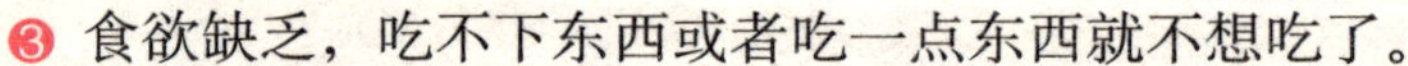

测一测：产后抑郁程度

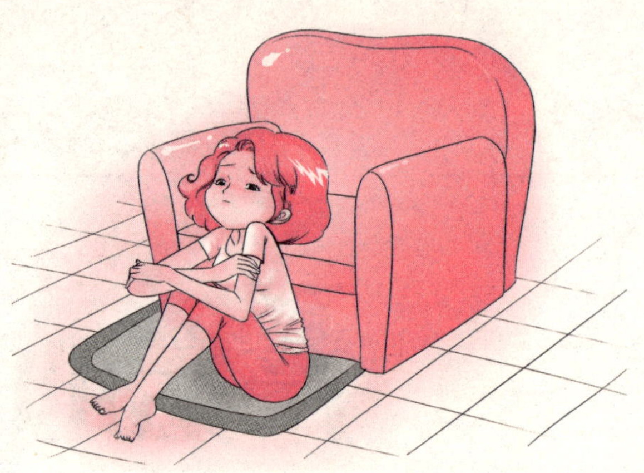

产后妈妈的情绪起伏波动较大，容易产后抑郁，如果妈妈不知道自己是否出现产后常见的心理抑郁，可以简单测试下列试题，看看近两周内，自己是否有以下表现和感受，每一个项目都只需简单答“是”或“否”即可。

❶ 每天的大多数时间都感觉没有精神，很容易疲倦。

❷ 白天情绪低落，夜晚情绪高涨，呈现昼夜颠倒的现象。

❸ 食欲缺乏，吃不下东西或者吃一点东西就不想吃了。

❹ 入睡很困难，翻来覆去好不容易睡着了，往往一有响动就惊醒了。

❺ 对自己缺乏足够的信心，担心丈夫对自己感到厌烦。

❻ 认为孩子如果没有自己照顾会更好，更健康。

❼ 认为孩子到来后，永远不可能再有属于自己的私人时间。

❽ 经常无缘无故地对丈夫和孩子发火，虽然事后也后悔，但就是克制不住自己的情绪，常常有莫名其妙的怒火想发泄。

❾ 精力总是不能集中，更别提一心一意地做一件事情。

❿ 一点小事都会让自己哭好久。

⓫ 以前根本不在乎的小事情，现在一整天耿耿于怀。

⓬ 总觉得别的妈妈都做得比自己好。

⓭ 害怕离开家或独自在家。

⓮ 好像对什么都提不起兴趣，以前非常感兴趣的事现在都感到很乏味。

⑮ 每天都焦躁不安，不能安静地待一会儿。

⑯ 经常想一想婚姻是否还有其他不妥的地方。

⑰ 自从生了孩子以后，和朋友、邻居都很淡漠，几乎没有交往过。

* 测试结果解析

如果回答“是”的问题多于3个，产妇可能患上了轻度产后抑郁症，假如答“是”的少于3个，但这些情况每天都出现，那么妈妈也应该警惕产后抑郁状况，不要掉以轻心，妈妈需要对此做出自我调适或及时看心理医生。

细节叮咛

对大多数妈妈来说，产后抑郁只持续几天的时间，只要保持一颗乐观的心，很快会恢复到从前；若产后长期抑郁，应及时看心理医生。

产后抑郁对妈妈的危害

患了产后抑郁症的妈妈通常会感到心情压抑、沮丧，不愿意见人，经常一个人偷偷地伤心、流泪，或经常产生焦虑、恐惧心理，性格也会变得暴躁、易怒。有些妈妈会出现头昏、头痛、恶心、便秘、泌乳减少等躯体症状。

比较严重的产后抑郁症患者甚至会产生绝望、离家出走、伤害宝宝或自杀的想法和行动。家人需要给予妈妈更多的关心。

产后抑郁对宝宝的危害

产后抑郁不仅影响妈妈的身心恢复，还会使宝宝得不到应有的照顾，产后抑郁会令妈妈不愿抱宝宝，或不能观察宝宝的反应，宝宝的啼哭或其他问题不能唤起妈妈的注意等。

妈妈的漠视或异常举动会令母婴的情感纽带联系不起来，从而影响宝宝发育，出现发育不良、动作发展不良、与母亲产生情感障碍、性格障碍等不良后果。有些病情严重的妈妈还会产生伤害宝宝的念头和行为，对宝宝的成长更是危害巨大。

产后情绪差的生理因素

女性产后心理上的变化十分剧烈，产后抑郁的发病病理目前还没有明确的论断，但目前认为，由于分娩引起妈妈内分泌环境的急剧变化而致内分泌的不平衡，是其主要的内因。

分娩本身可使内分泌出现新的变动，从而伴发植物神经的功能紊乱。如在孕期增加的前列腺素水平，随分娩而下降，致使妈妈普遍体验到情绪波动。而分娩时的出血又助长上述变化，使情绪剧烈波动。

家庭及生活细节可使人产生忧郁情绪

妈妈在生产中的贡献很大，付出很多，都希望得到家人更多的肯定和认可，如果妈妈没有得到，就容易产生抑郁情绪。

家人细微的情感表露，尤其是爸爸的态度，都有可能让她情绪不稳，出现抑郁情绪，如果有责备、埋怨或其他表示不满的行为，更容易导致产后抑郁。

另外，产后妈妈特别敏感，一点点小事都会牵动她丰富的情感。甚至是否有人来及时看望，对新生儿态度如何，送来什么样的礼品等，也会成为精神刺激的因素而构成精神创伤。

细节叮咛

产妇要学会自我调节，不要为无谓的事情生气，同时，家人需要在日常生活中多加注意，适时地给予妈妈帮助和肯定，就可以有效避免妈妈产后抑郁。

妈妈产后压力增大容易导致产后抑郁

妈妈在生产之后，伴随着精神紧张、身体疲劳，面临着婴儿的抚养重任，还有对经济、健康、作息及家庭人员关系考虑的加剧，一时间兼有妻子、母亲、女儿和儿媳妇的多重身份及面对多种需要，这种角色的改变及如何扮演好各个角色，就成为妈妈心理上的极大负担。

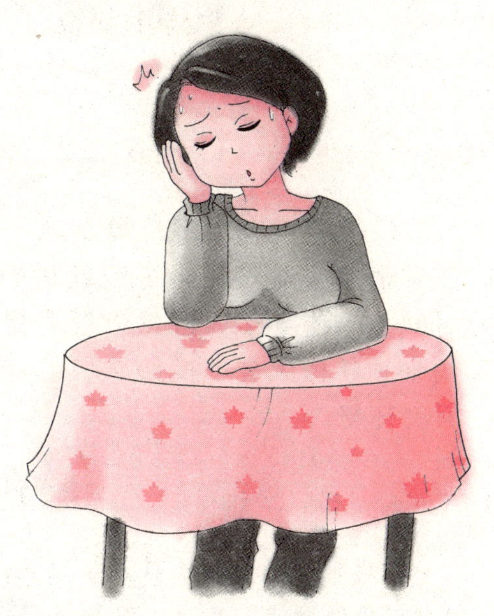

另外，每天哺喂婴儿，观察婴儿健康状况，婴儿的哭闹常常耗费妈妈大部分的精力，容易让妈妈烦躁，也使妈妈产生手足无措的感觉，这时候妈妈容易产生挫败感，怀疑自己的能力，对自己能否胜任妈妈的工作产生怀疑，这种怀疑的加深，容易带来产后抑郁。

还有的妈妈如果在产后恢复不良，发生其他情况，如感染、发炎、伤口崩裂等情况，身体有更长时间的不适，妈妈对健康的担忧加剧，渐渐产生了对生育价值的怀疑，这也容易引发产后抑郁。

细节叮咛

心理素质差的妈妈更容易发生产后抑郁，所以妈妈一定要保持乐观向上的心态，不要自卑、自责、悲观厌世。

如何调整产后的情绪

家人多给产后妈妈一些关注

产妇的家人应了解产褥期这一特殊生理变化，体谅和帮助调节产妇的情绪，对妈妈给予照顾和关怀。特别是丈夫，应该拿出更多的时间来陪伴妻子，经常进行思想交流，设法转移妈妈的注意力，帮助妻子料理家务或照顾宝宝。让妈妈在分娩后有一个和谐、温暖的家庭环境。

细节叮咛

产后抑郁通常发生在产后数天内，所以家人在产后前几周要特别留意妈妈的情绪，及时发现并帮助妈妈调节不良情绪。

月子期间应避免受刺激

平和愉悦的心境对坐月子非常有益，对于外界的精神刺激和蛊惑，妈妈要善于理智地通过调节自己的感情，如和喜怒、去忧悲、节思虑、防惊恐等方法，排除各种杂念，消除或减少不良情绪对心理和生理产生的影响。

如果产后的确面临严重的不愉快的生活事件，甚至问题棘手难以解决，不要让精力总是黏滞在不良事件上，越想不愉快的事心情就会越不好，心情越不好越容易钻牛角尖，心情就会越发低落，陷入情感恶性循环的怪圈中，妈妈可以用其他事情或兴趣爱好来转移自己对不愉快事情的注意力。

此外，妈妈的家属及亲友也要避免使用刺激性语言，不使妈妈烦恼动怒、忧愁悲伤。家人不要用传统的方式来对待妈妈，像不能洗澡、不能下床、不能出门等不必苛求，这些都会越发地使妈妈感觉到生活乏味单调，加剧抑郁情绪的产生。家人不妨多顺从产妇的需求，如果感觉妈妈的做法不妥当，可以用委婉的方式提点，或者默默给予适当的帮助，令妈妈感到家人带来的温暖。

细节叮咛

克制自己的情绪是人一生都需要练习的一门生活艺术，产妇的情绪不稳定，一定要多鼓励自己克制。

轻微产后抑郁症的自我调节

如果只是出现轻微的产后抑郁症状，妈妈可以利用一些简单的心理学知识和心理治疗技术进行自我调节。

❶ 转移注意力。如果因为产后面临的生活困难或生活中发生的不愉快事件而感到难过，产妇可以去做一件自己喜欢的事，把自己的注意力从不愉快的事情上转移开。妈妈如果学会了转移注意力，在受到委屈的时候，有意识地忘掉这件事，就能很快从不良情绪中脱身，避免因为委屈的情绪一直深入，最终导致这种委屈郁结于胸，无处释放。

❷ 行为调整。适当进行一些放松活动，例如播放一些舒缓的音乐，心情也会随着音乐放松下来。或者阅读一些幽默感较浓、积极向上的笑话书，如童言童语、校园笑话等。这些书往往妙语连珠，产妇看了之后，心情大多数可以好转，此外深呼吸、散步、打坐、冥想等活动都对帮助妈妈走出阴霾、抵抗抑郁，具有不可否认的好处。

❸ 沟通交流。与和自己一起上分娩课的妈妈联系一下，彼此交流一下经验，或参加一些产后运动训练课程，如果有要好的亲友，可以和他们聊一聊。与人交流可以在很大程度上消除产妇的孤独和无助感，将抑郁消于无形。

❹ 角色转换。谁也不可能24小时地充当一种角色，偶尔从妈妈的角

色中跳出来，在家人面前撒撒娇，寻找一下丈夫的娇妻、父母的爱女等角色受宠爱的感觉，也是一种强有力的抗抑郁武器。

细节叮咛

妈妈可以找个笔记本，把自己的不良情绪和发生原因记录下来。过一会儿再看这些记录，妈妈就能认识到其实有些事并不像想象中的那么严重，从而更加了解自己的问题，对以后类似的问题都有比较好的借鉴作用。

适当放松或休息

妈妈生产以后，如果生活的重心完全放在宝宝身上，从而放弃自己的喜好，就很容易变得压抑。况且照料宝宝是非常耗费精力的事情，妈妈的休息睡眠也无法保证，人在睡眠不足的情况下也会变得暴躁易怒。

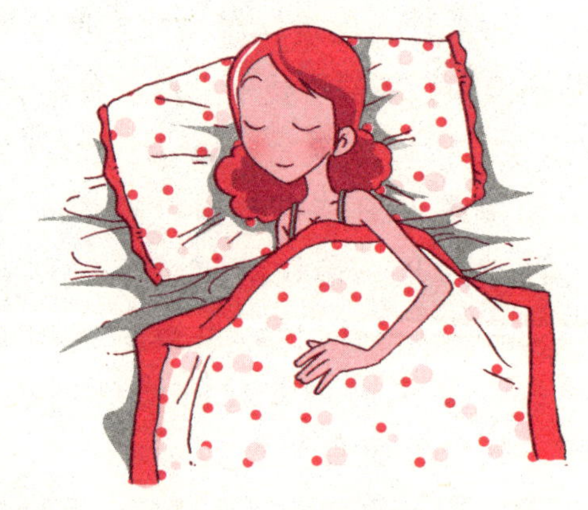

因此妈妈感觉厌倦、疲累的时候，可以把宝宝交给爸妈或公婆照顾几个小时，让自己适当放松或休息，情绪就能得到调节。平时完全可以多利用宝宝睡觉的时间休息。忙碌的时候不妨请小时工来帮助做家务等，把自己从忙碌的琐事中解放出来。

建议妈妈尽量每天都抽出一点时间来放松一下，而不要总是把自己闷在昏暗的室内睡觉、吃饭或者给孩子喂奶。天气好的时候，带着宝宝出去散散步，或约个朋友在附近吃顿晚餐，周末时组织一次家庭野餐聚会等，只要能让自己保持心情愉快的活动，都可以试着安排一下。

偶尔出去逛逛街，买些漂亮衣服，化化妆，打扮得漂漂亮亮，给自己增添几分活力，这会让自己看上去非常舒服，自己也感觉很清爽，不易被抑郁困扰。

将自己需要的宠爱说出来

每个人都希望得到更多一点的重视，让自己心里好受一些，这是正常的需要，不要在刚分娩完时觉得自己既不光彩照人，也不被人需要，更不要对这种怨气有负疚感。

要知道，与怀胎十月时不一样，现在宝宝真实地存在着，他需要妈妈的照顾，需要妈妈的爱。如果产妇的心里有不快，或者需要得到抚慰，那就直言不讳地告诉家人，要求被爱并不会引起人们的反感，实际上，妈妈身边总会有一些有“实际意义”的人，他们坚定、有主意，爱护妈妈并能给她们具体帮助。

所以，产妇不妨大胆地说出自己的要求，向给自己提供心理支持的人传达被爱的信号，他们会很快意识到应该做什么。

细节叮咛

如果亲朋好友热情地要帮你买东西，不要拒绝他们，给予妈妈一些礼物会令她们感到高兴；如果丈夫要帮你熨衣服，一定要放心让他去做，要知道可不是每年都有这样的好待遇呢，享受丈夫给的爱心行为会很甜蜜的。

巧妙地抓紧时间睡觉

保持充足的睡眠，赶走疲倦是妈妈远离抑郁的必胜法宝，妈妈分娩后，耗了很大的体力，加之出血、充足的休息十分必要，每天应安静睡眠8～10个小时。

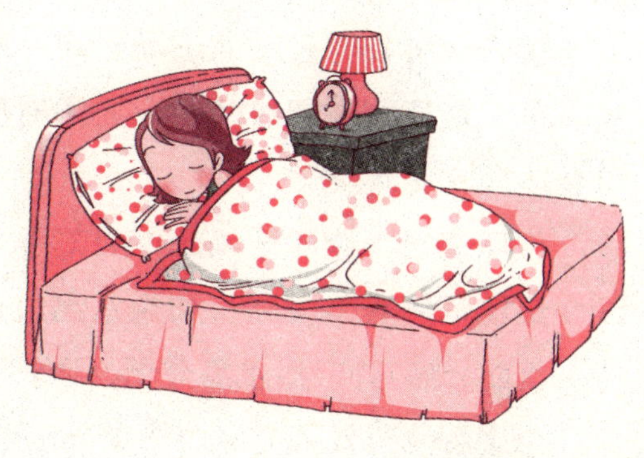

配合宝宝的睡眠。新生宝宝在晚上需要喂乳，所以妈妈必须在白天尽量休息，以保证身体健康，可以配合孩子的作息时间来休息，在

他睡觉时，或是安静地玩耍时，妈妈可以立即闭上眼睛休息，即使不困也应该闭目养神，最好能在孩子不需要哺乳的时间里睡上一小觉，保证充分的休息。

不做影响睡眠的事情。在睡觉前的30分钟里，妈妈应该做点能让自己放松的事，或者什么都不想，用数山羊这类有助催眠的方法来帮助自己入眠，尽可能不让自己过于紧张和劳累影响来之不易的睡眠。

细节叮咛

妈妈临睡前在床头柜上放上一个剥开皮或切开的柑橘，嗅其芳香气味，可以镇静中枢神经，帮助入睡。

洗澡有助缓解疲劳感

许多家长有老观念，比如产后长时间不能洗澡、不能吹风等，其实并非如此，一些妈妈因此长时间蓬头垢面，邋遢难受，继而引发生理、心理变化，产生抑郁情绪。

事实上，沐浴是一种简单而极有效的消除疲劳的方法，人体疲劳时经常表现为肌肉酸痛，而温水浴对交感神经有刺激作用，可以达到镇定效果，缓解疲劳，带来好心情。不过，妈妈洗澡要掌握洗澡的时间和水温以及方法。

达到缓解疲劳效果的洗澡时间一般为10～15分钟，最长不超过20分钟，每天最好不要超过两次，入浴时间过长、次数过频对消除疲劳的作用会适得其反。

可以镇定心绪的洗澡水以41℃至43℃的温水为宜，这个温度段的洗澡水最能消除身体疲劳。如果水温过高，消耗热量多，不但不会消除疲劳，反而会感到疲惫；水温过低，血管收缩，不易消除疲劳。

令缓解疲劳效果更好的洗澡方法是：

❶ 首先浸泡到膝盖以下3分钟，双手及两肘可放入水中，按摩脚踝；

❷ 然后坐下，让水淹过肚脐，大约浸泡3分钟；

❸ 最后全身坐入浴缸，依照各人喜好浸泡。

细节叮咛

在疲劳时搓一搓脸，马上就能感觉神清气爽，因为面部分布着很多表情肌、穴位和敏感的神经，在热水的刺激下，血液流动加快，如果这个时候配合搓脸能舒展表情肌。搓脸时可以先用手掌轻轻地由下向上搓，然后双手食指从额头开始，划拳似的向下依次轻轻揉按，一直按到下巴，整个脸部都会舒缓起来。

向闺中密友倾诉

心理学认为，人的各种感情，一定要通过心理上的应激反应以各种形式表现出来，否则，将有损身心健康。

产妇如果有不良情绪，要及时宣泄出来，那些亲近、信任的朋友是最好的倾诉对象，妈妈不要疏远了他们，多向他们倾诉自己的感受，取得他们的体谅和安慰，往往都能从中感受到莫大的关心和温暖，从而使自己的心情好起来。

无论高兴还是悲哀，尤其在感觉压抑的时候，都可以找出闺密的电话，打给她，约她见面聊聊，或者在电话里倾诉自己的心情，将情绪宣泄出去，这样不良情绪才不会越积越多，更不会导致妈妈产后抑郁。

另外，倾诉不但可以缓解自己的压力、调解情绪，还可以增加闺密之间的感情，拥有深厚的友情也是人生中一件乐事。

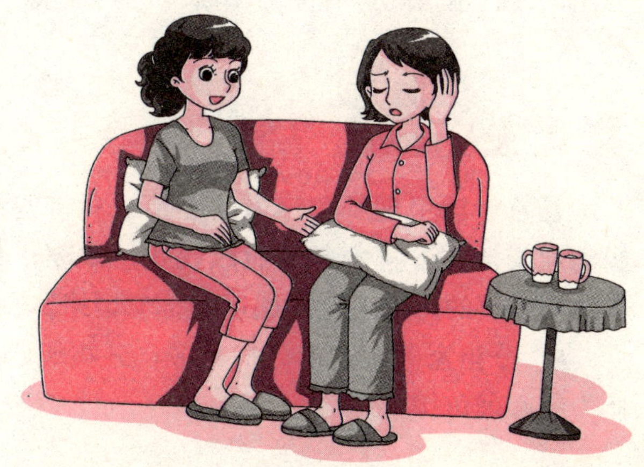

给自己多一点积极的暗示

心理暗示的作用是巨大的，不但能影响人的心理与行为，还能影响到人体的生理机能。因此，消极的暗示能扰乱人的心理、行为以及人体的生理机能，而积极的暗示能起到增进和改善的作用。

＊ 多想美好的事物

心理暗示在日常生活中随时随地都可以看到，它是用含蓄、间接的办法对人的心理状态产生迅速影响的过程，它用一种提示，让我们在不知不觉中接受影响。如果产妇想美好的事情，美好的心态就跟着来；如果想邪恶的事，邪恶的心态就会跟着来。所以，产妇要多想美好的事物，当妈妈习惯地想象快乐的事，神经系统便会习惯地令产妇保持快乐的心态。

＊ 多鼓励自己

看到一件喜悦的事，它会做出喜悦的反应；看到忧愁的事，它会做出忧愁的反应。所以，我们只能输入积极的语言，比如“在我生活的每一方面，都一天天变得更美好”“我的心情愉快”“我一定能成功”等，语句简洁有力，不要含糊、脱离实际及与人攀比。永远不要对自己说“我不行”“干不好”“我会失败”等。

＊ 学会自我欣赏

有的妈妈本身会有自卑倾向，对自己是否能够带好宝宝，是否能够当一个合格的妈妈也不自信。这个时候妈妈要多看自己的优点，多欣赏自己，并且坚信妈妈有能力了解自己的宝宝，并能给他最好的照顾。

丈夫应多关爱妻子

爸爸应该用理解和疼惜的心情来对待妈妈产后情绪的变化，多和妈妈沟通交流，分担家务，照顾妈妈，做妻子最强有力的后盾，排除妻子一些不必要的焦虑，让妈妈远离抑郁情绪。

❶ 分担家务。主动分担家务，分担妈妈的烦恼和忧愁，减轻妈妈的体力和心理负担。

❷ 送鲜花。偶尔给妈妈送几朵漂亮的鲜花，告诉她生产后的她是最美丽的，或者适时地留下一些写着温馨话语的字条儿等。

❸ 赞美妈妈。女人天生都是爱美的。几乎所有的妈妈都担心自己因为生育而失去了完美的身材，失去了白净无瑕的肌肤，不再具有往昔的魅力。所以，爸爸应该毫不吝惜地赞美妈妈，告诉她比之前更有魅力了。

❹ 多沟通交流。多跟妈妈交流沟通，告诉她你很爱她和宝宝，并非常乐于分享着她的幸福与烦恼。

细节叮咛

丈夫应该特别注意，不要在家里吸烟，尤其不要在妈妈和宝宝面前吸烟，最好的情况是在下班回家之前就不再吸烟，并尽量让自己身上的烟味散尽后再进家门，烟味绝对是小宝宝最不喜欢的味道之一。

没必要吃宝宝的“醋”

宝宝出生后，妈妈似乎总是有意无意就陷入了“吃醋”的怪圈，特别是年轻的妈妈，总是感觉老公的爱意都转移到宝宝身上了，以前对自己百般关心、爱护的老公，现在只顾抱着宝宝玩……

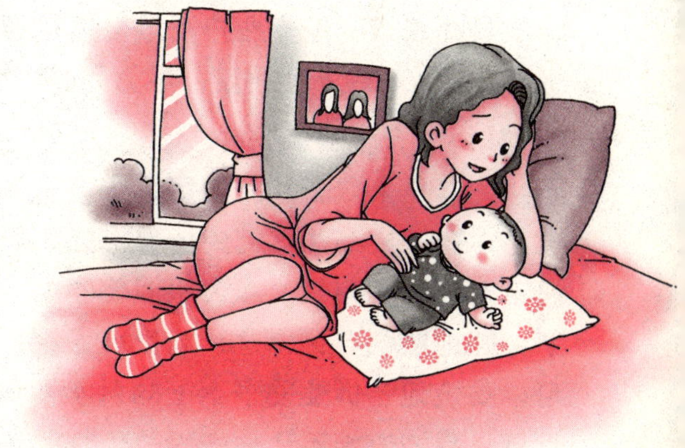

妈妈不应该在思想上钻牛角尖，宝宝与妈妈是没有可比性的，对宝宝的爱和夫妻之间的爱是可以共同存在的，宝宝的到来可能令夫妻之间暂时没有了从前自由的浪漫时光，但这并不表示没有浪漫了。

妈妈需要耐心地等待一下，宝宝出生后老公对宝宝的爱表现得非常的明显，但妈妈不要嫉妒，要相信自己在老公心中的地位从来不曾因为宝宝的出现而改变，因为宝宝是爱情的见证，正是出于对自己的爱才有了对宝宝的爱。聪明妈妈的做法是多给老公一点过渡的时间，让他充分体会初为人父的快乐。

怀着一颗充满期待与爱的心，爸爸和妈妈很快就会适应这个欢快的新家庭的，如果妈妈感觉醋意难平，还可以试着这样做：

❶ 提醒老公关注自己。妈妈可以提醒老公不要有了宝宝忘记了自己，让他在爱宝宝的同时也要维持对自己的爱。如果妈妈感觉自己吃醋了，不要埋在心里，大胆地和老公说出来。

❷ 共度浪漫节日。双方可以抽出时间共同度过结婚纪念日、情人节等重要节日。这些行动表明：老公的爱并没有被宝宝完全夺走，你仍然是他心目中的“大宝宝”。

怎样和婆婆愉快相处

坐月子期间，身体虚弱的妈妈往往少不了让婆婆帮助照顾自己和宝宝，婆媳关系立刻变得极为重要起来。尤其是此前并不在一起居住的婆婆，现在为了宝宝而一起生活，如何相处好成了婆媳之间非常重要的事情。

做儿媳妇的毕竟在接受着婆婆的照料，所以在与婆婆相处的时候，更要站在一个晚辈的角度，尽力和婆婆相处好。

* 妈妈平时应多和公婆沟通

尤其是坐月子期间，妈妈很有可能与婆婆观念完全相反，如该不该洗澡，要不要喝油腻的肉汤等。在妈妈的月子照料方面发生矛盾时，妈妈不要只顾生闷气，或者跟婆婆吵架，而应该想着，婆婆的出发点是为了更好地照顾自己，这样心里就会轻松许多。如果实在觉得憋得难受，可以委婉地告诉婆婆书本上的科学知识，让婆婆接受你的新观念。如告诉她，你知道她不让你洗澡是怕你受凉，但现在条件好了，把室温和水温调高点，是没有问题的。

＊发挥爸爸中间人的作用

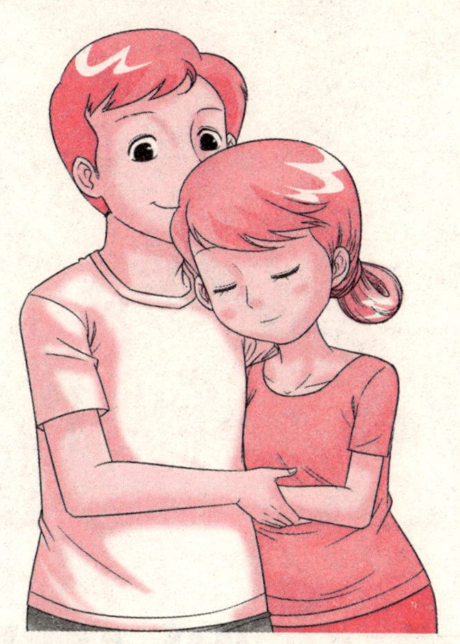

宝宝爸爸是你的丈夫，也是婆婆的儿子，这个位子处好了便是左右逢源，若是处不好，妈妈和婆婆都会拿爸爸出气，让爸爸夹在中间两头难做。其实，产后不只是妈妈压力大，容易抑郁，爸爸也可能会因为经济压力、家庭关系压力等一系列问题而变得抑郁。所以妈妈也要学着去理解爸爸，不要一与婆婆闹得不愉快，就要爸爸去解决，还不准爸爸站在婆婆一边，使得家庭关系更加紧张。

另外，当有外人问到家庭关系的问题时，妈妈不要一味地抒发自己的不满，要学着理解和感恩。要知道，你说的每一个对婆婆的不满，都可能传入婆婆的耳朵，那可比当面说更让人受不了。

＊会睁一只眼闭一只眼

对一些难以沟通的问题或自己看不惯的事情，不要太较真，有时候睁一只眼闭一只眼就过去了，尽量不要给自己太大的压力。妈妈自己安心休息好，并照顾好宝宝就是最重要也是全部的工作。

细节叮咛

婆婆可以过来照顾新妈妈和宝宝的起居，是出于家庭的责任感和长辈的好心。妈妈也该懂得做适当回报，孝敬婆婆。实在觉得与婆婆不好相处，就请自己的母亲或者干脆请月嫂照料自己和宝宝，不要总憋着，否则容易产生抑郁症。

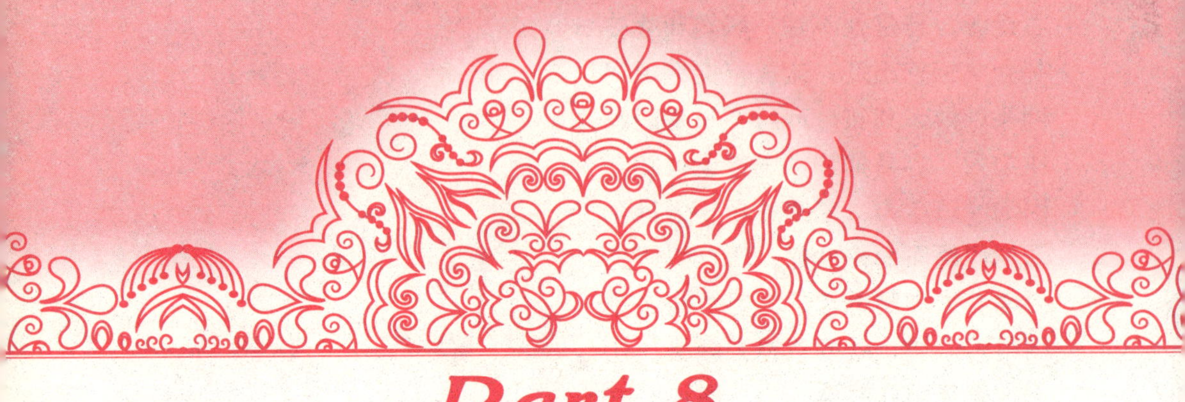

Part 8 产后性生活，重回甜蜜二人世界

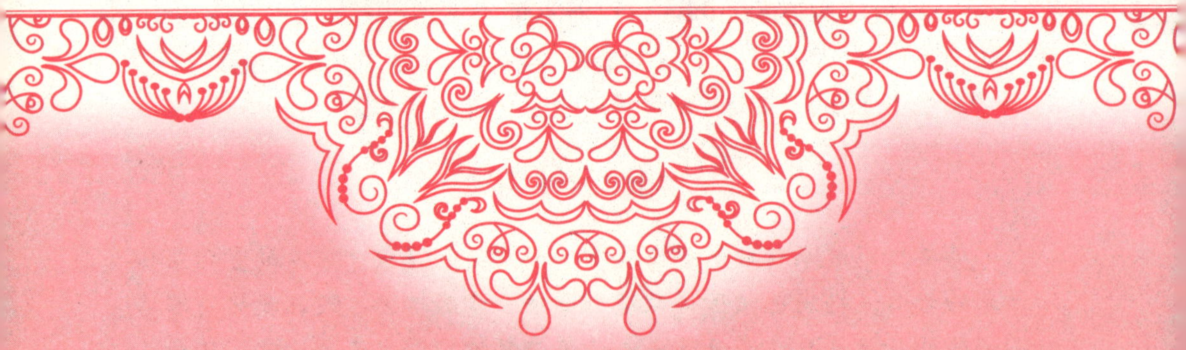

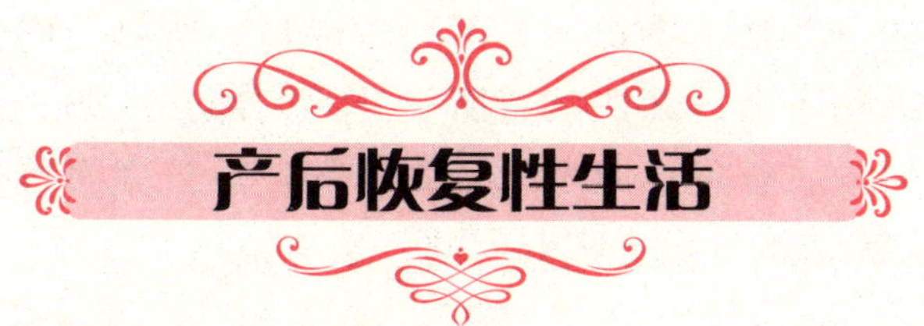

产后恢复性生活

产后前6周严禁性生活

妈妈在产后跟爸爸多沟通，让爸爸知道这时候的你是多么虚弱，让他来好好配合你的恢复，产后6周之内避免性生活。

生产时，妈妈的宫颈口张开，需要较长时间才能慢慢闭合。如果在宫颈口尚未闭合时，就开始性生活，妈妈的子宫完全开放得不到任何保障，性生活中带入的细菌就会长驱直入妈妈的子宫，感染子宫，使子宫内膜、输卵管等发炎，严重影响妈妈的健康。

另外，妈妈的宫颈、阴道、盆腔在生产中都有不同程度的损伤，在这些损伤未修复前就恢复性生活，无论是撞击、摩擦还是带入的细菌都会造成这些器官的炎症，使妈妈身体恢复变得缓慢。

这些器官在产后6周前都处于易感状态，所以在产后6周前严禁性生活。

顺产妈妈6周可以恢复性生活

一般来说，由于子宫颈口会在产后6周恢复闭合状态，宫颈、盆腔和阴道的伤口在此时也基本愈合，所以妈妈和爸爸可以在产后6周开始性生活。但是这种情况也是因人而异的。如果没有特殊情况或者感到疼痛，提前进行性生活也是无妨的。但是一定要注意，爸爸进入妈妈体内的时候，动作一定要温柔一些，如果使用润滑液效果会更加好一些。但是，妈妈生育后的第

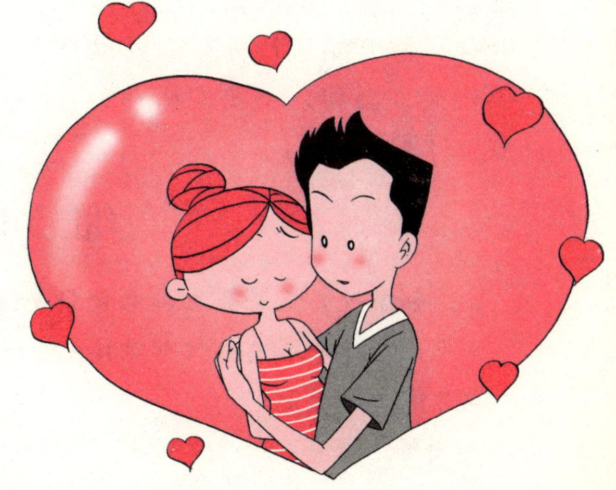

一周，大部分的爸爸都已堆积下来了很多能量，所以他们会性欲旺盛。但是妈妈的性欲却不会这么快就有所提升。大部分产妇一个月之内不会有性欲。这个时候，爸爸也应考虑到妻子的产后护理而进行节制。大约两个月后，夫妇两人的性欲会提升到同一水准。

细节叮咛

不管妈妈恢复得早还是晚，爸爸都要表示理解，慢慢地培养二人之间的亲密感觉，慢慢恢复性生活。尤其是在最初恢复性生活时，妈妈容易紧张和疲劳，需要爸爸给予更多的照顾。

剖宫产妈妈恢复性生活时间应较长

剖宫产的妈妈需要更长的时间来进行恢复，一般需在产后3个月才能开始性生活。因为剖宫产除了腹部的切口外，子宫上的伤口也需要一段时间的愈合，所需要的复原时间会比自然分娩的妈妈更长一些，若性生活过于粗暴，也可能会引起伤口的疼痛。因此，刚开始进行性生活时动作要轻柔、温和，不要太粗暴，并要做好避孕措施。

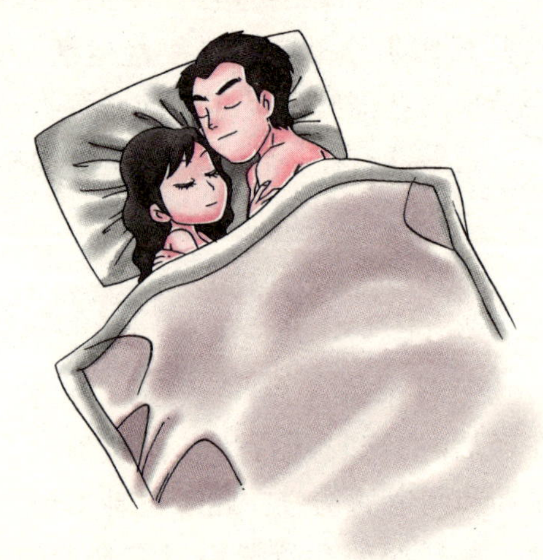

细节叮咛

如果性爱生活让妈妈感觉到身体不适，那么需要等待的时间更长一点，也可寻求夫妻俩都能接受，也都喜欢的其他性爱方式，比如只做身体的爱抚等。

生理原因导致产后“性冷淡”

妈妈可能也会发现自己在生完宝宝之后，几乎或完全没有了对性的兴趣，这是为什么呢？最主要的还是生理原因。

❶ 阴道损伤，阴道弹性及润滑不足。

经历生产过程之后，阴道多少会有损伤，它的弹性会变差，皱褶也会消失。不过，到产后3周，阴道的皱褶又会重新出现，但是要恢复弹性，需要好几个月的时间。就算恢复了弹性，阴道的腺体分泌也可能长期减少，性生活会有润滑不足的问题存在。润滑不足必然导致性生活满意度和性爱热情度的降低。

❷ 骨盆组织及阴道松弛。

骨盆腔肌肉筋膜也会因生产受到破坏而较为下垂，阴道变得比较松弛，不但在性行为时比较没感觉，同时因为下垂的骨盆腔组织无法有效收缩，也会减少性爱的快感。一般说来，整个骨盆组织及支撑的恢复所需的时间，可能长达半年甚至更久。

❸ 会阴有伤口。

生产时会阴常有裂伤，虽然经过修补，会阴伤口也已经长好，但行房时还是可能有疼痛感，或是害怕会阴伤口裂开而无法进行性生活。

❹ 喂母乳造成激素改变。

产后很多妈妈都选择母乳喂养，但在持续喂母乳的状态下，泌乳素上升，女性激素下降，阴道因此会比较干涩，妈妈在与丈夫做爱时会容易感觉到疼痛。此外，哺乳妈妈的雄性激素会比较低，雄性激素与性欲有很大的关系，如果过低，就会提不起性欲。

❺ 尿失禁。

因为生产后阴道和膀胱壁下垂，可能造成暂时的尿失禁现象，在性行为时会产生不少困扰。

细节叮咛

通常，妈妈会感觉到阴道干涩、缺乏自然分泌的阴道润滑液。这种阴道干涩的状态一般会持续6个月左右，妈妈可以借助人工的阴道润滑液来使性爱生活愉悦顺畅。

导致产后“性冷淡”的心理因素

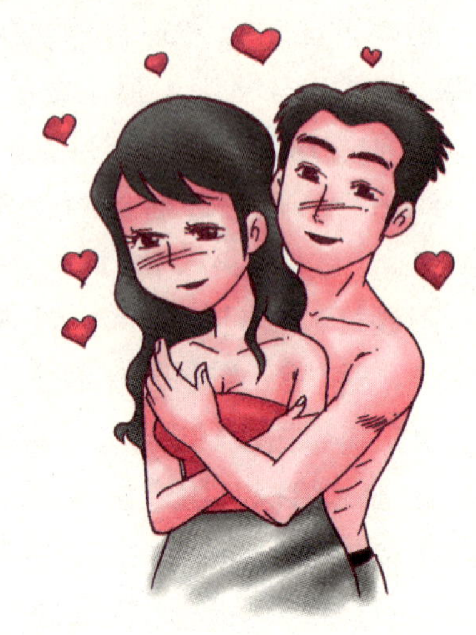

很多女性认为生完孩子后，丈夫可能不会像原来那样喜欢自己的身体，自我感觉不良好是影响性欲的又一因素。其实男人通常没有那么挑剔，而且散发着母性光彩的你也许更性感，丢弃这些想法，会让你在性生活中更自信，也就更美。

还有的妈妈产后全身心投入地去照顾宝宝，会让妈妈生理、心理都产生疲惫感，让人“性趣”缺失。抑或是怕吵醒宝宝，或者太注意宝宝的睡眠反应，担心宝宝睡着时窒息，这种状况下当然无法全身心享受性爱了。

如果妈妈担心影响宝宝，可以每周将宝宝放到婆婆那待一晚，跟婆婆说明情况，不要觉得不好意思，这是非常正常的事情，为了你和爸爸的幸福，没什么好犹豫不决的。相信试过一次后，你会发现虽然生了宝宝，但照样能与爸爸享受到怀孕前的狂热。

此外，也可以让宝宝自己睡小床，因为如果将宝宝与自己安排在一张床时，妈妈与爸爸激情的时候就容易弄醒宝宝，等哄好宝宝，大家又都累了，于是就草草了事了。几次之后，你会发现做爱的时候总是不能投入，再慢慢地便会发展到阴道干涩、性欲降低。所以，建议妈妈可以让宝宝单独睡，学会一些技巧哄宝宝睡着，然后自己可以放心地跟丈夫享受二人世界。

细节叮咛

一些妈妈总担心被孩子看见或听见。但据我们研究，这种单一的事件不会对孩子有伤害。父母尽量在宝宝熟睡后再享受二人世界。

给新爸妈产后恢复性生活的建议

为了帮助妈妈更好地恢复性生活，请参考以下建议：

* 多爱抚

性生活前，为了缓和妈妈的紧张情绪，爸爸要多爱抚妈妈。同时，为了保证妈妈的休息，建议每次性生活时间不要超过30分钟。

* 要温柔

妈妈阴道恢复不久，性生活时容易干涩疼痛，尤其是产后第一次性生活，爸爸应该温柔一些，动作放缓慢，营造温馨柔和的气氛，注意妈妈的反应，也可配合一些水性的润滑剂使用，如果第一次就很不舒服，妻子之后可能得隔更久才敢行房。

另外，产后一直哺乳的妈妈，乳房充盈大量乳汁，如果此时受到外力的强烈压迫，容易肿胀疼痛，所以爸爸动作要轻柔。

* 忌创新

产后妈妈体力可能有些下降，爸爸不要尝试过多的花样做爱，尽量配合妈妈的感觉来，以妈妈感觉舒服的方式进行，当然你也可以提出你的要求，但不能强求。

* 需重视

若妈妈有阴道分泌物不正常、会阴伤口疼痛、性交疼痛的情况，应尽快就医治疗。爸爸应多注意妈妈的情绪问题，如果生产完两周以上，妈妈还有情绪低落、常哭等情况，应早点咨询医生。

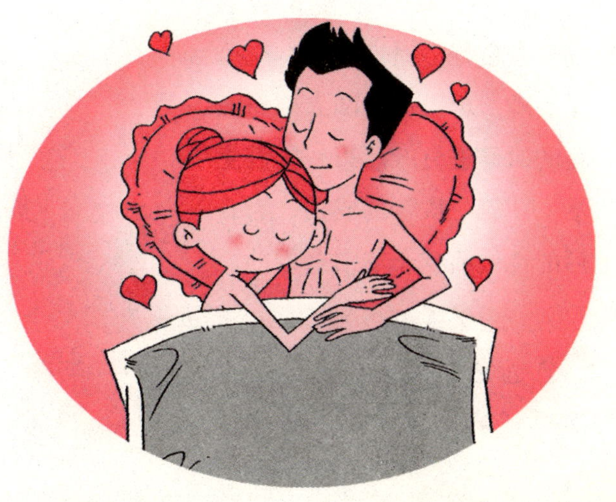

* 借药物

使用某些改善性欲的

药物，但这些要与医生详细探讨，评估不良反应后再考虑使用。

另外，应停用影响性欲的药物或治疗：有些安眠药、镇静剂、抗抑郁的药物会影响性功能，服用前多与医生沟通，可选择对性生活影响较小的药物。

细节叮咛

有些妈妈产后性生活出现问题的原因在于：产后第一次准备不充分，明明生理、心理问题一大箩，但看着丈夫期待的眼神，实在不好意思拒绝，半推半就地完了事，以致出现了一些意外状况，给日后的性生活蒙上了阴影。

产后“第一次”要注意避免这些情况

＊产后性生活开始时间较早

妈妈至少要到产后6周才能开始第一次性生活。提前开始性生活，除了怕影响伤口愈合之外，有时也会影响子宫收缩，造成子宫发炎。因此开始产后性生活前必须确认身体恢复良好，会阴表面组织早已愈合，无贫血、营养不良或阴道会阴部发生炎症。

此外，还要注意精神状况是否良好，对性生活有无排斥心理。尽量选在两人都想做爱的时候进行产后第一次性生活，“第一次”的成功，对日后的性生活状态非常有帮助。

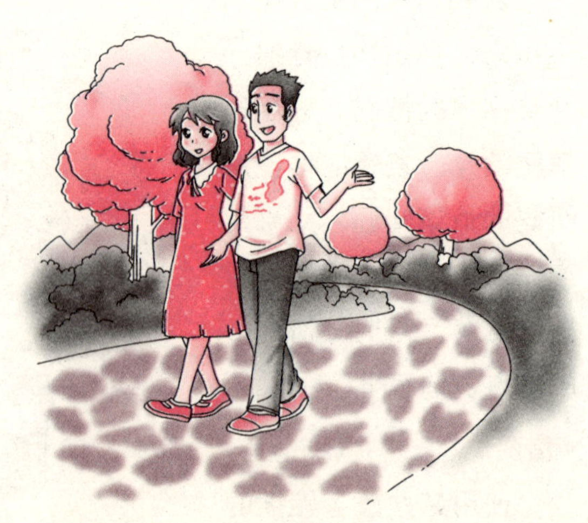

＊爸爸过于“勇猛”

爸爸长时间没有性生活，“第一次”难免会比较强烈，但不能为了发泄身体的那股欲火就不顾及妈妈的感受。爸爸对于产后“第一次”一定不要过于“勇猛”，动作应轻柔、缓慢，否则容易给妈妈薄弱的阴道造成裂伤。另外，当妈妈对性生活有生理、心理上的排斥时，爸爸要理解、体贴，并一起讨论如何解决这个问题。

＊外阴干燥，不要强行性生活

一般产后妈妈外阴会比较干燥，容易造成行房阻碍，这时夫妻双方不要强行进行性生活，否则容易造成伤害，而影响之后的性生活。建议爸爸或妈妈在“第一次”时准备阴道润滑剂。

细节叮咛

如果在最初的性尝试中遇到困难，比如侧切伤口疼痛，阴道太紧或太松，那就赶快停下来，不要勉强，以免带来心理上的恐惧和损伤身体。必要的时候去找医生检查，确诊身体无恙再做尝试。

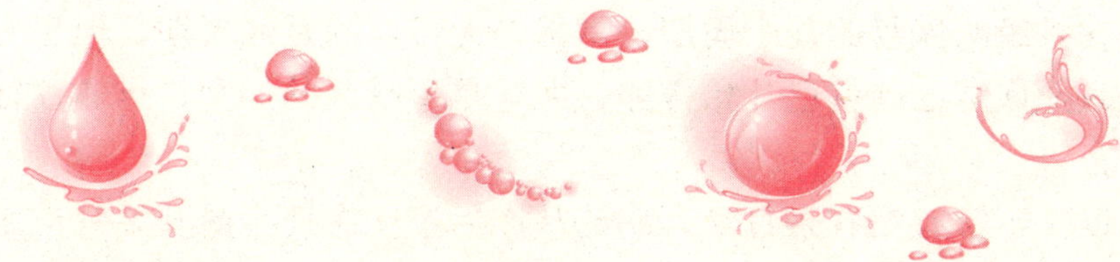

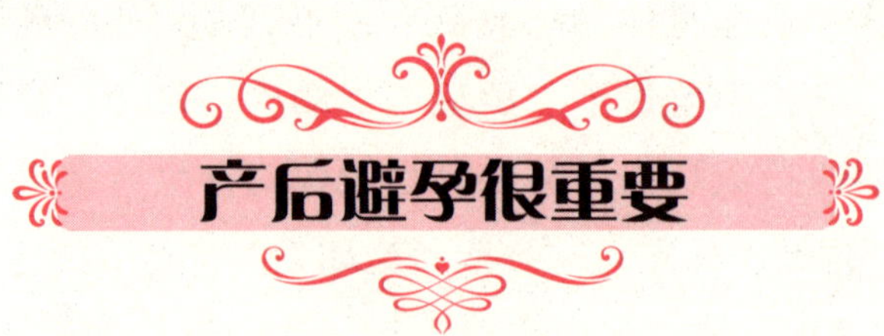

产后避孕很重要

产后什么时候开始避孕

一般妇女在产后由于体力尚未恢复，会感到疲倦，且有恶露及会阴伤口疼痛的情形，所以在产后一个月内多半没有性行为，当然就不会有怀孕的问题。到产后6周，妈妈身体已经恢复得较好，基本可以进行性生活了，但为避免再次妊娠，夫妻双方要严格采取避孕措施，最好从产后第一次性生活就开始避孕。

如果妈妈不注意避免，就很有可能在产后不久又再度怀孕，如此对夫妇的身心而言，皆有着巨大的负担，无论是在体力上、心理上以及经济上，皆会因再度怀孕而面临莫大的压力。

产后没来月经需要避孕吗

处于产褥期的妈妈，即使没有月经，也能怀孕。因为能否怀孕，对女方来说取决于有无排卵。排卵的恢复不一定是与月经的恢复同步的，特别是在月经刚恢复的几个周期，常常是无排卵的月经周期，但也有不少人在月经恢复之前就已开始排卵，尤其是不哺乳的妇女，排卵往往恢复较早。

所以，不管有没有来月经，妈妈从产后第一次性生活开始就应采取避孕措施。

细节叮咛

避孕的方法有很多，妈妈可以在妇产科医生的指导下，选择适合于自己的避孕措施。如果避孕失败应在医生指导下采取紧急避孕，紧急避孕药物应在性生活后72小时内服用，超过72小时失败率较高。

产后什么时候来月经

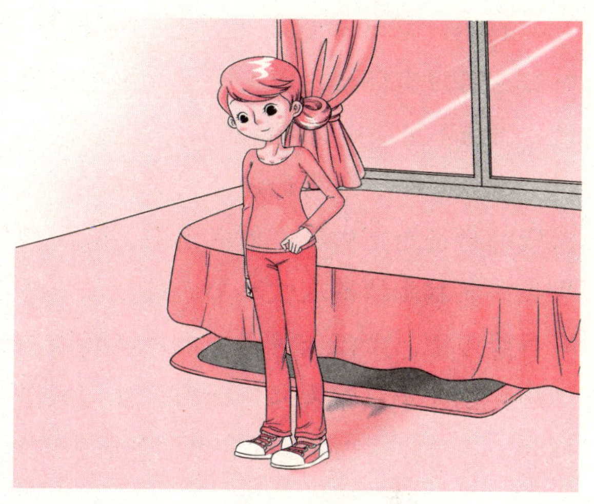

产后什么时候来月经因人而异，除了受到哺乳影响外，还与婴儿开始添加辅食的时间、产妇年龄、卵巢功能以及内分泌功能的恢复情况等有关。

一般来说，不哺乳的妈妈，在产后6～10周内月经就能复潮；而哺乳的妈妈，月经复潮的时间有极大的变动性，可能在产后第2～18个月内的任何时候恢复，甚至有的妈妈在哺乳期间月经一直不来潮。

细节叮咛

一般来说大部分妈妈的产后第一次月经量比孕前月经量稍多，一周内就会干净，无须进行特殊治疗。

来月经不等于产后恢复排卵

人们普遍认为月经复潮是哺乳妇女恢复生育力的象征，所以有些妈妈在月经复潮之前不采取任何避孕措施，也有些妈妈认为“第一次”来了，就代表又开始正常排卵了。究竟这些想法是否科学呢？

其实月经复潮并不能表明产后恢复排卵，但是哺乳时间愈长，次数愈多，则闭经时间延长，排卵机会也会相应减少。研究表明：产后6个月婴儿全部纯母乳喂养的母亲排卵率仅为1%～5%。因此，产后6个月纯母乳喂养闭经避孕有其较高的可靠性及安全性。

产后月经迟迟不来要去看医生

妈妈产后若迟迟不来月经，应自行检验或者去医院确定是否再次妊娠。若没有怀孕，应去医院找医生检查看看，原因可能是激素水平过低，气血不足，也有可能患有席汉氏综合征。

激素水平太低可通过注射黄体酮来改善，气血不足需中药调理。席汉氏综合征是指由于产后大出血、失血性休克、弥漫性血管内凝血等，导致妈妈脑垂体缺血性萎缩、坏死，垂体前叶分泌的激素减少，从而没有月经来潮。席汉氏综合征还可能导致甲状腺的分泌功能失调，出现如消瘦、消化不良、畏寒、乏力、性器官萎缩、基础代谢低及毛发脱落等症状，当出现这些症状时应及时到医院就诊。

细节叮咛

妈妈月经来潮的时间各异，所以应放平心态，不要看到别的妈妈产后很快就来月经了，而自己生完宝宝几个月了却还没来就焦虑紧张。过于紧张的情绪会导致闭经，反正担心也没用，该来的时候自然会来，不来的话担心也还是不来，只要根据上面的情况自我检测就好。

产后哺乳期是“安全期”吗

许多人认为只要不断母乳，就不可能怀孕，并认为即使不喂母乳，产后短时间内也不易受孕。因为产后哺乳可以刺激脑下垂体分泌泌乳激素，从而抑制了卵巢的功能，造成不排卵而有避孕的效果。

但每个妇女哺乳的频率、时间都不尽相同，因此抑制卵巢的程度也有所不同。再加上随着生活水平的不断提高，妈妈在孕期营养好，保健好，产后身体恢复快，产后恢复排卵时间也逐渐缩短。因此，有越来越多的妈妈在产后2～3个月的时间内即再次受孕。

所以，对于哺乳妈妈而言，只有产后8周内是相当安全而不容易怀孕的；8周后虽然继续哺乳，月经也一直没来，也要做好避孕。

国内有关专家的研究结果显示，大约有50%的女性在产后60天内就恢复了排卵功能。最早的在产后14天就已经恢复排卵。母乳喂养的产妇排卵恢复时间平均为59天，混合喂养的产妇排卵恢复时间平均为50天，人工喂养的产妇排卵恢复时间平均为36天。哺乳的产妇平均排卵恢复时间只比不哺乳的产妇推迟23天。所以哺乳期性生活时切忌有碰运气的侥幸心理，一定要及时采取避孕措施。

产后采取什么避孕措施

用什么避孕方式最好，首先要看自己的感受，然后与妇产科医生沟通评估，选择最适合自己的方式。

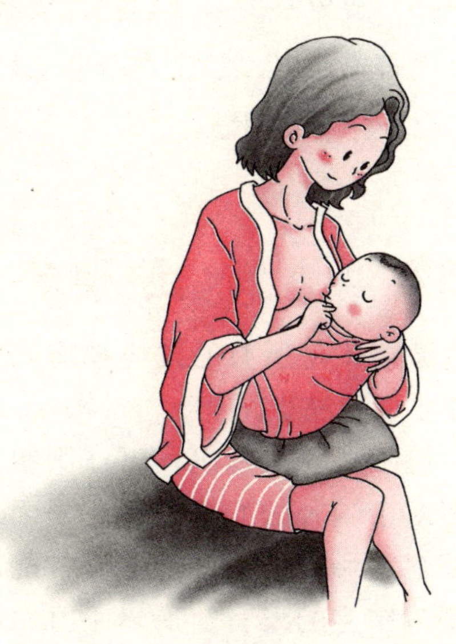

产后由于妈妈生殖器的损伤还没有完全恢复，为了防止妈妈的产褥期感染，最好采用男用和女用避孕套来避孕。用避孕套在产后性生活中被列为首选，但长期使用也可加重妈妈阴道的炎症。所以待身体渐渐恢复后应改换其他避孕方式。

细节叮咛

由于产后妈妈在身体和心理上都有特殊性，所以避孕方式的选择也有特异性。在选择避孕方式时应听从医生的建议，以免带来不必要的伤害。

子宫恢复后才能上环

子宫内避孕器是放置在女性子宫腔内的避孕装置，有持久的避孕效果，如果想要怀孕也只要拿出来就好，因此受到不少产后妇女的青睐。但宫内避孕器毕竟是个不属于人体的异物，临床医生介绍，装完避孕器，真正能够适应而没有明显抱怨的女性，可能只有六七成。

对于刚生产完的妈妈，由于产后的子宫正处于恢复阶段，子宫较大，宫腔较深，过早放置避孕器非常容易脱落，而且易造成感染，留下后遗症。所以，一般放置的时间应在自然分娩后3个月、剖宫产后6个月为好。在此前的避孕可考虑用避孕套。

此外，放置宫内避孕器往往会有一些不舒适，而且避孕的效果并不是百分之百。所以，装了避孕器之后，除了要小心感染的危险之外，还要小心意外怀孕的问题。

哺乳期不要吃避孕药

避孕药不是所有的妈妈都适宜服用，需要引起注意。

产后不哺乳的妈妈，可口服避孕药。但对于哺乳的妈妈来说，由于避孕药都含有雌激素，会改变乳汁的成分，影响宝宝的发育，所以不宜服用避孕药。

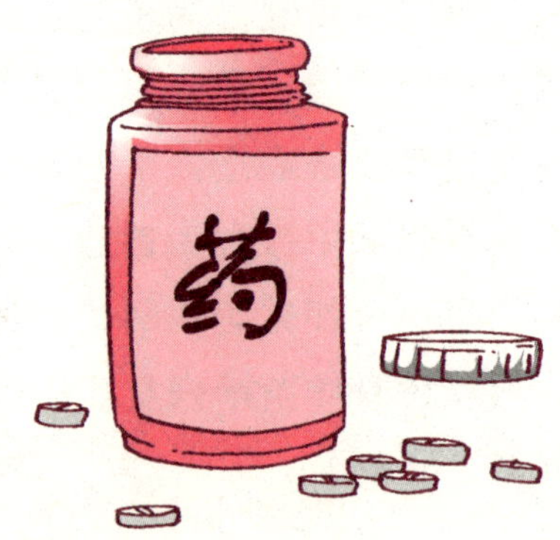

剖宫产后的避孕问题

一般说来，剖宫产后的避孕应从产后3个月开始。剖宫产后避孕方法的选择极为重要。因为，剖宫产对子宫肌壁大有损伤，不可能像自然分娩者于产后3个月安放节育环，所以，剖宫产后的避孕方法，应因人而异，分类指导进行。产后不授乳者，可选用0号、2号口服避孕药避孕，也可选择避孕套避孕，直到产后8～10个月子宫肌壁上的瘢痕大部分软化，再安放节育环避孕。产后授乳者，最佳的避孕方法是使用避孕套，直到停止哺乳(应不少于10个月)，再安放节育环避孕。

也就是说，剖宫产的妈妈最开始应使用避孕套，或服用避孕药（不哺乳者）的方法来避孕，过渡一段时间后，再选择安放节育环避孕。但是，妈妈绝对不要以为放节育环后就万事大吉。因为，剖宫产对子宫的创伤，使之生理功能有所改变，最容易发生掉环和带环受孕，所以，放环应选择稳固性较好的T形环。并且放环后半年内，应每月一次B超检查环的位置和是否掉环，才能获得有效避孕的最佳效果。

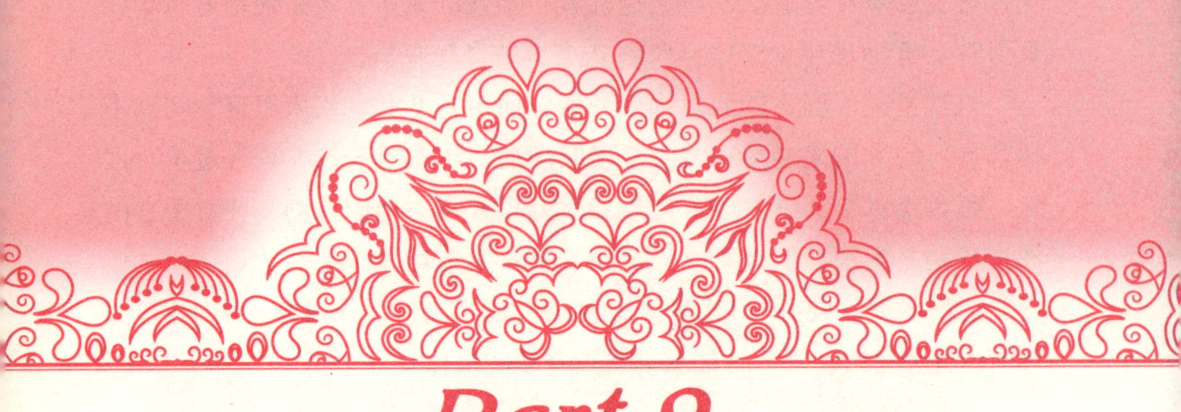

Part 9 新生儿的身体和生理特点

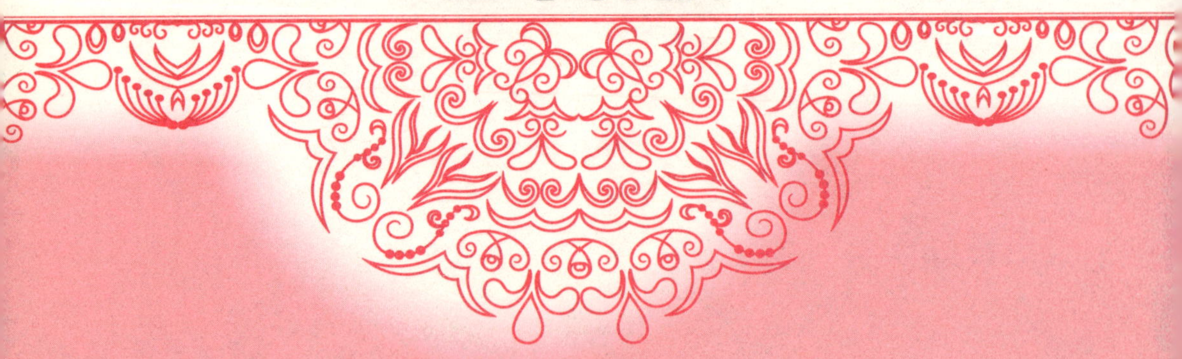

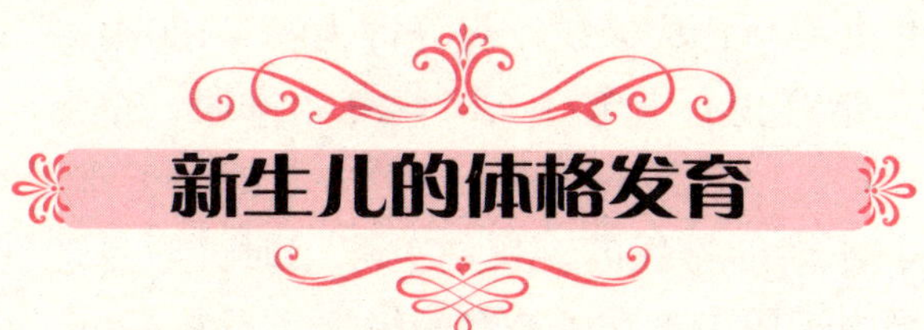

出生当天的新生儿

从娩出到第28天的婴儿叫作新生儿，宝宝娩出后，他就开始了自己人生的另外一个新阶段，在做一些简单的处理后，护士会为宝宝做体格检测，这就是刚出生时的体格数据了。

＊出生时体格状况

体重：足月的新生儿出生时平均体重约为3000克，男婴比女婴略重一些。一般来说，宝宝出生时体重如超过2500克，就可以认为顺利渡过了人生的第一关，体重低于2500克时，诊断为低体重婴儿或未成熟儿，若大于4000克则为超重，是巨大儿。未成熟儿与巨大儿均需要给予特别的关照与护理。

身长：平均为49～50厘米，男婴比女婴略长一些。

头围：男婴约为34.4厘米，女婴约为34.01厘米。

胸围：男婴约为32.65厘米，女婴约为32.57厘米。

头部：新生儿的头顶前中央的囟门呈长菱形，开放而平坦，有时可见搏动，爸爸妈妈要注意保护囟门，不要让它受到碰撞。大约1岁以后它会慢慢闭合。

腹部：腹部柔软，较膨隆。

皮肤：全身皮肤柔软、红润，表面有少量胎脂，皮下脂肪已较丰满。

四肢：双手握拳，四肢短小，并向体内弯曲。有些宝宝出生后会有双足内翻，两臂轻度外转等现象，这是正常的，大多满月后缓解，双足内翻大约3个月后就会缓解。

体温：宝宝出生时体温与妈妈相同，以后可下降1℃～3℃，在8小时后体温降至36.8℃～37.2℃。

呼吸：新生儿的呼吸浅表且不规律，以腹式呼吸为主，约每分钟40～45次，有时会有片刻暂停。

循环：新生儿心率比成人快，每分钟为90～160次。

排尿：妈妈常常担心宝宝什么时候开始排尿，正常应在24小时内排尿，第一天4～5次，以后逐渐增多；一周左右时每天排尿10～20次。健康的孩子也有在48小时后排尿的。用白色尿布时，看见砖红色尿液可能会大吃一惊，这是由于尿中含有尿酸盐的缘故，不必担心。

排便：24小时内出现第一次排便，大便呈墨绿色或黑色稠糊状，称其为胎便。胎便是由肠道分泌物经蛋白分解酶作用转化而成，因含有胆汁而呈绿色。如果宝宝出生后24小时还没有排便，妈妈就要立即请医生检查，看是否存在肛门等器官畸形。

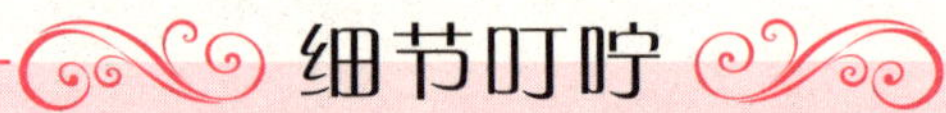

不管妈妈生完宝宝的这一天是否已经精疲力竭，都应努力抱持宝宝，让宝宝伏在妈妈胸口睡上一小觉。分娩后的搂抱对母子关系的建立和日后安抚宝宝都有事半功倍的效果，宝宝的表情也会因此显得安恬及放松。

从出生到生后一周

在出生后的第一周里，宝宝大部分时间里都在睡觉，觉醒的时间很短，有的宝宝可能出点小状况，比如黄疸、发热之类，只要预防护理做得好，一般宝宝过几天就好了，这一周宝宝的外观会逐渐变得可爱。

* 宝宝这个阶段的特点

体重：宝宝出生2～4天时，有时会发生体重下降的现象，这是因为宝宝排出胎便损失水分、而奶水吸收相对较少造成的，在7天以后，体重就会恢复到出生时的分量。

视力：在本周，虽然宝宝常常睁开眼睛，但却看不了太远的东西，他的视力范围大约只有15厘米，可以说，宝宝的视力很弱，对周围事物几乎都是视而不见的，这种状况大约要持续到这周结束时。

听力：宝宝的听觉灵敏度也不高，所以正在酣睡的宝宝只有听到很大的声音时，才会突然惊醒啼哭。

味觉：宝宝的味觉发育已经比较完善，尤其喜欢甜味。

* 不同的宝宝有不同的个性

宝宝从出生到生后一周会表现出自己不同的个性：

❶ 个性首先表现在哭闹的方式上。从在产院时开始，爱哭与不爱哭的孩子就可以区别开来。爱哭的孩子肚子稍稍饿了就哭，听到声音睁开眼睛就哭，尿布湿了就哭，哭声大而有力。相反，也有几乎不哭的孩子，肚子要不是很饿就不哭。

❷ 宝宝的个性还表现在大小便的排泄上。有的孩子排尿间隔长，排尿次数固定；而有的孩子一天排尿10～15次，间隔时间也不固定。有的婴儿每日大便10～15次，而有的孩子每天只排1次便。大便的形状也各不相同。

❸ 宝宝的个性也表现在吃奶的方式上。有的孩子吃3～4分钟，就累了不吃了，轻轻碰一下面颊或动一动口中的乳头，再吃2～3分钟，就这样，仅一侧乳房就能吃上20多分钟；而有的孩子一个劲地吃，不到10分钟就可以把一侧的乳房吸干，再吸另一侧的乳房，吃着吃着就睡着了。

* 重点观察护理宝宝的私处

❶ 小阴唇粘连

多为先天性的，表现为排尿不畅、无力，由于尿布包裹，难以观察到宝宝排尿的异常，因此大多不被妈妈所注意，常在健康检查时才发现。

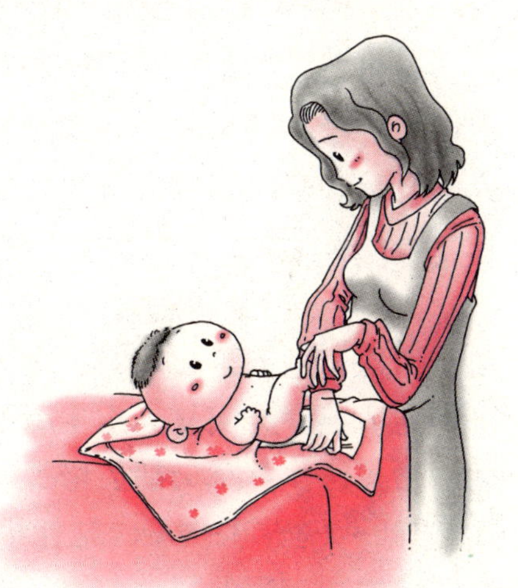

解决方案：一般不用手术治疗，而用手法即可进行分离，预后良好。

❷ 腹股沟斜疝

女宝宝也有腹股沟斜疝，表现为在哭闹或站立时腹股沟区或大阴唇处半球状的局部包块或隆起，平卧或安静时包块可以自行回纳入腹腔。由于女宝宝疝内容物大多为卵巢和输卵管，如果未能得到及时的诊治而引起卵巢及输卵管的缺血、坏死，对日后生育的影响更大。

* 注意宝宝生理上的现象

❶ 新生儿黄疸。由于宝宝在氧气不充分的胎内生活时，需要大量的红细胞，但是，当出生到氧气充分的外界以后，就不需要那么多红细胞而使其在体内被处理掉。把在处理过程中所产生的胆红素排出体外，当胆红素积存在血液中时，就引起了黄疸。黄疸一般在出生第2～3天以后开始出现。在一周左右也会自然痊愈。也有半数左右的婴儿是不出现黄疸的。一周后还没有消退者，需要到医院诊治。

❷ 脐带脱落。在生后4～7天里脱落。另外，出生时皮肤发红的婴儿过一周后，就像洗海水澡时被晒过的那样，脱一层薄皮，这也是正常现象。

❸ 消化是否正常。到生后第三天或第四天时，婴儿就不再排出黏糊糊的胎便了，而排出吃了母乳或牛奶后经过消化的大便，这说明婴儿的肠道是通畅的。

一周到半个月的新生儿

经历了出生后第一周的调整，宝宝快速适应了这个新鲜的世界，到了这个阶段，新生儿仍在继续努力适应新的环境，并且显现出对这个世界的好奇心来，妈妈会发现他的适应能力相当强，每天都有进步，从现在开始，要照看好宝宝的生活起居了。

* 宝宝这个阶段的特点

体格：进入第二周时，宝宝吃奶渐多，宝宝的体重不会出现上一周下降的情况，会回复到出生时的分量，之后，体重与身高，都会有爆发性的增长，体重每天都会增加20～30克，每周增加200～250克，身高每天都有1～2毫米的进展。这种状况会一直持续到出生后6周。

视力：宝宝的视觉也有了较大的发展，不过视力仍然较弱，是个近视眼，只能看清眼前20～25厘米的东西，只有紧紧抱着他时，他才能看清人的脸。此期，宝宝的眼睛已经开始注意他能看到的事物，不过注意力维持时间较短，只有几秒。当有物体急速移动到宝宝眼前的时候，他会做出眨眼睛的反射动作。

听力：宝宝的听觉进步也较大，听力可以集中而且会主动捕捉声音来源，已经能分辨出妈妈的声音。

触觉：细心的妈妈可能已经发现，宝宝的触觉开始变得敏感。如果大人给宝宝用粗糙的衣服或尿布，他会烦躁不安，甚至哭闹。

味觉：宝宝的味觉在本周进步也较大，能分辨出不同的味道，并且喜欢自已熟悉的味道，如一直吃母乳的宝宝不喜欢吃奶粉，而一直吃奶粉的宝宝也很难接受母乳。

表情：新生宝宝的脸部表情很丰富，会皱眉、噘嘴等，有的还会微笑。宝宝本能地认识人脸和表情动作，有时甚至能够模仿，当拿个东西贴近宝宝的眼前时，妈妈会发现宝宝眨眼。

大动作：此时，宝宝能无意识地抬胳膊、蹬腿，整天握着小拳头，用其余四指包着大拇指，不过如果塞一个东西到他手里，他能够握一会儿。这个阶段，妈妈会发现宝宝一个特殊的动作——踏步反射，如果爸爸妈妈托住孩子腋下，他就会向前迈步。这种反射大概到3个月时才会消失。宝宝此时的头部还十分无力，抬头很困难，身体直立时，头会无力地向前倾或向后仰，所以爸爸妈妈扶住宝宝时最好也能扶一下他的头部。

* 宝宝的个性不是疾病

有的宝宝即使给他勤换尿布，臀部也是红红的，有不断打嗝的婴儿，有满脸憋得通红而气呼呼地呀呀直叫的婴儿；还有的在吃完牛奶或母乳之后，过了不到两分钟或20分钟左右，就像喷泉似的把奶全部吐出来，而后又高高兴兴玩起来的婴儿……

妈妈不能将上述的各种个性表现认为是疾病，分娩正常的婴儿在这个时期里一般不会患病，也没有必要进行治疗。

细节叮咛

妈妈要跟宝宝多交流，宝宝可能还不能对你的行为做出反应，但他可以感觉到。经常跟宝宝交流可以让宝宝情绪稳定、安静，对宝宝将来的性格发展也有积极作用。

半个月到1个月的新生儿

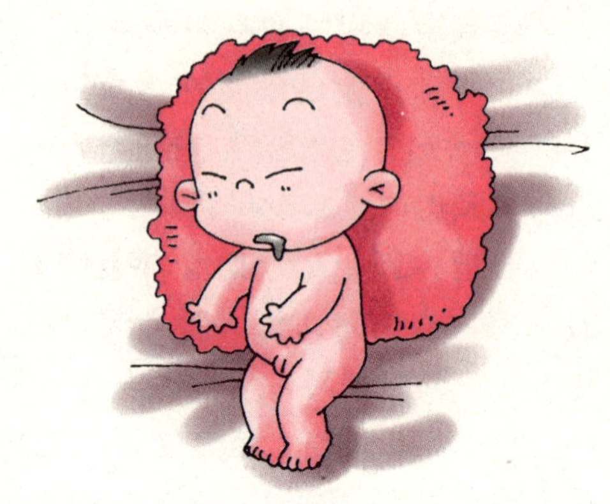

这半个月，宝宝的生长发育速度非常快，相比刚出生时已经有了很大变化，比初生时漂亮了许多，脸部逐渐圆润饱满，皮肤也光滑了不少，妈妈也恢复得差不多了，此时正是亲子活动的好开端。

* 宝宝的体格

到满月时，宝宝的体重将比初生时平均增加750～1000克，身长增加3～5厘米。出生时体重较轻的宝宝增长速度相对更快，而出生时体重较高的宝宝增长速度反而较慢，最终形成一种比较平衡的局面，使宝宝与宝宝之间的差别缩小。

宝宝体格发育参考值：

性别	男宝宝	女宝宝
身高	52.3～61.5厘米，平均56.9厘米	51.7～60.5厘米，平均56.1厘米
体重	3.8～6.4千克，平均5.1千克	3.6～5.9千克，平均4.8千克
头围	35.5～40.7厘米，平均38.1厘米	35.0～39.8厘米，平均37.4厘米
胸围	33.7～40.9厘米，平均37.3厘米	32.9～40.1厘米，平均36.5厘米

注：实际生活中每个宝宝都是不一样的个体，以上数据仅作为参考，在宝宝饮食、精神状态都很好的情况下，多长一点或者少长一点是没有关系的。

* 宝宝的智能

视力：宝宝的视觉能力逐渐有了进步，满月的宝宝视力范围大约为正前方50厘米，可视范围约为90度角。在自己的可视范围内，宝宝能够追看，对给自己换尿布或者跟自己说话的人总是给予更多的关注，并且能够辨别出妈妈的脸，经常追看。

听力：宝宝的听力也有发展，喜欢悦耳的声音，并能够听出妈妈的声音，如果声音比较突然或刺耳，宝宝会被吓哭。

情感表现：此时宝宝脸部表情很丰富，会皱眉、噘嘴等，有的还会微笑。到即将满月的时候，宝宝所表现出来的能力让人吃惊，他总是把脸转向妈妈所在的位置，看着妈妈。啼哭时听到妈妈的声音就会安静下来，而看到妈妈的脸时表现出愉悦表情的概率要远远高于其他人。

触觉：宝宝的触觉非常敏感，大多数都不愿忍受身体上的不舒服，哪怕只是一点点不舒服都可能让他马上大哭起来，即便是他正酣睡时尿布湿了，也会迷迷糊糊哭起来。

* 宝宝的生理现象

大小便：新生儿没有控制尿便的能力，都是有尿就排，有便就拉，所以尿便次数较多。刚出生的新生儿一天可以排20次尿，拉4～6次大便，到了满月时段，小便可能会少几次，大便也少1～2次，但也有可能没有变化。

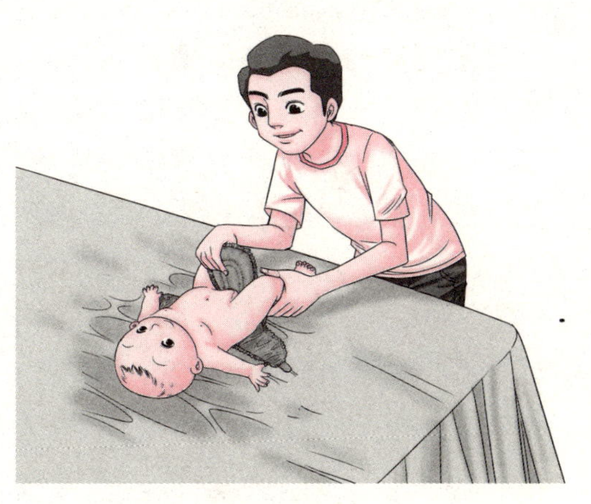

头发：宝宝的发质可能会有些变化，由之前的浓密黑亮变得稀疏、黄软，这也是正常的新陈代谢所致，到2岁左右就会恢复。

短暂窒息：新生儿偶尔会有10秒钟左右的窒息，这是正常现象，新生儿现在只会用鼻子呼吸而不会用嘴，肺部发育也还不成熟，所以呼吸就显得不流畅，偶尔就出现短暂窒息的情形，这种情况在6个月后就会得到改善。

喉鸣：喉鸣是因为新生儿的喉软骨发育不完善而造成的，表现为呼吸时喉咙有呼噜呼噜的声音，吸气时是高音，呼气时没有。在宝宝哭闹、急着吃奶时喉鸣表现明显，睡着后有所减轻。这种状况刚出生时还不明显，数周后变得明显，这不是宝宝患肺炎或者喉咙有痰，6个月到周岁后自行消失。

新生儿正常的生理特点和能力

乳房增大

不论男宝宝还是女宝宝，出生3～5天后，都会出现乳房增大的生理现象，有的宝宝乳房甚至增大到像鸽蛋那么大。妈妈用手摸可感觉到蚕豆大小的硬结，轻轻挤压，还会有少量淡黄色乳汁分泌出来。

可能有的老人有挤新生儿乳头的习惯，建议最好不要这样做。如果不小心把乳头挤破，会感染细菌，造成乳腺红肿、发炎，对新生儿健康不利。其实，新生儿乳房增大是胎儿期母体雌激素影响的结果，属正常的生理现象，妈妈不用担心，一般2～3周会自行消退。

身上“胎记”多

常常看到一些刚出生或出生不久的新生儿，头上、脖子上、屁股上、脚上、眼睛上等出现红色或紫色的印记。有的妈妈担心这些“胎记”会影响美观，于是不断地寻医问诊，甚至住院治疗。经济上受损失，宝宝身心受痛苦。其实这些“胎记”大多会慢慢消退消失，属正常的生理现象，大多是生产的时候受挤压引起的。当然，有的确实是胎记，甚至是先天性血管瘤，妈妈若担心，可交由医生确诊一下。

生理性黄疸

很多新生儿出生后2～3天皮肤开始慢慢变黄，4～6天最黄，之后逐渐减轻，2周后慢慢消失，医学上将这种现象称之为新生儿生理性黄疸。新生儿生理性黄疸很常见，是新生儿代谢功能不完善的一种表现，是暂时性的，可以不药而愈，对新生儿健康没有危害。患生理性黄疸时，新生儿其他方面没有任何不适，吃睡也都正常，所以无须担心。

建议宝宝患生理性黄疸时，先停喂母乳几天。因为吃母乳会延缓黄疸的消退过程或者在黄疸消退过程中再次加重。注意，不需要完全断母乳，只要停喂几天，等黄疸消退了就可以再次喂母乳了，在这期间可以将母乳挤出不要。

细节叮咛

黄疸不全都是生理性的，也有病理性的。引起病理性黄疸的原因很多，要经过检查才能确定，有可能较严重，一定要及时治疗。

皮肤红斑

新生儿出生头几天，可能出现皮肤红斑。红斑的形状不一，大小不等，色为鲜红，在脸上比较常见，也可能分布全身，这是正常的生理现象，对新生儿健康没有任何威胁，一般几天后即可消失，很少超过一周。

新生儿红斑产生的原因医学界并没有给出一个清楚的解释。有学者认为，新生儿红斑是因为新生儿皮肤娇嫩，皮肤下血管丰富，角质层发育不完善，当新生儿从母体娩出后，受到空气、衣物、洗澡用品等物刺激，皮肤便会出现这种玫瑰红色样丘疹，这可以说是新生婴儿适应环境变迁的生理反应。

先锋头

经产道分娩的新生儿，通常都不是很漂亮，皮肤皱皱的，最难看的就是头形，变得长长的，像肿起来的一个大包，医生们称之为“先锋头”，也叫产瘤。出现这种情况，主要是因为生产过程中，胎儿头部受到产道的外力挤压，引起头皮水肿、瘀血、充血，颅骨出现部分重叠，头部高而尖，像个“先锋”。所以，剖宫产的新生儿因没经产道挤压就不存在先锋头了。

先锋头是新生儿正常的生理现象，不需要任何治疗，一般出生数天后就会慢慢转变过来，个别的新生儿可能需更长些，要4～6个月肿块才完全吸收消失。

还有一种先锋头在新生儿出生2～3天逐步明显形成，用手摸也感到柔软，但用手指压迫无凹陷出现。这种“包”称为头颅血肿。头颅血肿是生产过程中，胎儿受外力挤压，致使头部血管破裂，出血所致。头颅血肿较大时，要做冷敷，医生会根据情况，决定是否要把出血抽出。如果出血较多，身体在吸收这些出血时，会释放更多的胆红素，从而加重新生儿黄疸的程度，这时就要抽出了。

脱皮

新生儿出生两周左右，出现脱皮现象。脱皮是一种正常的生理现象，几乎每个新生儿都会出，这是由新生儿皮肤的角质层发育不完全、皮肤基底膜不发达、表皮层和真皮层的连接不够紧密造成的。

新生儿脱皮会随着宝宝的发育逐渐好转，皮肤慢慢变得光滑细嫩，无须特别保护。

细节叮咛

需要注意不要给新生儿使用香皂、浴液，洗脸和洗澡时水不要过热，并注意加湿，避免空气过于干燥，以免刺激皮肤。

枕秃

小婴儿的枕部，也就是脑袋跟枕头接触的地方，出现一圈头发稀少或没有头发的现象叫枕秃。引起枕秃的原因是多方面的，大部分是因为生理性的多汗、头部与枕头经常摩擦，枕部头发就会被磨掉而形成的，妈妈不必过于担心，也有可能是妈妈孕期营养摄入不够，或是枕头太硬，甚至是缺铁性贫血、缺钙的前兆。若小婴儿枕秃较严重，并同时伴有多汗的现象，妈妈可带宝宝去医院检查血钙含量，如果真的缺钙再按医嘱补钙，不要自己随意补钙，补钙过量对小宝宝的健康不利。

打嗝

新生儿打嗝是极为常见的现象，不是病。新生儿容易打嗝的原因，目前认为是由于小儿神经系统发育不完善，导致膈肌痉挛，所以打嗝的次数会比成年人多。

当宝宝打嗝时，妈妈可用中指弹击宝宝足底，使宝宝大哭几声，宝宝就能停止打嗝了。如果没有停止，可再来一次。注意，一定要让他哭出声来，并多哭几声，妈妈不要心疼，宝宝哭上几声，比持续打嗝要好受得多。新生儿的哭，有利于锻炼身体，并无害处。

另外，宝宝吃饱以后把宝宝竖着抱起来，把宝宝的小脑袋搭在妈妈的肩膀上，轻轻地拍宝宝的后背直到拍出饱嗝，这样可以有效地减少新生儿打嗝的次数。

打喷嚏

新生儿偶尔打喷嚏并不是感冒的症状，而是因为新生儿鼻腔内血管丰富、鼻腔狭小、鼻脸短，外界微小物质，如棉绒、尘埃等刺激鼻黏膜容易引起打喷嚏，溢奶反流至鼻腔中，也可引起喷嚏。洗澡后小儿受冷气刺激，也可引起打喷嚏，妈妈不必担心。

当然，当新生儿打喷嚏较频繁时，妈妈要观察宝宝是否有其他异常情况，注意室内空气流通，喝些温开水。

挣劲

新生儿挣劲，指的是新生儿有时小脸通红，嘴里发出嗯嗯嗯的声音，有时候甚至挣得哭起来。这是一种新生儿正常的生理现象，可能是由于新生儿在妈妈子宫里被包得很紧，出生后活动筋骨的表现，也可以形象称这种现象为“长身体”，所以当妈妈遇到这样的情况先不要着急，把它当成宝宝健康成长的一部分看待。一般宝宝一到两个月挣劲就会消失。

一惊一乍

刚出生的新生儿，当家里或外面有动静时，会马上睁开眼睛，身体似乎还有些震颤，胳膊和腿都往外伸展，然后把两只胳膊交叉抱在前胸，再把胳膊松开时，常伴有啼哭，但在数秒钟后即会消失，样子就好像受了惊吓一样。

通常，新生儿在睡眠中出现这种情况时，属于正常生理现象，因为新生儿神经系统的发育尚不完全，当外界有刺激时，新生儿会突然一惊，或者哭闹。3~4个月后，随着他们的神经系统功能逐渐成熟，对刺激就不会那么敏感了，“一惊一乍”的现象也就会慢慢消失。

细节叮咛

当新生儿出现惊跳时，妈妈轻轻按住宝宝身体的任何一个部位，就会使宝宝安静下来。

新生儿的视力

新生儿的视力发育特点是有光感，可注视眼前33厘米左右较明显的目标。在新生儿末期，还可追随移动目标片刻。根据这些特点，可用下面的简单方法对新生儿的视力做定性检查，以及早发现新生儿的视力异常。

❶ 可在宝宝睡着时，突然用手电光晃他的眼睛，如引起小儿皱眉、身体扭动甚至觉醒，说明有光感。如果反复检查几次，宝宝均无任何反应，应引起注意。

❷ 宝宝醒着时，在距离宝宝眼前20厘米处，将一画有黑垂直条纹纸圆筒或鼓(长约10厘米直径5~6厘米)由一侧向另一侧旋转，正常情况下，新生儿注视时会出现眼球震颤，即眼球会追随圆筒或鼓的旋转来做水平运动。应反复做几次求证。

❸ 在宝宝满月时，可用一个直径约10厘米的红绒球放在小儿眼前约30厘米处，宝宝可注视红球，并可随球的移动跟随片刻。此检查应在宝宝觉醒不哭时做，并应反复做几次。

新生儿的听力

一般情况下，新生儿出生72小时内就要接受听力筛查。如果第一次听力筛查没有通过，就需要在出生后42天进行第二次筛查。若还是没有通过，就需要去具备听力检测能力的大医院做全套的听力检查，并最后评估，判断宝宝是否真的有听力问题。

第一次筛查的结果如果不理想，父母也不要急着带宝宝去各大医院做检查，因为有部分宝宝是因为耳道内残留羊水、耳屎，致使检查结果不理想的。这类问题在第二次筛查的时候就可以排除了。如果急着带宝宝做各类检查，新生儿抵抗力较弱，与外界环境过多接触，反而容易感染疾病。

新生儿的味觉

新生宝宝有良好的味觉，从出生后就能精细地辨别食物的滋味。给出生后只有一天的新生宝宝喝不同浓度的糖水，发现他们对比较甜的糖水吸吮力强，吸吮快，所以喝得多；而对比较淡的糖水喝得少；对咸的、酸的或苦的液体有不愉快的表情，如喝酸橘子水时会皱起眉头。

新生儿的嗅觉

新生宝宝能认识和区别不同的气味。当他开始闻到一种气味时，有心率加快、活动量改变的反应，并能转过头朝向气味发出的方向，这是新生宝宝对这种气味有兴趣的表现。

新生儿的先天反射

新生儿时期躯体不能自由移动，只表现出手足的不自主的乱动。他主要以先天性反射活动来适应周围环境，这些先天的反射是早期婴儿特有的，它可以反映婴儿机体是否健全、神经系统是否正常。

随着宝宝年龄的增长，神经系统的逐步发展，这些先天的神经反射会在一定的时间内逐渐消失，被成熟的神经活动来代替。这些先天反射的存在与消失不仅能反映出神经系统是否正常，还与宝宝今后的运动发育有着密切的关系。

＊ 觅食反射

用手指或乳头触摸新生儿的面颊，他就会将头转向被触摸的这一侧并张开嘴表现出吸吮动作。这反射在生后4～7个月时消失。

＊ 吸吮反射

这种反射使新生儿能够进食。将奶头或其他物体放入孩子口中或者手指触及上、下口唇，即引出吸吮动作，吸吮运动极其强烈，甚至在乳头的吸吮刺激移开之后仍会继续很长时间。此反射在4～7个月时消失。

＊ 吞咽反射

吸吮的同时，新生儿天生会吞咽，这也是一种反射。吞咽行为可以帮助宝宝清理呼吸道。

＊ 握持反射

将手指触及小儿手心时即被小儿紧握不放。所以，我们经常可以看到3个月以内的宝宝，他的双手是紧紧攥拳的。到了宝宝3～4个月时此反射消失，手开始松开，出现了不随意的抓握。

＊ 不对称颈紧张反射

宝宝仰卧时，他的头会转向一侧，与脸面同侧的上下肢体伸直，对侧肢体屈曲。早期的婴儿他的睡姿经常呈这种状态。这个反射大约在宝宝6个月时消失。

＊ 踏步反射

用双手托起新生儿腋下，竖直把他抱起时，使他的足背触及桌边下缘，新生儿就能主动出现“开步”的样子。这种反射大约在宝宝6周的时候消失，与宝宝学走路没有关系。

＊ 紧抱反射

紧抱反射也被称为“惊吓”反射或“莫罗氏反射”。将新生儿的衣服脱去，儿科医生会用一只手托起新生儿，另一只手托起他头的枕部，然后突然使宝宝的头及颈部稍向后倾，正常的孩子会四肢外展、伸直，手指张开，好像在试图寻找可以附着的东西。然后宝宝会缓缓地收回双臂，握紧拳头，膝盖蜷曲缩向小腹。宝宝身体的两侧应当同时做出同样的反应。如果宝宝突然听到巨大的声响，也会是这种反射。紧抱反射消失的时间是在宝宝2个月左右。

＊ 爬行反射

当宝宝趴着的时候，会很自然地做出爬行姿势，撅起屁股，膝盖蜷在小腹下。这是因为他的双腿就像在子宫里面一样仍然朝向他的躯体蜷曲。当踢他的双腿时，他或许能够以不明确的爬行姿势慢慢挪动，实际上只是在小床上做轻微的向上移动。一旦他的双腿不再屈曲且能躺平，这种反射即行消失，通常在宝宝两个月左右。

新生儿的心理

宝宝刚刚离开温暖的子宫，来到这个全然陌生的世界，内心中充满了不安，非常需要父母的安抚和关爱，以此建立对这个世界的安全感。在新生儿阶段，最关键是要及时满足宝宝的各种需求，饿了及时喂，拉了尿了及时换尿布，烦了马上抱，哭了立刻哄，需求得到及时满足的宝宝，会对家长和这个新世界产生信赖和认同，也会对自己充满信心。

相反，如果爸爸妈妈不是根据自己宝宝的需要照顾他，而是刻板地用条条框框对待他，或者干脆就是手足无措，甚至给宝宝定一些规矩去苛求他，宝宝就会感到紧张，对家庭和新生活充满疑虑，自己也会感到自卑和无能，这种状况持续下去，孩子将来就会变成缺乏自信也不信赖别人，不善于合作和人际交往，缺乏创造力。

Part 10
新生儿吃喝

母乳喂养

初乳对宝宝的好处

“初乳”一般是指母亲生产后2～3天或稍晚一些（5～7天内）所分泌的乳汁。初乳由于含有胡萝卜素，而呈淡黄色；因含有蛋白质及有形物质较多而呈黏稠状。开始哺乳的前3天内乳房中乳汁尚未充盈，每次哺乳宝宝只能吸出初乳2～20毫升。

初乳含有丰富的免疫球蛋白、乳铁蛋白、溶菌酶和其他免疫活性物质，有助于胎便的排出，防止新生儿发生严重的下痢，并且可以增强新生儿抗感染能力。初乳中还含有丰富的蛋白质及微量元素，可以促进宝宝的生长发育。

细节叮咛

妈妈要尽早给宝宝开奶，让宝宝吮吸到初乳。

正确的喂奶姿势

喂奶看起来似乎很简单，但有的妈妈却经常累得一身汗，胳膊酸了，脖子僵了，宝宝却还因不能舒服吃奶而哭闹。到底问题出在哪里呢？

正确的喂奶姿势是：妈妈一只手托住宝宝的屁股，另一只手肘托住宝宝的头颈部，宝宝躺在妈妈的前臂上，宝宝的肚皮和妈妈的肚皮紧贴着，让宝宝的头和身子成一条直线。然后再将乳头轻轻送入宝宝口中，使宝宝用口含住整个乳头，并用唇部包覆大部分或全部的乳晕。

错误姿势纠正：

❶ 有的妈妈不是将乳头送入宝宝口中，而是把宝宝的头往乳房上靠，结果宝宝鼻子被堵住了，不能出气，就无法吃奶。

❷ 很多妈妈喜欢用手夹着乳头往宝宝嘴里放，这个是不对的。正确的方法是：把乳头用手C字形托起，让宝宝含住乳晕。

细节叮咛

喂完奶后不要马上放下宝宝，应先让宝宝趴在大人肩头，并轻轻拍拍宝宝的背部，让他打嗝，排出腹内的空气，防止吐奶。

新生儿要按需喂养

新生儿胃容量小，吃奶很不规律，一天可能吃很多次，这是一个普遍现象。按需喂养更符合新生儿的生理特点。

按需喂养是指宝宝饿了就给他吃。那么怎样知道宝宝饿了呢？宝宝饿了，肯定会哭，但有其他不适时也会哭，所以单从哭上很难看出到底是不是饿了，还要结合几个特点。

首先，宝宝饿时的哭声很洪亮，并且边哭边转头，眼睛向四处张望，像是在找吃的，只要是这样就基本可以确定宝宝饿了。

其次，此时的宝宝觅乳反射仍未消失，饿的时候就会出现，父母可以在宝宝哭的时候将手指放到他的嘴角边，看他是否会把头转向手指并含住手指做出吮吸的动作，如果有说明宝宝的确饿了，需要喂食。

等到宝宝再稍微大一些，如果饿了，妈妈拿出奶瓶，他就知道有吃的了，哭声就会小很多甚至停止，专注地盯着奶瓶看。

细节叮咛

宝宝吃奶的量次不是一成不变的，今天也许多些，明天也许少些；不同的宝宝每次吃奶的量也可能有所差异。只要没有其他异常，妈妈就不要着急，更不要强行喂宝宝吃，如果到了喂奶时间，宝宝不吃，那就过一会儿再喂。

学会观察新生儿吃饱的信号

如果宝宝吃奶很专注、很卖力，吃没吃饱很好判断，没吃饱就一直努力，吃饱了立刻吐出乳头，再塞进去，再吐出。但是如果宝宝吃奶不是很专注，总是吃吃停停，没有明显的意愿表示，妈妈就很难判断，可以借助以下几个方法来辅助分辨：

❶ 计算吃奶时间。正常情况下，宝宝吮吸两三下就会吞咽一次，如果吞咽时间合计起来超过了10分钟，就吃饱了。

❷ 宝宝如果停止吮吸了，妈妈可以扯动乳头，看宝宝有什么反应，如果马上又开始吮吸，说明他只是累了，要歇一歇，还没有吃饱。一旦吃饱后吐出乳头，再把乳头放到他嘴里，会再次吐出。

❸ 宝宝如果吃饱了，脸上会露出满足的神情，甚至露出微笑。

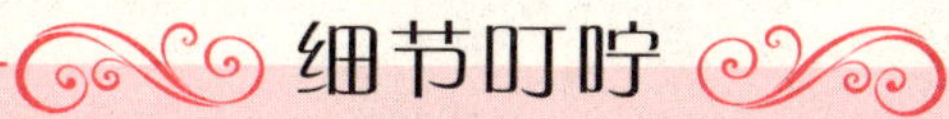

如果宝宝的大便从来没有绿色便，说明他每次都可以吃饱。

宝宝只吃一边奶怎么办

妈妈给新生儿喂奶时一定要两侧乳房交替喂，宝宝吸空一侧乳房后再换另一侧，下次哺乳时先后调换，这样做既可促进乳腺继续分泌更多的乳汁，又可保证新生儿吸到全面的营养，因为妈妈最先分泌的乳汁蛋白质含量高，随后，脂肪含量逐渐增多而蛋白质含量逐渐减少。

可是，有的宝宝表现为，在吃奶时一定要先吸吮他偏爱的那侧奶，然后再吸吮另一侧；或者强硬地只吸吮他偏好的那侧奶，坚决拒绝另一侧。这是怎么回事呢？原因可能有以下几种：

❶ 乳房不对称

有的妈妈两侧的乳房大小不一样，奶水量也不一样，常常出现一只乳房奶水充足，而另一只较少的情况。这样，有的宝宝就喜欢吃奶水充足的那侧，因为吃起来省力，而有的宝宝却偏好奶水流得较慢的那一侧，因为不容易呛到。

❷ 吃奶时遇惊吓

如果宝宝在吃某一侧奶时受到了惊吓，如宝宝吃得正认真的时候，妈妈突然因为宝宝咬疼了大叫，宝宝便容易把不愉快与当时吃的那侧奶联系起来，以后会尽量避免吃那侧奶。

❸ 妈妈乳房有病变

还有一种很少见的情况。当有肿瘤在一侧乳房开始生长时，宝宝会拒绝吃这一侧的奶，即使他以前两侧的奶都吃得很好。

❹ 宝宝生病

耳朵有感染或者鼻塞，躺在患侧吃奶会有疼痛和不适感，所以只偏一侧吃奶。

❺ 其他原因

比如疝气、胃的问题、神经方面的问题，都可以是引起宝宝只吃一侧乳房的原因。

那么，当宝宝只吃一侧奶时，妈妈该怎么办呢？

❶ 从一开始哺乳，妈妈就要坚持两边轮换着喂奶。

❷ 找一个安静的地方喂奶，减少宝宝喂奶时的不适感。

❸ 喂奶前先抱一会儿宝宝，让他的头贴着他不喜欢的一侧。妈妈跟他说话、玩耍，在他忘情而毫无防备的情况下，悄悄塞入乳头。久而久之宝宝会习惯的。

❹ 尽量坚持鼓励宝宝吃他不太喜欢的那一边乳房。每次宝宝饿了（但不是特别饿，因为特别饿可能会让他生气或烦恼），都要让他先吃那一边乳房。

❺ 如果宝宝坚决不吃，妈妈也要把乳房里的奶挤出来，以防止奶量变少。

细节叮咛

并不要求每次都要宝宝吃到两侧的奶，如果宝宝只吃一侧奶就饱了，妈妈要么将另一侧奶挤出，要么下次喂奶时让宝宝吃上一次没吃的那一侧奶。总之，一定不要只喂一侧奶。

新生儿衔不住乳头怎么办

有的妈妈乳头太小或太短，给宝宝喂奶时，宝宝通常衔不住乳头，吃奶很困难。这时候，妈妈可以每天用食指、中指、拇指三个手指捏起乳头，向外牵拉，每一次至少坚持拉1秒，每次拉30次左右，每天至少拉4次，在喂奶前拉更好。或用吸奶器吸引乳头，每次吸住奶头约半分钟，连续5～10次，每天至少重复两遍；也可以让大一点的孩子或丈夫帮助吮吸乳头。喂奶时用中指和食指轻轻夹住乳晕上方，使乳头尽量突出，帮助宝宝衔住乳头，也防止乳房堵住宝宝的鼻孔。

什么情况下需要给新生儿喂水

奶粉喂养的新生儿需要喂水，因为奶粉中的蛋白质不易消化吸收，吃奶粉的新生儿容易便秘，给宝宝适量喝些水可缓解便秘。

纯母乳喂养的新生儿因母乳的主要成分是水，所以不需要额外喂水，但在特殊情况下，如高烧、腹泻，或服用某些药物、天气炎热、宝宝出汗多，应该额外给宝宝喂些温开水，以补充体内水分的不足。

给新生儿喝的水，可以选择白开水、矿泉水或纯净水，交替着喝。但注意水里不要加糖。新生儿生来就喜欢甜食，一旦尝过了甜味的水，就不会接受普通的水了，会导致以后喂水难，而且糖水会抑制肠胃的消化吸收能力。

最好在两次喂奶之间给宝宝喝点水，喂奶前半小时不要给宝宝喂水，以免占用胃的容积，减少喝奶量，而且水稀释胃液，不利于消化。不过，每次喝完奶之后可以稍微喂些水漱漱口。

不要让新生儿含着乳头睡觉

很多妈妈都有这样的经历，宝宝吸着吸着奶，一会儿就可能睡着了，嘴里还含着乳头。妈妈怕打扰宝宝睡觉，可能就不会将乳头从宝宝嘴里拿出来，这样做很容易让宝宝产生依赖，造成日后断奶困难，而且长期含空乳头睡觉，可影响婴儿上下颌骨的发育，使嘴变形。所以，如果宝宝吃奶睡着了，妈妈可先用手轻轻捻宝宝的耳下垂，让他醒来再吸一些（宝宝可能没吃饱，只是累了就睡了），如果宝宝实在不愿再多吸，就要及时把乳头抽出。妈妈在抽出乳头时不能硬拉，应该采取正确的方法从宝宝口中抽出乳头：妈妈可用手指轻轻压一下宝宝的下巴或下嘴唇，这样做会使宝宝松开乳头。

奶水太多，怎样防止新生儿呛奶

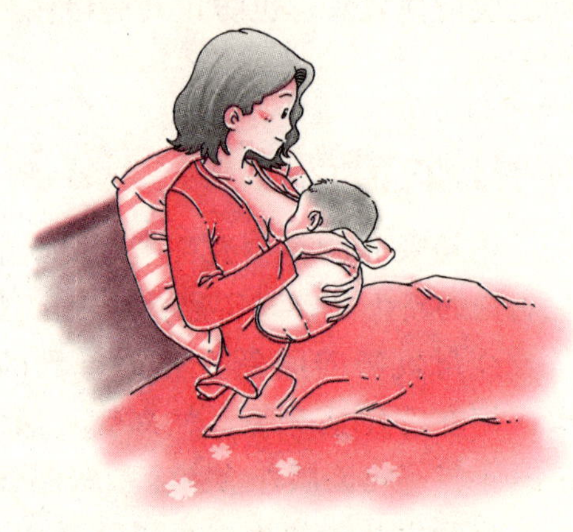

乳汁分泌过多的情况妈妈不容易发现。妈妈奶水很好，乳头也没什么不适，宝宝大小便都正常，生长发育也正常。可就是每当给宝宝喂奶时，宝宝就打挺、哭闹，刚把乳头放入宝宝口中，宝宝很快就吐出来，甚至拒绝吃奶。奶水向外喷出，甚至喷宝宝一脸。当宝宝吸吮时，吞咽很急，一口接不上一口，很容易呛奶。这就是乳汁分泌过多，是“乳冲”造成的。

解决乳冲的办法可用剪刀式喂奶法。

剪刀式喂奶法：妈妈一手的食指和中指做成剪刀样，夹住乳房，让乳汁慢慢流出。如果这种方法仍然没办法解决乳冲的现象，妈妈可在奶惊时将乳头拔出，等奶惊过了再喂宝宝。有医生建议喂奶前先将乳汁挤出一些，以减轻乳胀，这种做法不是很好。因为挤出去的“前奶”，含有丰富的蛋白质和免疫物质等营养成分，“后奶”的脂肪含量较多。若每次都是挤出“前奶”的话，宝宝就多吃了脂肪，少吃了蛋白质等其他营养成分，造成营养不均衡。

细节叮咛

当乳汁分泌过多时，妈妈不要想办法减少乳汁的分泌量，因为宝宝以后对乳汁的需求量会越来越大。

乳头皲裂怎样给宝宝喂奶

有很多妈妈在连续哺乳几天之后，乳头变得粗糙僵硬，并且出现细微裂纹，严重时会出血，任何触碰甚至凉风吹过都会引起钻心的刺痛。这就是乳头皲裂。乳头皲裂后，当宝宝吮吸时，会觉得乳头发生锐痛、揩它会流血，流脓水，并结黄痂。

乳头皲裂多是因为妈妈哺乳方式错误造成，即妈妈没有让宝宝完全含住乳头只是浅浅地“叼”着乳头，为了吃到奶，宝宝就试图用牙床咬住乳头，久而久之，妈妈的乳头就被磨破。所以，妈妈喂奶时，一定要让宝宝将乳头和大部分乳晕含吮在口内，而不单单是乳头。

妈妈乳头皲裂时仍可以给宝宝喂奶，为了防止皲裂情况加重和减轻喂奶时的疼痛感，妈妈可以在哺乳前先挤出少许乳汁，以湿润破损的乳头，然后再让宝宝吸吮，从而能够减轻疼痛；每次哺乳结束时，要将一滴乳汁涂擦在乳头皮肤上，让其自然干燥，这样有利于皮肤的愈合。

如果乳头破损严重，哺乳时疼痛较为剧烈，应暂时停止用乳头喂奶，可将乳汁挤出来再喂宝宝。如果乳头一周都没有愈合，妈妈可以去医院看看，在医生指导下用一些软膏涂在乳头皲裂处。

细节叮咛

乳头还没皲裂的妈妈要学会预防乳头皲裂。哺乳时应尽量让宝宝吸吮住大部分乳晕；每次喂奶时间以不超过20分钟为好；喂奶完毕，一定要待宝宝口腔放松乳头后，才将乳头轻轻拉出，不能硬拉。

什么情况下不宜母乳喂养

不能母乳喂养，有些是新生儿的原因，也有些是妈妈的原因。在新生儿出生后，医生会做相关的检查及问诊，如果发现有不能采取母乳喂养的情况，会直接告诉父母。比如：当新生儿患有苯酮尿症或者乳糖不耐受，不能喂母乳，而且乳糖不耐受的新生儿也不能吃普通的配方奶粉，需要用不含糖的配方奶粉或者大豆配方奶粉喂养。其中，苯酮尿症患儿最明显的症状是新鲜尿液就有霉臭或鼠尿味，乳糖不耐受的新生儿在吃了母乳后则会因为消化不了而出现腹泻。而当妈妈患有严重疾病，哺乳会威胁妈妈或者新生儿的健康时，也不能喂母乳，比如妈妈患了结核病、恶性肿瘤、严重心脏病等疾病就不适宜母乳喂养，最好人工喂养。

细节叮咛

当新生儿患母乳性黄疸时不是完全不能喂母乳，只需要停喂2～3天，待新生儿黄疸消退或减轻就可以重新喂，如果黄疸再次加重，就再停1～2天，再次减轻后再喂即可。

妈妈感冒还能喂母乳吗

妈妈患感冒后，多数情况下都可以继续喂奶，除了持续高烧时(体温在39℃以上)，需暂停喂奶。因为在感冒症状显现之前，感冒病毒已经出现，所以也可以说在妈妈知道自己感冒之前，感冒病毒就可能已经传染给宝宝，此时停母乳也没有什么意义了。而且妈妈感冒后身体会自然产生抗体，而继续喂母乳可以把妈妈体内产生的感冒抗体传给宝宝，帮助宝宝抵抗病毒，远离感冒。当然，母亲在坚持母乳喂养的同时，应积极治疗自身的感染。

如果妈妈只是轻微的感冒，可以不用吃药，多喝水，坚持几天就好了。但如果妈妈患了重感冒，应咨询医生，能不能继续哺乳、吃什么药对哺乳没有影响以及如何哺乳要听从医生嘱咐。此时，可能医生会建议停喂几天，或者可以通过尽量拉大喂奶与吃药的时间间隔而降低药物对宝宝的影响。

细节叮咛

感冒后的妈妈除了哺乳外，要减少跟宝宝的亲密接触，如在喂奶时戴上口罩防护，帮宝宝洗脸、洗澡、换尿布等的时候要先洗手等。

怎样判断母乳够不够

人工喂养可以准确掌握新生儿的进食量，而判断母乳是否充足却没有一个量化的标准，妈妈没法计算自己一天能产生多少奶量，因此，担心自己奶量不够是妈妈经常遇到的问题。妈妈可以通过以下方法来判断。

＊根据新生儿的表现来判断

❶ 生长发育情况。妈妈每隔半个月或一个月都要测量一下新生儿的生长发育情况，如果新生儿各项指标都发育正常，表明母乳充足。

❷ 吞咽的声音。如果妈妈乳汁充足，新生儿吃奶时平均每吸吮2～3次就会发出吞咽声，并能保持这种状态连续吃约15分钟，基本上就吃饱了；反之，如果妈妈乳汁稀少，喂奶时听不到咽奶声，即是乳汁不足。

❸ 吃奶后的满足感。如喂饱后新生儿对妈妈笑，或者不哭了，或马上安静入眠，说明新生儿吃饱了。如果吃奶后还哭，或者咬着奶头不放，或者睡不到两个小时就醒，都说明奶量不足。

❹ 大小便的次数。新生儿每天尿8～9次，大便4～5次，呈金黄色稠便，这些都可以说明奶量够了。如果不够的时候，尿量不多，大便少，且呈绿色稀便，妈妈就要增加喂养的次数。

❺ 新生儿的情绪表现。妈妈要记得观察新生儿的情绪好坏以及睡眠时间的长短，这是新生儿是否健康的表现，也可用来辅助判断母乳是否足够，排除衣服过紧、尿布脏了、太热或者太冷、生病等原因引起新生儿哭闹外，如果发觉新生儿心情不好，经常睡醒了就哭闹不安的话，也可能是母乳不足。

＊根据妈妈乳房的满胀来判断

❶ 乳房如要撑爆一般地胀，有乳汁从乳头不间断地溢出的满胀感。

❷ 乳头挺立，乳尖会有触电的感觉，并会有乳汁溢出的满胀感。

两种情况都有，或者只有其中一种情况，都说明母乳是足够的。如果两种现象都没有，而且乳房还回到了怀孕前的大小，说明母乳已经不足。

奶水少怎么办

如果奶水不足，妈妈可以从产后第二周开始，采用一定的方法迅速改善母乳偏少的状况。

❶ 勤喂：宝宝的吮吸，可以促进泌乳素发挥作用，因此，妈妈要勤喂宝宝，最好每隔一两个小时就喂一次。

❷ 充分休息：妈妈照顾宝宝的同时要想办法让自己多休息一会儿。充分的休息与放松，会使母乳分泌量增多。

❸ 放松心情：心情不好也是会影响乳汁分泌的，因此妈妈要学会放松并使自己保持愉悦的情绪。

❹ 饮食催乳：哺乳妈妈的饮食很重要，吃得合理与否对母乳是否充足、是否营养有直接的关系。首先母乳中70%都是水分，因而妈妈补水非常重要，白开水、牛奶、鲜榨果汁、各种汤水都要适当饮用。另外要有充分的优质蛋白质摄入，瘦肉、鸡蛋、鱼都要经常食用。有些食物对催乳有明显的作用，如猪蹄、鲫鱼、小母鸡、木瓜、莲藕、莴笋、黄花菜等，妈妈可以多吃些。

❺ 按摩乳房：热敷、按摩乳房都可以刺激乳汁分泌，并且有助于乳腺管畅通。妈妈可以经常用温水热敷乳房，也可以请有经验的催乳师帮忙按摩催乳。

细节叮咛

产后2～3天不要急于催奶。在产后，妈妈应先让宝宝吮吸乳房，使乳腺管全部畅通后，才能进行科学催奶。

母乳较少时不要急着加奶粉

妈妈下奶晚或者感觉乳汁不足是正常的，千万不要着急给宝宝喂奶粉。有的妈妈就是下奶晚，甚至有的会在两个月后才真正下奶，只要多吮吸，并适当饮用些催乳汤汁，乳汁就会慢慢变得丰沛起来。如果不做些努力，急着加奶粉，母乳丰沛起来的可能性就几乎没有了。

宝宝一旦体重增长不理想，或者不能长时间睡觉，周围人就会怪罪到母乳身上，尤其是奶奶、姥姥等会反复劝说妈妈添加奶粉或者断了母乳。这时候，建议父母一定要跟长辈好好沟通，坚定母乳喂养的决心，不要动摇。这种状况不一定是母乳造成的，可能还有别的原因，需要从多个角度、方面考虑，不要轻易结束母乳喂养。

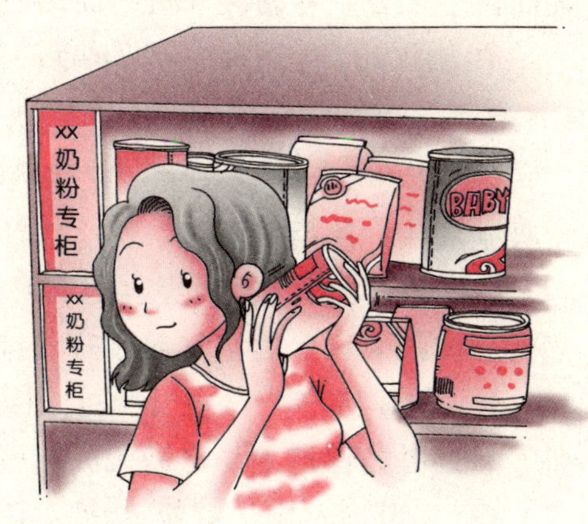

另外，宝宝有时候体重增长相对较快，对乳汁需要量增多，但乳汁分泌在几天后才能相应增加，也会造成暂时的供不应求的假象，千万不要盲目地给出母乳不足的结论。

细节叮咛

有些妈妈的乳汁虽然较少，但是宝宝的食量更小，仍然吃不完，建议在这样的情况下，喂完奶后最好把剩余的挤出，以免给大脑一个错误的信号就是宝宝吃不完，分泌量需要减少。如果是这样，在宝宝满月后，食量增大了，母乳就可能不够供应了。

怎样减少宝宝溢奶

宝宝吃完奶后若立即平卧在床上，或妈妈斜抱着宝宝时，奶汁就会从宝宝的嘴角流出一两口，这就是溢奶。

*** 宝宝溢奶的原因**

❶ 新生儿胃体呈水平位，胃容量小，胃入口处贲门括约肌松弛，而出口处幽门肌肉却相对紧张，进入胃内的奶汁，不易通过紧张的幽门进入肠道，却容易通过松弛的贲门，反流回食道，溢入口中，并从小嘴巴里流出来。

❷ 宝宝在吃奶时很容易吸进了空气，空气进入胃后，因气体较液体

轻而位于上方，容易冲开贲门而出时也会带出一些乳汁。

❸ 新生儿消化道神经调节功能尚未完善，这也是造成奶汁反流的原因。

＊怎样做可以减少宝宝溢奶

❶ 母乳喂养时要让宝宝含住乳晕，以免吸入过多空气，更要避免宝宝吸空乳头；使用奶瓶时，要让奶汁充满奶嘴，以免宝宝吸入空气。

❷ 喂完奶后，轻轻竖直抱起宝宝趴在大人肩上，用手轻轻地拍宝宝后背，使吸入胃里的空气通过打嗝排出来。

❸ 哺乳后不要马上让宝宝仰卧，而应侧卧一会儿，然后再改为仰卧，若仰卧要保持上身略微偏高一些。

❹ 尽量抱着宝宝喂奶，让宝宝身体处于45度左右状态，吸入胃里的奶会自然流入小肠。

❺ 如宝宝吃奶急，要适当控制一下；如奶水比较冲，妈妈要用手指轻轻夹住乳晕后部，保证奶水缓缓流出。

❻ 喂奶前换尿布，喂奶后就不用换了，避免引发溢乳。

细节叮咛

如果宝宝有胃肠道疾病，可能被溢奶掩盖住症状，妈妈如果发现宝宝频繁呕吐，呕吐物呈黄绿色或咖啡色，伴有发热和腹泻症状，应立即带宝宝去医院确诊。

别让宝宝一次吃太久

有的宝宝性子慢，吃奶时间长，可能一次要吃30分钟左右，但是大多数情况下宝宝都不宜一次吃太久的奶，宝宝吮吸时间长没有什么好处，妈妈应改掉宝宝的这个习惯。

＊喂奶间隔短

妈妈不知道宝宝怎样才算是吃饱了，老是担心宝宝会饿着，只要一听到宝宝哭，就给他喂奶。这样宝宝每次都吃不到充足的乳汁，所以吃奶时间就相对较长。

虽然母乳是遵循按需喂养的规律，但仍然是有哺乳间隙的，为1～2个小时，对于吃奶间隔时间过短的宝宝，妈妈应该有意识地延长哺乳间隔时间，就能改掉宝宝吮奶时间过长的习惯。

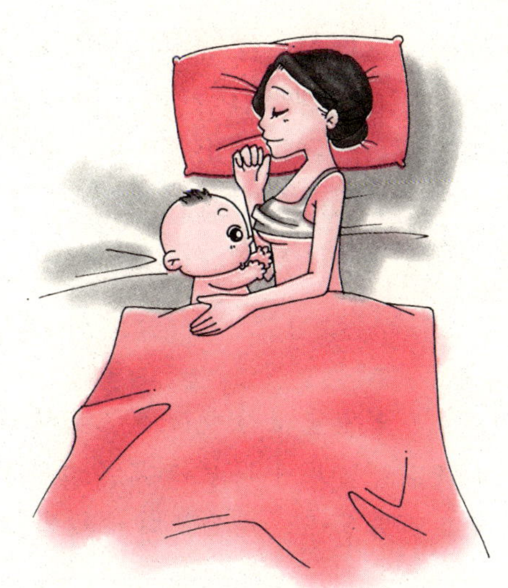

＊宝宝吃奶不专心

刚出生十多天的宝宝在吃奶的前五六分钟时间内就已经吃饱，剩下的时间只是含着乳头玩了，有的干脆就含着乳头睡着了，有的宝宝含着妈妈的乳头玩，觉得这样可以得到妈妈更多的爱。

妈妈不能无限制地满足宝宝的要求，在宝宝吃饱的情况下，要及时停止喂乳。也就是说，如果宝宝吮奶20分钟后，妈妈没有听到吞咽声，就可以停止喂了。

妈妈中断宝宝吸吮行为后，如果宝宝以哭闹或其他方式抗议时，妈妈可采取转移目标或暂时回避的方式来安慰宝宝，这样会逐渐改掉宝宝的坏习惯。

怎样从宝宝口中抽出乳头

很多妈妈会遇到这样一个问题：一般宝宝吃饱后会主动松开乳头，但有时候宝宝即使吃饱了也还是咬住乳头不放，这时妈妈又不能硬拉，应该采取正确的方法从宝宝口中抽出乳头。

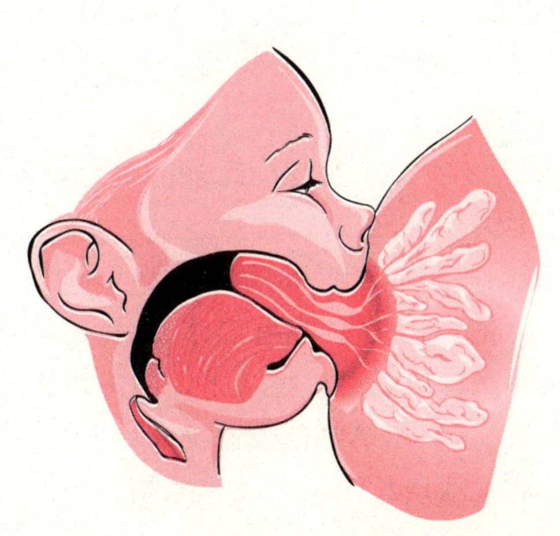

＊巧妙拉出乳头的办法

❶ 当宝宝吸饱乳汁后，妈妈可用手指轻轻压一下宝宝的下巴或

下嘴唇，这样做会使宝宝松开乳头。

❷ 当宝宝吸饱乳汁后，妈妈可将食指伸进宝宝的嘴角，慢慢地让他把嘴松开，这样再抽出乳头就比较容易了。

❸ 当宝宝吸饱乳汁后，妈妈还可将宝宝的头轻轻地扣向乳房，堵住他的鼻子，宝宝就会本能地松开嘴。

细节叮咛

如果宝宝很快就含着乳头睡着了，为了能让宝宝把一侧乳房的乳汁吸空，可用手轻轻捻宝宝的耳下垂，让他醒来再吸一些，如果宝宝实在不愿多吸，就要及时把乳头抽出。

怎样保存母乳

❶ 乳汁挤出后，应立即装入已消毒过的干净奶瓶中或冷冻塑料袋里。不要把挤出的乳汁放进装有原先挤有乳汁的容器中。最好在奶瓶外面裹一层保鲜膜，有利于保鲜。

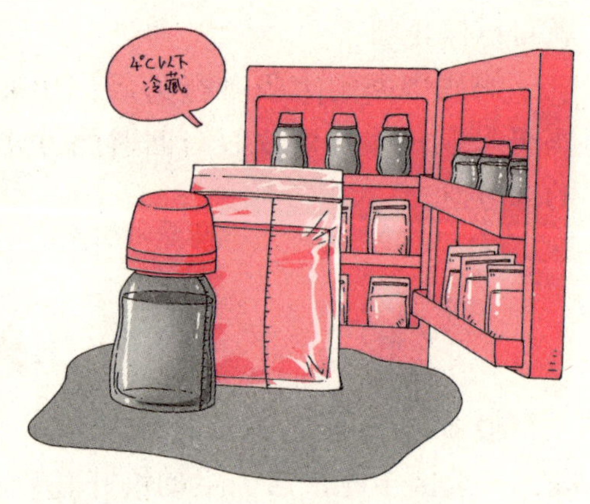

❷ 乳汁经过4℃以下冷藏，必须在12小时内喂完，要想保存一周左右，需采取冷冻。解冻后的母乳需在3小时内尽快食用，不宜再次冷冻。

❸ 在奶瓶或冷冻袋的外面贴好标签，详细注明时间，按时间先后给宝宝食用。

❹ 不要使用微波炉解冻母乳，温度太高会破坏母乳中的免疫物质。可把容器放在盛有温水或凉水的盆里解冻；如果时间紧急，可用流水冲。食用前要摇晃几下，因为奶水冻结后会产生分离。

❺ 如果单位没有冰箱，可以将奶放在保温杯中保存，里面用保鲜袋放上冰块，回家后放在冰箱。

酌情调整吃奶时间与吃奶量

随着与宝宝相处时间的增长，妈妈对宝宝的吃奶特点会有一些经验，而且宝宝的食量在渐渐增长，所以妈妈可以根据具体情况酌情调整吃奶时间与吃奶量，总的来说，仍然以按需喂养为主，如果宝宝啼哭、张着小嘴左右寻觅、在睡眠时表现出吸吮或咀嚼动作等，都要考虑是否该给他喂奶了。

* 喂奶次数可以逐渐减少

如果完全母乳喂养，应当使用间隔哺喂的方式，每天哺喂次数比刚出生时适当减少，平均为8～10次，给宝宝吃奶的时间间隔没必要太死板，由于母乳的分泌不固定，因此可以让宝宝自己来掌握吃奶的量。

夜里是生长激素分泌旺盛的时候，所以要保证充分的休息，不要频繁打扰宝宝，夜里喂奶次数可以逐渐减少，例如采取每一周或者3～5天减少一次夜间喂奶，只要喂奶间隔不超过6小时就没有问题，让宝宝逐渐养成白天玩耍、夜里休息的作息规律，这样父母的负担也会减小很多。

减少夜间喂奶时，具体操作时，可以将日间最后一次喂奶的时间向后推1个小时，原本8点的推到9点，而将日间最早1次喂奶的时间提前，原本7点的提前到6点。这样在夜间只需要喂1～2次奶就可以了。

这个阶段的妈妈大多会有乳汁分泌不足的现象，一般称为暂时性母乳缺乏。这种情况并不意味着一定会持续下去。所以，不要急着决定就给宝宝喂配方奶了，应当坚持用母乳哺喂，争取提高泌乳量。

细节叮咛

吃别人的奶在某些情况下是被禁止的，因为一些疾病能通过授乳感染婴儿。

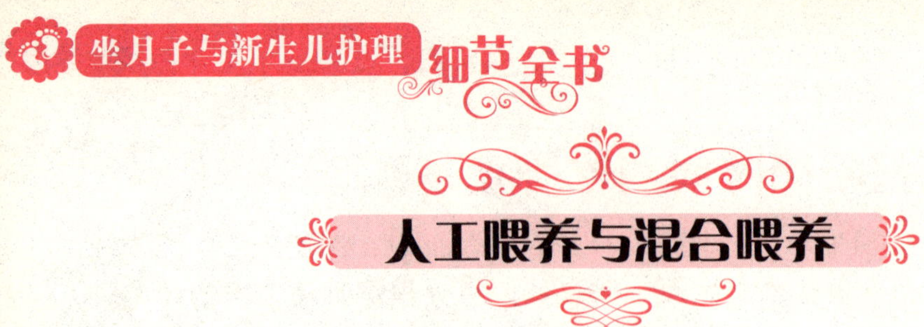

人工喂养与混合喂养

什么情况下需要人工喂养

人工喂养是指由于各种原因造成的主观上不愿进行母乳喂养，或者客观上限制了母乳喂养，而只好采用其他乳品和代乳品进行喂哺婴儿的一种方法。人工喂养相对母乳喂养，方法复杂一些，但只要细心，同样会收到较满意的喂养效果。

有少部分宝宝患有一些先天性疾病，不适合吃母乳，这时候的宝宝就需要妈妈用奶粉进行人工喂养，不应犹豫：

* 患半乳糖血症

宝宝如果患有半乳糖血症，不能母乳喂养。半乳糖血症是先天性的酶缺乏症，由于酶的缺乏，母乳中的乳糖不能很好地代谢，会生成有毒的物质，有毒物质会影响神经中枢的发育，从而导致宝宝智力低下、白内障等。这时候妈妈可以为宝宝选择不含乳糖的特制奶粉进行喂养。

* 患苯丙酮尿症

患有苯丙酮尿症的宝宝，同样不能母乳喂养。宝宝由于酶的缺乏，不能使苯丙氨酸转化为酪氨酸，造成苯丙氨酸在体内的堆积，这会干扰脑组织代谢，从而导致智力障碍、毛发和皮肤色素的减退。这种情况下，妈妈可以给宝宝买特制的专供苯丙酮尿症宝宝食用的奶粉。

* 患枫糖尿症

宝宝如果患有枫糖尿症，也不能母乳喂养。患有枫糖尿症的宝宝，最主要的要控制蛋白质的摄入，因此不能母乳喂养，妈妈可以为宝宝选择蛋白质含量较低的食物如米粉、特制奶粉等喂养。

细节叮咛

有的宝宝早产或患有唇腭裂，没有吃奶的能力，也需要妈妈用滴管、小勺或杯子进行人工喂养。

人工喂养要按时

奶粉的成分和母乳大多相同，不过，奶粉中含有数倍于母乳的蛋白质、脂肪和矿物质，新生儿不成熟的消化系统无法完全承受。由于无法根据个体安排奶粉量，人工喂养就需要为宝宝制订一个固定的时间表，以防过饱或消化不良。

一般来说，新生宝宝喂奶的时间间隔和次数应根据宝宝的饥饿情况来定：新生宝宝的胃大概每3个小时就会排空一次，因此一般每隔3～4个小时喂一次奶即可。在晚上可以4个小时喂一次。

但有的宝宝胃容量较小，或者消化较快，每隔约两个小时，胃就会排空，这时妈妈最好满足宝宝的需求，不必一定要等到3个小时才喂。如果宝宝胎龄偏小，还需要缩短喂奶间隔，每顿少喂一点。

有的宝宝胃容量较大，或消化速度较慢，两次喂奶间隔时间较长，但不宜超过4小时。如果宝宝超过4个小时还在睡觉，妈妈要叫醒宝宝并给他哺乳。

怎么计算喂奶量

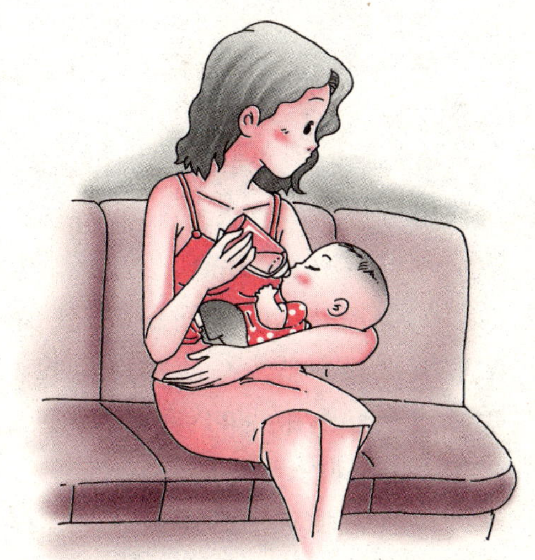

人工喂养的宝宝每次喂奶的量可根据宝宝的体重来调配：

每1千克体重，每天需要100～200毫升奶，由此可知，一个3千克的宝宝每天需要的奶量约是450毫升，即每顿60～70毫升。这是一个平均的值，妈妈可以根据宝宝吃完奶之后的表现适当调整。

宝宝出生的10天里，每天的吃奶量是不尽相同的。出生7～15天的新生儿一般每次吃牛奶70～100毫升，并在10～20分钟内吃完较为合适。出生15天的宝宝一般每3小时吃一次奶，每次100毫升左右。也有的每次吃120毫升，每日只吃6次。

当然，和成人的食量有大有小一样，也有的宝宝每次只吃70毫升，每天只吃6次。只要婴儿精神好爸爸妈妈就不必担心。但一周左右的宝宝也有吃一点就不吃了的，即使妈妈动动奶嘴或是捅捅其脸颊也不继续吃，也有休息2～3分钟后重新开始吃奶的。

细节叮咛

不同的宝宝每次吃奶的量也可能有差异，如果到了喂奶时间，宝宝不吃，那就过一会儿再喂，如果还没到喂奶时间，宝宝就哭闹，喂奶就不哭了，就不要等时间。一般而言，只要宝宝睡眠正常，大便正常，体重增加稳定，就说明宝宝目前吃奶量正常。

每两顿奶之间给宝宝喂点水

人工喂养的新生儿需要喂水，原因主要有：

❶ 人工喂养主要是配方奶或牛奶，其中的蛋白质80%以上是酪蛋白，不易消化吸收，宝宝肾发育不完善，多余的蛋白质需要肾脏排出体外，需要水。

❷ 奶粉乳糖含量较人乳少，容易引起便秘，给孩子补充水分有利于缓解便秘。

❸ 奶粉钙、磷等矿物比较多，不易被宝宝吸收，过多的矿物盐从肾脏排出体外，需要水。

❹ 宝宝体内新陈代谢旺盛，大小便次数多，需要的水分也多。

给宝宝补水的时间有讲究，最好定在两顿奶之间，不过可以在宝宝喝完奶之后少喂一点水清洁口腔，但是最好不要喂奶前喂水，因为喂奶前喂水会影响宝宝的食欲，不利于消化。喂奶后半小时内喂水宝宝吃得太饱，容易吐。

另外，睡觉前也不要给宝宝喂水，宝宝不会自己控制排尿，若在睡前喝水多了，很容易尿床，会影响宝宝睡眠。

给宝宝喂水时，每次喂大约50毫升即可。最好是白开水，白开水有利于平衡宝宝体内电解质。但是有的宝宝不肯喝白开水，如果这样，妈妈可以在水里加点葡萄糖，但是不可过甜，以大人感觉不到甜，甜味隐隐约约为准。

当宝宝在发热、呕吐、腹泻严重时，无论母乳喂养还是人工喂养都应给宝宝补点淡盐水，以防脱水或发生电解质紊乱。

细节叮咛

人工喂养的宝宝如果不爱喝水或喝水少，妈妈不要强迫宝宝。配方奶喂养的宝宝两餐之间喂水的温度最好为40℃，不要太热或太凉。妈妈每次喂奶前要试奶温，可将乳汁滴几滴于手背或手腕处，试试奶温，以不烫手为宜。

宝宝吃奶粉上火了怎么办

宝宝吃奶粉上火主要是因为奶粉中含有不易消化的物质，如果奶粉由全脂牛奶制成，或奶粉中含有棕榈油和乳脂，宝宝吃了就比较容易上火。

如果现在给宝宝吃的奶粉有这样的成分，可以给宝宝换一种奶粉，最好选择含有精制植物油的奶粉。另外，要给宝宝多喂水，可以在两次喂奶之间喂奶粉一半量的水，宝宝如果不喜欢喝白开水，可以在白开水里加一点点金银花露，可以帮宝宝降火。等到宝宝长到4～5个月后，就可以加些菜汁、果汁等，防止上火了。

为宝宝选择他喜欢的奶嘴、奶瓶

当母乳不足甚至没有母乳的时候，就要用配方奶来代替，这时候就要注意奶瓶、奶嘴的选择，奶嘴的开口大小、材质的软硬程度，奶瓶的手感气味等，都能成为宝宝不爱吃配方奶的原因。

* 怎样选择合适的奶嘴

奶嘴的选择很重要，它影响着宝宝吃奶时的速度和舒适度。

❶ 奶嘴的口感和气味。尽量选用与妈妈的乳头相似的奶嘴，对不喜欢橡胶味道的宝宝，可以换成异戊二烯胶或硅胶做成的奶嘴。

❷ 奶嘴的软硬程度。选择奶嘴的时候，橡皮奶头不宜过硬或过软。过硬小婴儿吸不动；过软奶头会因吸吮时的负压而粘在一起，吸不出奶。

❸ 奶嘴的开口方式。市售的奶嘴有两种开口方式，小洞洞和十字叉，奶嘴上留有一个洞口，给细菌的侵入开了方便之门，而十字叉的开口不用时处于封闭状态，挡住了细菌的入侵。婴儿吮吸时，十字叉能依宝宝的吸吮力量大小而开合，起到调节进食流量的作用。

❹ 奶嘴孔的大小。奶嘴孔的大小以奶瓶倒立时，奶以滴状连续流出为宜。喝水的奶嘴孔一般小于喂奶的奶嘴孔，应用时应区分清楚。过大的奶嘴孔在婴儿吸吮的时候过急会引起呛奶，过小的奶嘴孔会让宝宝在吃奶的时候费劲。

* 怎样选择合适的奶瓶

❶ 新生儿在选择配方奶喂养时，奶瓶最好用玻璃瓶，这种奶瓶内壁光滑，容易清洗和煮沸消毒，吃奶时容易观察液面，可避免宝宝进食时奶嘴部未充满乳汁导致吸入过多的空气而引起溢奶。

❷ 奶瓶最好带帽，可避免消毒过后的奶瓶再次污染。应多准备几个奶瓶，用过的奶瓶一定要洗净，煮沸消毒20分钟以上才可以用，否则，会因奶瓶或奶头清洁不彻底，细菌繁殖而引起婴儿消化道感染。

* 宝宝需要的奶瓶数量参考

喂养方式	数量、容量	用途
母乳喂养	2个250ml	妈妈有事外出时，可以将母乳挤在奶瓶中
	1～2个120ml	喂水和果汁
混合喂养和人工喂养	4～6个250ml	喂奶

细节叮咛

用奶瓶喂奶时，为避免宝宝吞下空气，应将奶瓶的奶嘴处始终充满牛奶，但即使这样也可能会倾斜45°，有空气被吞入，所以在喂完奶后不要让宝宝马上睡觉，而要抱宝宝直立，抚摸或轻拍其后背，把随奶一起吞入的空气通过打嗝排出。

奶具的清洗、消毒

许多妈妈不明白为什么喝奶粉的宝宝爱闹肚子，其中，奶具的清洁、消毒是关键，新生儿的免疫系统不完善，抗病菌能力较差，很容易被感染，而喂奶的餐具经常残留奶液，奶液是营养非常丰富的物质，容易滋生细菌。

所以，宝宝用的奶瓶、奶嘴必须每天清洗、消毒，配奶前必须先洗手，即便洗过手，在配奶过程中也要注意不要用手接触奶瓶内部和奶嘴，以免污染。奶具消毒至少应坚持到宝宝满一周岁。

* 奶具的清洗

❶ 奶瓶的清洗

每次喂完奶后都要立即清洗奶瓶，清洗时可先把残余的奶液倒掉，用清水冲洗干净后用奶瓶刷把奶瓶刷干净，最好准备奶瓶清洗剂专门用来清洗，除了奶瓶内部，瓶颈和螺旋处也要仔细清洗，不要遗漏。

❷ 奶嘴的清洗

清洗奶嘴时要先把奶嘴翻过来，用奶嘴刷仔细刷干净。如果奶嘴上有凝固的奶渍，则可以先用热水泡一会儿，待奶渍变软后再用奶嘴刷刷掉。靠近奶嘴孔的地方比较薄，清洗时动作要轻，注意不要让其裂开。

奶嘴、奶瓶洗净后，都要用流动的水反复冲洗干净，倒扣在通风的地方晾干。

* 奶具的消毒

奶具除了每次用完都清洗外，还需定时消毒，最好每天消毒一次，可以放在普通的锅里用开水煮，或用蒸锅蒸，还可以用微波炉，一般8～10分钟即可。消毒器具要专用，也可以用专用的消毒锅。

❶ 煮沸消毒。准备一个专门的消毒煮锅，放入奶瓶(此时放入的是玻璃奶瓶，塑胶奶瓶应在水开5～10钟后放入锅中)，装入适量清水（以完全淹没所有奶具为度），大火烧开，5～10分钟后放入奶嘴、瓶盖等塑胶制品，盖上盖再煮3～5分钟后关火。等水稍凉后，用消过毒的奶瓶夹取出奶嘴、瓶盖，晾干后套回奶瓶上备用。

❷ 蒸汽消毒。将彻底清洗干净的奶瓶、奶嘴口朝下放入蒸汽锅中蒸5分钟左右，取出凉凉，套上奶嘴、瓶盖即可。

❸ 微波炉消毒。适用于某些可以直接在微波炉里消毒的奶瓶。消毒时奶瓶不能盖盖，可将奶瓶中加入七分满的水，奶嘴则放入装有水的容器中（为防止浮起，可用小盆子等压住），用高火加热一分钟左右即可。

妈妈要注意，如果是使用煮沸消毒法的话，玻璃奶瓶要随凉水一起煮，塑料奶瓶要等水烧开了以后放到锅里。奶瓶消毒完以后，千万不要放在桌子上晾干，也不可以用纸巾或者抹布擦拭，应该放在厨房纸巾上晾干。而且奶瓶消毒完以后要用奶瓶夹来取奶瓶，千万忌讳直接用手去触摸。

细节叮咛

妈妈的乳房也是宝宝的餐具，同奶瓶与奶嘴一样，需要保持干净，初次哺乳前，要用清水清洗两次，以后每天都要用温开水擦洗一次。

宝宝不吸奶瓶怎么办

很多宝宝出生后不久，妈妈要上班不得不将奶水挤出用奶瓶喂养宝宝或者其他原因需要给宝宝添加配方奶的时候，宝宝却拒绝吸奶瓶，不管奶瓶里是母乳还是配方奶，这时该怎么办呢？妈妈千万不要因为小宝宝不吸吮奶瓶伤脑筋并失去耐心，只要照渐进的方式来对待宝宝，就一定能让宝宝习惯奶瓶喂奶。

* 做好心理准备

母乳喂养的宝宝一般都不喜欢吃奶瓶。因为宝宝已经习惯吸乳头的感觉以及妈妈身上的味道，这都与吃奶瓶不一样。想让吃惯母乳的宝宝爱上奶瓶，需要宝宝付出哭闹、挨饿的代价。

让宝宝接受奶瓶是一个循序渐进的过程，需要逐步训练。妈妈千万不要着急，要有足够的耐心和长期坚持的态度。

* 选好喂奶时机

❶ 饥饿时。在孩子饥饿时用奶瓶喂奶，喂养前至少2～3个小时不给

宝宝任何吃的或者喝的，直到孩子感觉饥饿并有食欲。

❷ 昏昏欲睡时。对于比较敏感的宝宝，奶瓶喂养开始可以在睡前先进行母乳喂养，等宝宝有睡意时，改用奶瓶喂养。

❸ 愉悦时。喂奶前抱抱、摇摇、亲亲宝宝，使宝宝很愉悦。千万不要在哭闹或生病时喂。

＊奶嘴很关键

柔软的乳头状的奶嘴最好。

用一根消毒过的针在奶嘴上戳一个较大的洞，保证流量比母乳流量大。

把奶嘴用温水冲一下，使其变软些，和妈妈乳头的温度相近。

喂养前最好在奶嘴上涂抹一些母乳，便于宝宝很快进入角色。

＊喂养姿势

通常采用坐姿，一只手把宝宝抱在怀里，让宝宝上身靠在你肘弯里，手臂托住宝宝的臀部，宝宝整个身体约45度倾斜；另一只手拿奶瓶，用奶嘴轻轻触宝宝口唇，宝宝即会张嘴含住，开始吸吮。

奶瓶角度不当会压到舌头，使宝宝喝不到奶，最好将奶瓶以45度角轻放到宝宝嘴里。

夜间最好喂母乳

混合喂养时，夜间最好是母乳喂养。夜间妈妈比较累，尤其是后半夜，起床给宝宝冲奶粉很麻烦；另外，夜间妈妈休息，乳汁分泌量相对增多，宝宝的需要量又相对减少，母乳可能会满足宝宝的需要。

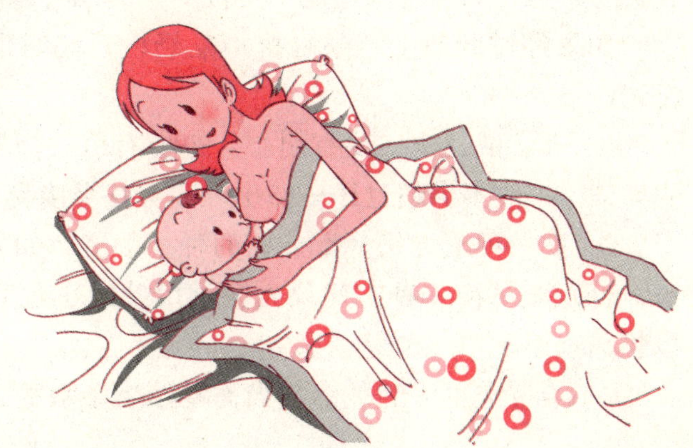

但是，如果母乳量

太少，宝宝吃不饱，就会缩短吃奶时间，影响母子休息，这时就要以奶粉为主了。

晚上睡前那一顿可以考虑用奶粉喂养，奶粉可以足量，这会比那一顿吃母乳更耐饥饿，晚上能睡得久一点再醒来，甚至等宝宝再大一点，他可以整晚都不会因饿而醒来，这样母子都能得到更多的休息，但是，如果妈妈上班了，白天无法喂给母乳时，夜间最好能给宝宝补一次母乳。

怎样让宝宝母乳奶粉都爱吃

当母乳不足的妈妈进行混合喂养一段时间后，最容易发生的情况要么是放弃母乳，要么是宝宝厌食奶粉，而只有保证充分的营养，宝宝才能健康成长，该怎样让宝宝对母乳和配方奶都喜欢呢？

* 宝宝只吃母乳不吃奶粉时

宝宝如果只肯吃母乳，不肯吃奶粉，妈妈要先看一下，宝宝是不喜欢奶粉的味道，还是不喜欢奶嘴的触感，然后再具体调节。

如果母乳装在奶瓶里，宝宝喜欢吃，说明宝宝是不喜欢奶粉的味道，妈妈可以为宝宝换一种味道接近母乳的奶粉。

如果奶粉调好放在杯子里或小勺子里，宝宝愿意吃，说明宝宝是不喜欢奶嘴的触感，妈妈可以给宝宝换一种较柔软、接近妈妈乳头触感的奶嘴再试试，或者在喂奶前，用热水烫一下奶嘴，使之软化并接近妈妈乳头的触感，如果宝宝还是不肯接受，妈妈可以继续用小勺喂宝宝。

如果经过调节宝宝还是抗拒吃奶粉，妈妈也不要灰心，多观察，多尝试：

❶ 多尝试几次。要有耐心，也要有信心，多喂几次，对一种新食物的尝试，一般不会超过10～15次，宝宝就会接受了。

❷ 换一种配方奶。配方奶的种类很多，如果宝宝实在不喜欢这款奶粉，可以尝试换一种，建议先买试用装或小包装，待宝宝喜欢后再买大包装。

❸ 给宝宝更多的关爱。当需要给宝宝喂配方奶时，妈妈在喂奶时应

多与宝宝进行母子对视和交流，让宝宝充分感受到妈妈的爱。

❹ 让宝宝闻到妈妈的气味。宝宝对妈妈的气味很敏感，在妈妈怀里很有安全感，喂奶时可以给宝宝裹上一件妈妈的衣服，或者把他紧紧抱在怀里，降低他对奶瓶和奶嘴的陌生感。

* 宝宝只吃奶粉不吃母乳时

有的宝宝在吃过奶粉以后，就不再愿意吃母乳，这也可能有两个原因：

一是奶粉味道香浓，甜度较大，宝宝喜欢这种奶粉，就开始拒绝不太香浓的母乳，妈妈这时候可以通过选择甜度较低，味道接近母乳的奶粉来调整宝宝的口味偏好。

另一个是奶嘴的出奶孔较大，宝宝不需要费很大力就可以吃饱，从而拒绝要费很大力气才能吃饱的母乳，在购买奶嘴时，可以选择那些奶孔较小的奶嘴，让宝宝吃奶时适当出些力，使宝宝吃奶粉时的感觉，与吃母乳时的感觉相似。

总之，奶粉和母乳味道越接近，奶嘴和妈妈乳头越相似，宝宝就越容易奶粉、母乳二者都接受。到了喂母乳时，妈妈不要因为宝宝一时抗拒而心软喂奶粉，宝宝会偷懒，他一开始也许会一心一意等待奶瓶，拒绝妈妈的乳头，甚至哭起来，但只要妈妈坚持将乳头和乳晕递给宝宝，宝宝实在饿了自然也就会吃的，吃几次就适应了。

细节叮咛

有些孩子母乳和奶粉都不能吃，需要选择一些特别配方的代乳品，如苯酮尿症选择特殊配方奶粉。配方中的营养素种类及其配制比例越接近母乳，越适合宝宝成长，自然应该成为喂养宝宝的首选。

Part 11
新生儿大小便

新生儿48小时内排小便

新生儿出生时膀胱中仅有少量的尿液，大多数会在出生后24小时排第一次尿，少量会延迟到出生后48小时。如果过了48小时，新生儿依然没有排尿，要报告医生，进行检查。

新生儿因为头几天吃得少，所以小便次数也较少，每天排4～5次，随着食量增大，小便次数和小便量都迅速增加，每天排尿次数可以达到20～30次，每次排出大约30毫升。

新生儿初期的尿液颜色较深，而且稍显浑浊，这是正常的，还要过一段时间，尿液才能变得清亮。

24小时内排胎便

新生儿在宫内时吞下的羊水、胎毛、胎脂等聚集在肠道内会形成胎便，颜色暗绿，质黏稠。胎便必须在正常的消化之前排尽，一般新生儿都在出生24小时之内会开始排出，如果在24小时内没有排出，要报告医生，检查新生儿是否有巨结肠等消化道畸形。

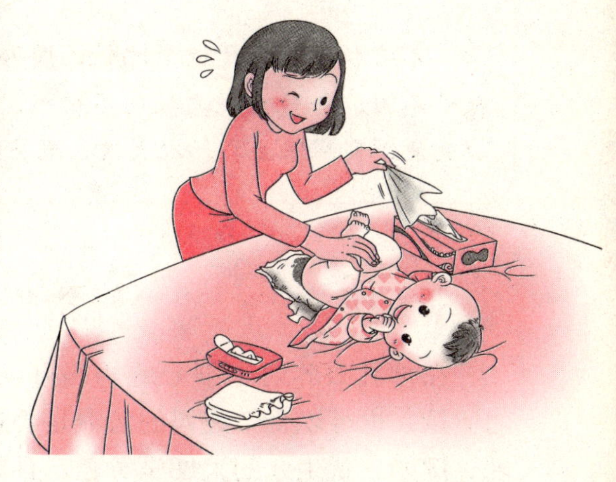

在胎便排干净之后，新生儿开始正常的排便，大便次数不定，一般为2～5次，母乳喂养的大便次数偏多，奶粉喂养的大便次数偏少。

母乳喂养的新生儿大便呈金黄色糊状，奶粉喂养的新生儿大便呈淡黄色，可成形。如果母乳喂养的新生儿大便呈深绿色黏液状，表示母乳不足，需要增加母乳喂养量。如果便中有奶瓣，但大便颜色正常，质地均匀，水分不多而且不含黏液，就不用担心，这是正常的。奶粉喂养的新生儿如果大便呈灰色，质硬且较臭，说明奶液中蛋白质过多，而糖分过少，需要换奶粉或者改变牛奶和糖的比例。

正常大便的次数和性状

吃母乳的新生儿大便呈金黄色，偶尔会微带绿色且比较稀；或呈软膏样，均匀一致，带有酸味且没有泡沫。通常在新生儿期大便次数较多，一般为一天排便4～6次，但有的新生儿会一天排便7～8次。随着宝宝月龄的增长，大便次数会逐渐减少，2～3个月后大便次数会减少到每天1～2次。因此，吃母乳的新生儿如果出现大便较稀、次数较多等情况，只要宝宝精神饱满，吃奶情况良好，身高、体重增长正常，妈妈就没有必要担忧。

如果新生儿吃的是配方奶，那么大便通常呈淡黄色或土黄色，比较干燥、粗糙，如硬膏样，常带有难闻的粪臭味。如果奶中糖量较多，大便可能变软，并略带腐败样臭味，而且每次排便量也较多。有时大便里还混有灰白色的“奶瓣”。

细节叮咛

不要和别的孩子进行比较，因为每个孩子都有自己的生长轨迹，孩子不同，每日大便次数也不相同。但要注意如果平时每天仅有1～2次大便，突然增至5～6次大便，则应考虑是否患病。

学会观察宝宝“异常”大便

在母乳喂养时，细心的妈妈可以通过观察新生儿的大便了解母乳的质量，也可以得知妈妈的营养是否适当，以便调整饮食结构及科学哺乳。例如：新生儿的大便呈黄色，且粪与水分开，大便次数增多，说明新生儿消化不良，提示母乳中含糖分太多。因为糖分过度发酵使新生儿出现肠胀气、大便多泡沫、酸味重，妈妈应该限制糖的摄入量，适当控制淀粉的摄入量。

当母乳中脂肪含量过多时，新生儿会出现大便次数增多，粪便中有不消化的食物。这时可缩短每次喂奶的时间，让宝宝吃前一半的乳汁。因为母乳的前半部分蛋白质含量较多，容易消化，富于营养，而后半部分脂肪含量较多，不易消化。必要时母亲可在喂奶前半个小时至一个小时，先饮一大杯淡盐开水，稀释乳汁，然后再给宝宝哺乳。

当母乳中蛋白质过多或蛋白质消化不良时，新生儿的大便有硬结块，恶臭如臭鸡蛋味，此时妈妈应该注意限制鸡蛋、瘦肉、豆制品、奶类等蛋白质含量高的食品的摄入量。

当母乳喂养不足时，大便色绿量少且次数多，呈绿色黏液状，宝宝常因饥饿而多哭闹。这种情况只要给予足量喂养后，大便就可以转为正常。

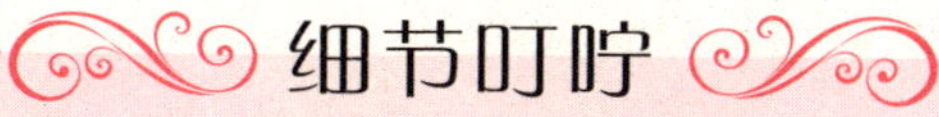

细节叮咛

当肠道感染时，大便呈溏薄或水样的黏液便，且脓性腥臭，这时需要带宝宝去医院就诊。

新生儿一吃就拉或边吃边拉

有的新生儿总是一吃就拉或边吃边拉，这是怎么回事呢？因为新生儿肠道功能发育不完善，肠道极易被激惹，宝宝的吸吮动作和吸进的奶液，都可能成为刺激源，刺激肠道蠕动加强、加快，结果就是“一吃就拉”。

新生儿一吃就拉是正常的。有些宝宝的确是吃完就拉，而有些宝宝三天才拉一次，这两种情况都正常。母乳喂养的新生儿和吃配方奶的宝宝排便习惯不同，但可能都会出现这种一吃就拉的现象，不过母乳喂养的新生儿出现一吃就拉或边吃边拉的现象更多。事实上，如果在头几周，宝宝差不多每次都是吃完就拉便便，还是个好现象，因为这说明他吃饱了，妈妈的母乳很充足。

等到宝宝3～6周大后，他的排便次数就会降下来，不过，有些宝宝还是会继续这种吃完就拉的习惯，有些一岁的宝宝每天还拉5次呢。只要宝宝能吃能睡，精神好，体重身高增长正常，且排便习惯一直都算稳定，妈妈就不需要担心。但是，如果宝宝的排便习惯突然发生了变化，并且他的大便变得更稀，那就要带他去医院了，因为这可能说明有感染了。

如果宝宝一吃就拉或边吃边拉，妈妈要注意以下几点：

❶ 妈妈不要吃辛辣食物。

❷ 如果宝宝同时有湿疹，妈妈还要少吃鱼虾等容易过敏的食物。

❸ 不用总给宝宝把便，这会造成宝宝排便次数更多。

❹ 尽管边吃边拉，妈妈也不要急着给宝宝更换尿布，因为打开尿布，宝宝腹部受凉，肠蠕动可能会更强。

❺ 排便次数频繁的宝宝会更容易得尿布疹，所以每次便后要注意清洁宝宝的臀部皮肤。清洁后可以抹点凡士林，但如果已经红了，就要抹含氧化锌的护臀霜了。

每次大便后要清洗小屁屁

新生儿抗病菌能力弱，容易被感染，生殖器更是如此，所以大小便之后都要正确清洁。

宝宝每次大便之后都要用清水清洗臀部和生殖器，将大便处理干净后用清水擦洗即可。擦洗时要注意顺序，无论是女宝宝还是男宝宝都应该从前向后擦洗，先洗生殖器，然后才洗臀部，这样做可以避免将脏污带到生殖器引起尿路感染。最后用流动的水冲洗一下，再用干净的纸巾或毛巾从前向后揩干净水渍即可。小便之后无须每次都用水清洗，只要揩干净尿液就行了。

另外，每天晚上睡觉前最好也给新生儿清洗下生殖器，清洗和擦干的动作要轻柔，尤其是擦干的时候，最好是用拍打毛巾或纸巾的方式将水吸干。

细节叮咛

清洗男宝宝的生殖器时不要将包皮翻开来洗；清洗女宝宝外阴时，不可清洗阴唇里边，以免感染，招致疾病。

白天用尿布，晚上用纸尿裤（片）

现在用的尿布有两种：传统的布尿布和现代的纸尿裤。它们各有各的优点，当然也存在不足的地方。妈妈可以结合两种尿布的优点，交叉使用。

白天宝宝不睡觉时，可以使用棉布尿布，一旦尿湿了就及时更换，小宝宝的皮肤娇嫩、敏感，棉布尿布非常吸水、透气，而且无刺激，既保护了宝宝娇嫩的皮肤，又省钱；晚上给宝宝使用纸尿裤，因纸尿裤持续时间长，在宝宝睡觉时，不会打扰他的睡眠，而且不容易浸透和漏出大小便，能保证宝宝充足的睡眠。

细节叮咛

在新生儿排胎便的时候，建议使用纸尿裤，因为胎便很难清洗干净，用尿布不方便。

使用尿布注意事项

由于新生儿的皮肤十分娇嫩，所以尿布选用的材料一定要柔软、清洁、吸水性好。旧棉布、床单、衣服是很好的备选材料；也可用新棉布制作，经充分揉搓后再用；用深颜色的布料可能对宝宝的皮肤产生刺激作用，以致引发尿布皮炎，故尿布的颜色以白、浅黄、浅粉为宜，忌用深色，尤其是蓝、青、紫色的。尿布在宝宝出生前就要准备好，使用前要清洗消毒，在阳光下晒干。另外，使用尿布时还要注意以下几个问题：

*** 尿布不要垫太厚**

宝宝的尿布不要垫得太厚，太厚的尿布会使宝宝腿部分开较大，影响宝宝的活动和腿部的正常发育。

*** 不要把尿布放到宝宝腹部**

尿布的温度，远远低于宝宝腹部皮肤温度。新生儿一天更换十几次尿布，如果每次都把尿布放在宝宝的腹部，那么宝宝每天要暖十几块尿布，腹部受凉的程度可想而知。因此不要把尿布兜到腹部。

* 尿布不是纸巾，不能用来擦屁股

宝宝大小便后不要直接用尿布给他擦屁股。因为长期使用的尿布表面比较毛糙，用它来擦屁股会摩擦小屁屁，使周围的皮肤变红。正确的做法应该是先用纸巾(条件允许的话，最好使用婴儿湿巾)把粪便擦干净，然后用温开水清洗屁股。

* 不要用刚暴晒过的尿布

夏季气候炎热，空气湿度大，给宝宝换尿布时不要直接取刚刚暴晒的尿布使用，应待其凉透后再用，从防止发生尿布疹的目的出发，应该增加不裹尿布的时间。

* 不用火炉烘干尿布

冬季气候寒冷，为宝宝换尿布时应用热水袋将尿布烘暖，也可放在大人的棉衣内焐热再用，使宝宝在换尿布时感到舒服。不要用火炉烘干尿布，防止宝宝臀部红肿。

何时换尿布合适

给新生儿换尿布也讲究时机，换的时机不对，也会带来一些不利影响。正常情况下，是湿了就换，这样能让新生儿更舒服。但是以下情况不宜更换：

❶ 新生儿刚吃完奶不要换尿布。如果新生儿刚吃完奶就尿了，最好不要更换尿布，此时的新生儿需要静静待着，更换尿布很可能把新生儿折腾得吐奶。对于经常吃完奶就尿的新生儿，可以在吃奶前换一块干净的，尿后不用立刻换，等20～30分钟后再换即可。但如果是大便则必须及时更换。

❷ 尿布如果是在新生儿睡觉过程中湿的，也不要更换。对新生儿来说睡觉是第一位的，不要让换尿布打扰睡觉才是正确的。除非新生儿已经因为尿湿感觉不舒服，自己醒来了才能换，或者新生儿睡觉比较沉，不会因为换尿布醒来才换。

通常情况下，早晨醒来、睡觉前和洗澡后都更换干净尿布是必须的。

使用纸尿裤（片）的注意事项

婴儿的皮肤很嫩，因此对于纸尿裤（片）的挑选，父母应多花一些心思，尽量从正规商场、超市购买。妈妈在给宝宝购买纸尿裤时，还需要注意：秋冬季节使用的纸尿裤应是加厚、吸水性强的，而春夏季则不能只注重厚度和吸水强度，应多选择轻薄透气的。

此外，妈妈在使用过程中需要注意几个问题，以免引起宝宝的不适。

* 有过敏现象应立即停用

在使用纸尿裤（片）时，如果发现宝宝皮肤有过敏现象，应该立即停止使用，给其换另一种品牌使用可能就不过敏了，或者与布尿片交替使用一段时间，也许宝宝便能适应了。

* 及时更换

在使用初期要勤换纸尿裤（片），无论宝宝有无尿尿，每隔2～3小时都要换1次。随着宝宝的不断成长，纸尿裤（片）的更换次数会逐渐减少，开始时平均每天是10次，逐渐减少到6次。如果宝宝有大小便拉在尿片上，应马上更换，并且用温水和棉纱清洗宝宝臀部，千万不可用湿巾随便擦拭了事；清洗之后，一定要等小屁股完全干燥了，再换新的纸尿裤（片）。倘若小宝宝屁股上有些发红，妈妈可涂抹一些软膏（凡士林油、氧化锌软膏或尿疹膏），短时间即可消除。

更换宝宝纸尿裤（片）的时间：每次喂奶之前或之后，每次大便之后，宝宝睡觉之前，宝宝睡醒之后，带宝宝外出前。

细节叮咛

每天晚上睡觉前都要检查宝宝腰部及大腿内侧有没有被纸尿裤（片）勒伤，如果有要及时涂沫凡士林油，并暂停使用纸尿裤（片）。

纸尿裤与罗圈腿有关系吗

很多妈妈担心，纸尿裤比较厚，尤其是存了几泡尿后的纸尿裤更厚。宝宝正处于骨骼发育成形阶段，大腿根部长期被纸尿裤挤开不能并排，长此以往，宝宝会不会变成罗圈腿？这种担心是没有必要的。发达国家使用纸尿裤时间较长，有医学机构通过大规模人群追踪调查，完全排除了纸尿裤和罗圈腿的关联。

其实，胎儿在母体子宫内是呈螃蟹形的。出生后，双腿也是分开的，膝盖部弯曲，像O形腿，这是小宝宝的自然姿势。只要宝宝不缺营养，尤其是不缺钙，绝对没问题，慢慢就长直了，所以大可不必为此担忧。但有一点需要注意，那就是宝宝用惯了纸尿裤，以后排便，尤其是小便会不容易形成主动排便的好习惯。所以妈妈最好能白天让宝宝使用尿布，以方便给宝宝把尿，使宝宝慢慢养成主动排便的好习惯。

注意预防尿布疹

尿布疹是婴儿常见皮肤病。尿布疹常见于肛门周围、臀部、大腿内侧及外生殖器，甚至可蔓延到会阴及大腿外侧。初期发红，继而出现红点，甚至鲜红色红斑，会阴部红肿，以后融合成片。严重的会出现丘疹、水疱、糜烂。若合并细菌感染则产生脓疱。

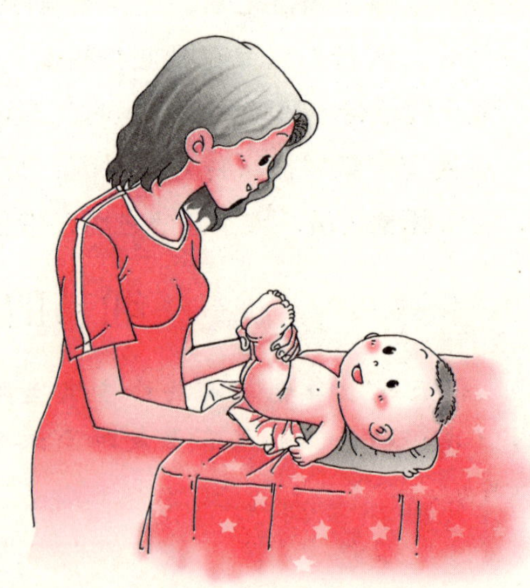

预防尿布疹的建议：

1. 关键是勤把尿，及时

更换尿布，及时清洗粪便，保持臀部干燥，每次大小便后要将臀部洗净、擦干。切忌用碱性的皂类洗涤，应用水、温和的脂类或柔和的宝宝湿纸巾清洁，使用宝宝护臀霜薄薄地涂抹一层，可有效预防和治疗尿布疹。

❷ 由于宝宝的皮肤娇嫩，易对洗涤剂、柔顺剂等物质过敏，注意给宝宝洗衣服时不要添加这些东西。

❸ 尿布洗烫后在阳光下晒干再使用。选用合适的纸尿裤与纯棉尿布交替使用，既经济实用又有助于宝宝的发育。

❹ 预防臀红还可在擦干臀部水分后，涂上蒸熟凉凉后的花生油、豆油等或凡士林，使油脂将尿液与皮肤隔开。

❺ 在尿布疹严重时，可暂时不用尿布，让宝宝的臀部暴露在空气中，以保持皮肤干爽。

细节叮咛

有些宝宝小屁屁受碱性洗涤液的影响，可能会引起白色念珠菌感染的皮疹，表面看似尿布疹，实际是一种霉菌感染，一定要及时治疗。

母乳喂养宝宝为何常拉稀

母乳中因乳糖含量较高，故此吃母乳的宝宝大便次数较多，可以达到6～7次/日。大便呈稀糊状，金黄色，可以有少量奶瓣，这是由于母乳中的蛋白质部分没有来得及消化就排出去的缘故。

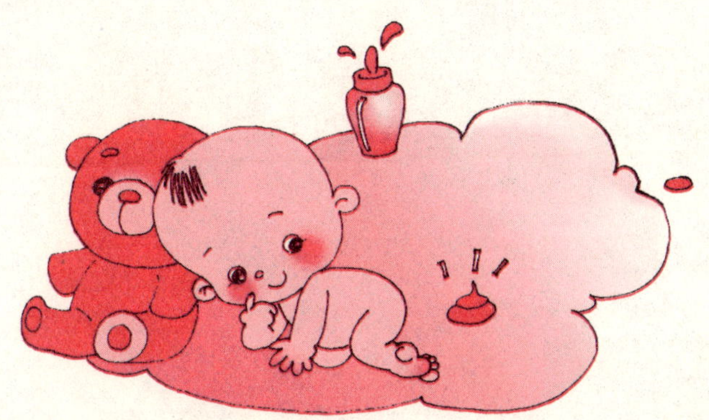

母乳喂养的宝宝拉稀是生理性的，不会影

响宝宝的正常生长发育，妈妈可以根据宝宝大便的情况来调整喂奶时间与喂奶量。

＊奶瓣蛋花样便

大便稀且酷似鸡蛋花样，每日5～6次，这是由于蛋白质、脂肪消化不良所致。此时应减少母乳喂养的时间及喂量。

＊灰白色稀便或糊状便

宝宝大便外观发亮如奶油状，每日3～4次或更多，多因进食油腻食物过多所致。原因是奶中脂肪量较高，肠道消化酶不足，母乳的最后部分含脂肪较多。故可缩短母乳喂哺时间，尽量避免婴儿吃到最后的乳汁。

细节叮咛

宝宝大便如果每天超过8次，或完全是水样，可能是消化不好，妈妈要及时带宝宝去医院进行检查，配合医生进行相应治疗。

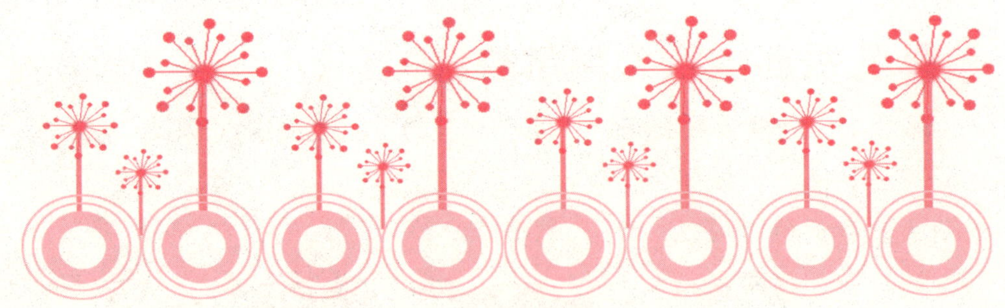

Part 12

新生儿睡眠

新生儿每天需要睡多久

一般来说，早期新生儿睡眠时间相对较长一些，几乎除了吃奶，就是睡觉，不分白天和黑夜，每天可达20小时以上。随着日龄增加，宝宝睡眠时间会缩短，一般是在上午八九点钟，沐浴后，喂完奶，有一段比较长的觉醒时间。

但实际生活中，许多新生宝宝睡不了20个小时这么长时间，这让爸爸妈妈很担心，怕宝宝睡不够影响生长发育，其实这个问题不大，通常只要宝宝吃饱了，环境舒服了，他就会睡得香甜，白天会很有精神地凝望这个新奇的世界。

在白天宝宝觉醒时，爸爸妈妈可以趁他精神好的时候，做做亲子活动，比如给宝宝做做体操，和宝宝说说话，竖着把宝宝抱起来，让他看看周围，这样既可以开发宝宝各项能力，又延长了宝宝觉醒的时间，可以帮助宝宝形成良好的睡眠习惯。

细节叮咛

只要宝宝在睡觉的时候睡得香甜，白天精神很好，睡觉多几个小时或少几个小时，都是没有关系的，爸爸妈妈不必为此苦恼。

产后一周让宝宝随心睡觉

产后第一周宝宝会按照自身的需要睡觉，当他自身需要休息时，他就会呼呼睡去；当他的体力恢复了，就会自然醒来。宝宝的睡眠时间在很大程度上取决于他的体重和哺乳需要，宝宝体重越轻，就越频繁地需要哺乳，那么宝宝的睡眠时间相对也就减少。

如果按照妈妈的作息时间叫起宝宝或是叫宝宝入睡，这样宝宝会感觉不安和烦躁，而且会变得不爱吃奶，常常哭闹。所以，爸爸妈妈不要因为自己晚睡也想让宝宝晚睡，而应遵循宝宝的需求。

新生儿不需要枕枕头

宝宝在妈妈肚子里时，很多准妈妈就给宝宝买好枕头了，打算给宝宝睡个好头形，但是妈妈可要注意了，在正常情况下，刚出生的婴儿是不需要使用枕头的。

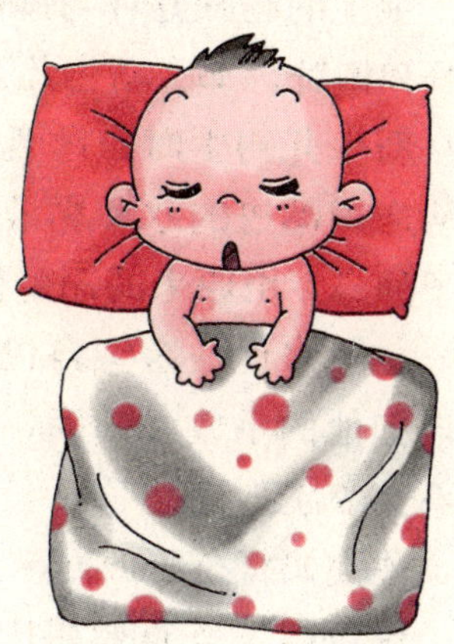

这是因为新生儿的脊柱是直的，没有成年人脊柱特有的生理弯曲，新生儿在平躺时，后背与后脑自然地处于同一平面上，如果给新生儿垫了过高的枕头，颈、背部肌肉就不能自然松弛；侧卧时，新生儿头与身体也在同一平面，若枕枕头，很容易使颈部弯曲，有的还会引起呼吸和吞咽困难，不利于宝宝的生长发育。

* 给宝宝使用枕头的合理时间

当宝宝长到4～5个月时，颈椎开始出现向前的生理弯曲，这时可将毛巾对折一下给婴儿当作枕头。垫毛巾的时候要注意，毛巾应该垫在颈部和头部连接的地方，而不是头部。宝宝现在的颈部弱而无力，而头的后部较突出，如果垫在头后部，会在颈部形成一个弯度，使宝宝呼吸不畅。

当宝宝长到7～8个月开始学坐、学爬时，他的胸椎开始出现向后的生理弯曲，同时其肩部也逐渐增宽。这时宝宝睡觉就应该垫上3～4厘米厚的枕头。

细节叮咛

如果新生宝宝穿了较厚的衣服，头部和肩膀或背部不能保持在一个水平上了，就需要在头下枕一些东西，比如毛巾、衣服之类。另外，如果是为了防止吐奶，可以把新生儿的上半身适当垫高一些，而不是只将头部垫高。

什么睡姿更适合新生儿

宝宝的睡眠好坏与睡眠姿势密不可分，人的睡眠姿势有3种，仰卧、侧卧和俯卧，那么新生儿采用哪种睡姿最好呢?

新生儿初生时，睡觉仍保持着胎内姿势，为了帮宝宝排出分娩过程中从产道咽进的水和黏液，出生后24小时内应采取低侧卧位，并定时给孩子翻身，由原来的侧卧位改为另一侧卧位。

一般来说，宝宝自己很难会侧着睡，可以在宝宝背部放一个枕头，应该把他的手放在前面，这样的话，即使翻身，也是翻成仰睡的姿势，而不会变成趴睡。

喂完奶将孩子放回床上时，则应采取右侧卧位，以减少呕吐。

侧卧时，爸爸妈妈应注意不要将宝宝的耳廓压向前方，以免引起耳廓变形。

如果宝宝五官过于靠近、脸型过小、颅骨前后径过大，则可能不适合侧睡，可以采取仰睡与侧睡交替。

尽量不让宝宝趴睡，趴睡导致婴儿猝死的概率比较高，虽然睡姿本身并不是婴儿猝死症的必要条件，但由于还不能抬头、转头、翻身，尚无保护自己的能力，因此，俯卧睡觉容易发生意外窒息。

细节叮咛

在宝宝仰卧睡和俯卧睡时，一定要有人在周围看护宝宝。

宝宝的头型与睡姿有关

宝宝的头型并非与人们认为的与枕头有关，而是与睡姿有关，刚出生的宝贝，头颅骨尚未完全骨化，各个骨片之间仍有成长空隙，直到15个月左右时囟门闭合前，宝宝头部都有相当的可塑性。

宝宝总朝一侧睡颅骨会变形，脸型不对称，经常变换睡姿，这样宝宝的头型会睡得很漂亮，新生儿采用两侧经常交换的侧卧睡姿是相对安全和理想的睡姿，妈妈应该每2～3个小时要给宝宝更换一次睡眠姿势。

当宝宝睡着时，妈妈可以帮助宝宝更换睡姿，更换方法为：

宝宝在睡眠比较浅的时候不要动他，他会不接受，会哭闹不安，转到他喜欢的位置接着睡。

在宝宝睡着15～20分钟，比较沉的时候，帮助他改变一下体位，是循序渐进的改变，开始少一点，然后再多一点，这样宝宝不会被惊动。

新生儿睡不安稳怎么办

新生儿分深睡和浅睡，浅睡时宝宝会有微笑、噘噘嘴，胳膊腿动一动，哼哼都是正常现象。但是有些新生儿睡得很不安稳，经常哭闹，妈妈如何解决呢？

先要认真分析宝宝睡不安稳的原因，看看室内温度和湿度是否过高或过低，宝宝保暖是否合适，是否因为纸尿裤更换不及时导致宝宝不舒服，还是奶水不足，宝宝没有吃饱等原因。

看看宝宝睡眠不安发生在白天还是晚上，若白天睡得好，晚上不睡觉，很精神，大人不哄不抱宝宝就哭闹不休，这是“夜哭郎”。

若上述情况都没有，看看宝宝是否有疾病，如睡眠不安是否有发热、宝宝小屁股是否红，吸奶吸入有大量气体排不出来而引起肚胀或肠道痉挛病等，若母乳喂养的是否妈妈孕期维生素D和钙剂吃得不足，而引起新生儿低血钙症。

* 让宝宝睡得安稳的办法

❶ 晚上可以给宝宝营造一个有利于宝宝的入睡环境，例如，给宝宝洗个温水澡，洗后轻轻按摩一下。

❷ 抱着哄睡时，要离宝宝睡觉的小床尽量近一些，因为距离小床越远，宝宝在梦中醒来的机会就越大，所以，要尽可能在靠近小床的地方喂奶或哄宝宝入睡。现在提倡宝宝睡觉的小床应放在妈妈睡觉的床边。

❸ 在哄宝宝睡觉之前，应该先把床铺好，如果临时用单手去清除床上的物品或铺床时，宝宝可能随时醒来。如果你是由左（右）边将宝宝放下，就把宝宝放在你的左（右）手臂上喂奶，或是哄睡。婴儿床最好

不要靠墙，这样从两边都可以放宝宝躺进去。

❹ 要保持妈妈与宝宝的接触，因为宝宝突然离开妈妈的怀抱，很容易发生惊跳，然后醒过来。因此，需要妈妈在放下宝宝的同时，再轻轻地拍哄着，等宝宝睡稳之后，仍要将手留在宝宝的身上待一会儿，也可以哼唱一些催眠曲或是说一些有节奏的话哄宝宝入睡。

细节叮咛

若宝宝有疾病，妈妈要尽快带宝宝去医院检查。

怎样纠正宝宝夜哭的习惯

婴儿出生后的睡眠规律是逐渐形成的，到6～7个月时基本上与成人接近，如果宝宝总是夜哭，爸爸妈妈一定要多去找原因，慢慢引导宝宝入睡，逐步培养良好的睡眠习惯。

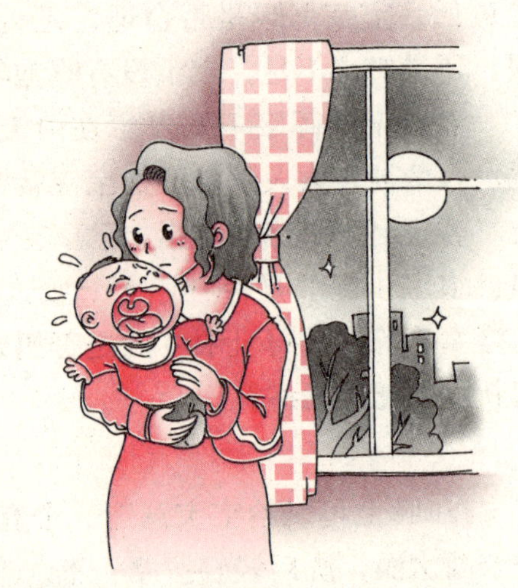

＊宝宝夜哭的原因

首先要排除各种生理因素：

❶ 饥饿或过饱，宝宝无法忍耐饥饿，饿了会因痛苦而哭，而过饱又会不舒服，只好再哭。

❷ 被褥太厚、室温过低或过高、尿布湿了、睡卧姿势不舒服等，过热或过冷都会让宝宝感到焦躁或不舒服。肢体受压迫或不舒服时宝宝也会用哭来反抗。

如果不是生理上的原因，爸爸妈妈可以再分析一下宝宝是否有焦急的情绪，家庭成员不和、妈妈长期心理紧张、爸爸对婴儿说话声音太响、环境过于嘈杂、没有及时得到妈妈的呵护等都可使宝宝情绪不稳定、心神焦急而造成半夜啼哭。

同时，爸爸妈妈还要注意观察宝宝的身体情况，排除疾病的可能，例如红臀、肠绞痛、佝偻病及其他儿科疾病如中耳炎、疝气等也会引起半夜啼哭。

＊纠正夜哭的方法

❶ 积极治疗由疾病引起的夜哭。这类夜哭往往哄也无用，因此一旦发现宝宝异常，应及时让医生帮助检查，以进一步诊断并及早治疗。若宝宝肠绞痛，可抱起宝宝有规律地轻轻摇一摇，并轻柔地按摩一下小肚子，或用温毛巾放在宝宝胃部，以舒缓不适感。

❷ 舒缓宝宝焦虑的情绪。有的宝宝半夜三更会突然惊醒，哭闹不安，表情异常紧张，这多与白天受到情绪刺激有关，爸爸妈妈白天应放松情绪，多抱抱或抚触宝宝，给宝宝创造一个安静、舒适的居住环境等，睡前不做剧烈活动、不讲新故事，以免过度兴奋。

❸ 去除可能引起宝宝生理不适的各种因素。哺乳妈妈应避免食用刺激性食物及产气食物如豆类、咖啡等，及时更换尿布或纸尿裤，保持室温在24℃上下，晚上不要喂太多、太急，睡前不要饮太多水，若胀气可帮宝宝拍背排气，睡前应洗脸、洗脚、清洗外阴，床上用品要1～2周清洁、晾晒一次。

❹ 白天不要太安静。有的宝宝白天运动不足，夜间会不肯入睡，哭闹不止，就应该考虑增加白天的活动量，这样晚上累了就能安静入睡。白天宝宝吃饱后清醒时，妈妈要和宝宝多聊天，逗逗宝宝，或让宝宝看黑白的图片，逐渐养成白天醒，晚上睡的好习惯。

❺ 妥当安排午睡时间。白天不要让宝宝睡得太久，尤其不要从早上睡到午后，以至晚上提前入睡，半夜睡醒后哭闹，这样的情况早上可唤醒宝宝，午睡时间适当调整，保证晚上有睡意，不至于半夜醒来。

宝宝烦躁不睡怎么办

一般情况下，新生宝宝在吃奶的时候就会睡着，如果这样，妈妈只需把他放回婴儿床上即可，但有的宝宝在睡觉之前会显得烦躁，这时妈妈该怎么办呢？

当宝宝烦躁不睡时，妈妈需要哄一会儿，哄宝宝睡觉的时候，可以把宝宝抱在怀里轻轻摇晃，并用手轻轻拍宝宝的大腿外侧，或者把宝宝放在摇篮里，边摇摇篮，边拍宝宝的大腿外侧，一般就可以把宝宝哄睡。如果妈妈是抱着宝宝哄睡觉，最好在他睡着超过15分钟之后，再放到床上，宝宝如果刚睡着就被放下，很容易再次醒来哭闹。

细节叮咛

如果宝宝常常出现睡不踏实的情况，并且醒来之后烦躁得很难再入睡，一看还有多汗的症状，妈妈要考虑宝宝是不是缺钙了，需要带宝宝去医院检查一下。

宝宝睡反觉需要纠正吗

新生儿刚出生时会延续在子宫里的作息习惯，对白天和黑夜的感觉没有差异，想什么时候睡就什么时候睡，想什么时候吃就什么时候吃。不过，正常情况下，宝宝在出生后一段时间就会逐渐养成白天觉醒时间长而夜里睡眠时间长的作息规律。

如果宝宝出生好几天后仍然出现昼夜颠倒的情况，夜里睡得很少，白天睡得很长，那就要尽快纠正，如果不加以纠正，一是会影响宝宝的发育生长，长久如此会导致宝宝出现反应迟钝、记忆力差等问题，而且还容易生病；二是会影响大人的休息，睡反觉的宝宝常常让妈妈觉得疲累不堪。

细节叮咛

纠正宝宝昼夜更替并不意味着不让宝宝白天睡觉，爸爸妈妈千万不要抱有让宝宝白天不睡，夜里能安安静静睡个好觉的想法，即便白天宝宝多睡一点，夜里也能睡得安稳，这也是没有关系的，表示宝宝睡眠状况很好，改变宝宝日夜颠倒的毛病可以慢慢来。

让宝宝适应昼夜更替

如果宝宝出生后几周仍然不能适应昼夜更替，夜里活动多，白天睡得多，爸爸妈妈可以试着从以下几个方面来做一些努力。

* 适时调节环境光

让宝宝适应昼夜更替，关键在于环境的光照调节，宝宝的房间没有必要刻意保持昏暗，而是尽量随着他睡或醒来调整，睡着的时候即使是白天也可以把房间弄得暗一些，醒着的时候即使是夜里也要把房间的灯关掉，营造出适合睡觉的环境，这样宝宝就会逐渐明白光线暗的时候要睡觉，光线亮的时候要活动，逐渐形成与大人一致的作息规律。

* 限制宝宝白天的睡觉时间

宝宝白天的睡觉时间，一次不要超过3～4小时，如果不容易唤醒宝宝，可以帮宝宝脱掉衣服，抚弄宝宝的脸，或是搔宝宝的脚心，等宝宝稍微清醒时，可用说话或把玩具拿到他的视野范围内的方法，进一步刺激宝宝的反应，让宝宝兴奋起来，到了夜晚，宝宝累了自然就睡了。在宝宝犯困的时候，不要让他立刻睡，改为逗他玩，白天喂奶时，不要喂饱，让他一次睡眠时间缩短。

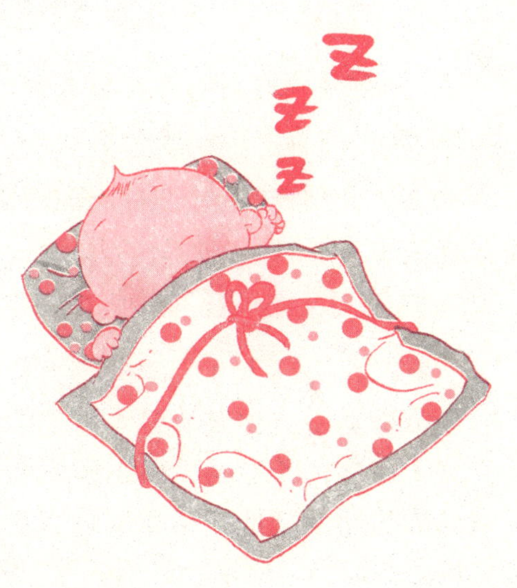

* 给宝宝固定的睡眠暗示

下午五六点钟后，不要让宝宝睡觉，当宝宝午觉醒来时，一定逗引他多玩一会儿，晚上睡觉时给宝宝固定的睡眠暗示，每次睡眠前都做相同的事情，做完就让宝宝睡在床上。例如：先给宝宝洗一个热水澡，然后给他喂奶、换尿布。每天坚持这么做，以后每次做这些事情的时候就会有一个暗示传递给宝宝：我该睡觉啦。

宝宝睡觉时不宜开灯

不少父母认为，宝宝怕黑，会给他在床头留一盏灯，这看来似乎很温馨的画面，实际上却蕴含了不健康的生活习惯。

任何人工光源都会产生一种微妙的光压力，这种光压力的长期存在，会使人，尤其是婴幼儿表现得躁动不安、情绪不宁，以致难于成眠。同时，让宝宝久在灯光下睡觉，进而影响网状激活系统，就会使他们每次睡眠的时间缩短，睡眠深度变浅而容易惊醒。

长期在灯光下睡觉，光线对眼睛的刺激会持续不断，眼睛和睫状肌便不能得到充分的休息。这对于婴幼儿来说，极易造成视网膜的损害，影响其视力的正常发育。

细节叮咛

开灯睡觉对大人也有害无益，入睡时开灯将抑制人体中一种叫褪黑激素的物质分泌，使人体免疫功能降低。

不要抱着宝宝睡觉

有的妈妈因为宝宝睡到床上容易醒，为了延长宝宝睡眠时间，就抱着宝宝睡觉，这种做法是不可取的。因为宝宝在大人怀里睡觉时，容易受到大人动作的影响，所以睡眠质量不高，肌肉也得不到全部放松，同时新陈代谢会降低，从而影响宝宝的心肺功能的增强、骨骼发育速度和抵抗力的加强，所以建议妈妈宝宝睡着后把他放到床上。

醒了不要马上抱起

许多妈妈说自己的孩子只能“抱着睡”，不能放，一放就醒。这主要是因为妈妈从一开始就随着宝宝的喜好，让他在自己怀里睡习惯了。所以，妈妈应该从一开始就大胆地将睡了的宝宝放到床上，而不是一直抱在手里，只为了让他睡得更安稳。

宝宝睡眠时间短，可能睡一会儿就醒了，这时妈妈不要急忙抱起，醒了就让他先醒着，先不要理会他，也许过一会儿他又睡去了；真的醒了，只要不闹，也不要急忙抱起他，让他自己在床上玩会儿。如果妈妈看见宝宝醒了就马上抱起，宝宝就会越来越习惯被妈妈抱着，一醒就会等妈妈来抱他，而失去了很多自己玩耍的机会。有时宝宝可能并没有睡醒，妈妈急忙将他抱起，可能会打扰到宝宝的正常睡眠，影响宝宝的情绪和身体发育。

细节叮咛

新生儿睡觉不踏实，动作多多，不一定是有问题，如果排除了疾病的可能，就不必管了。不要宝宝一动，就马上去拍，去哄，本来宝宝没有醒，这样一拍一哄，倒把宝宝弄醒了。

给宝宝布置更适宜睡眠的房间

新生宝宝每天有2/3以上的时间都需要在房间里睡觉，因此，宝宝房间的布置一定要充分为宝宝做足考虑，在布置时一定要考虑到这样一些情况。

* 温度与湿度

宝宝初到人间的第一感觉是冷，由于体温调节功能差，体表散热快，过冷或过热都会使新生宝宝的生理状态发生紊乱，宝宝的环境温度夏天应维持在23℃～25℃，冬天维持在20℃以上比较合适。室内湿度在55%～65%为好，如果房间里比较干燥，可以洒些水湿化空气，这也可在一定程度上预防呼吸道疾病的发生。

* 灯光

宝宝房间的灯光要柔和，不可太过刺眼。妈妈可以使用类似自然光的灯泡或是卤素灯照明，此外，也可以偶尔改变室内光线的色彩和明度，给宝宝多种不同的视觉感受。灯光不能昏暗，昏暗的灯光容易导致宝宝昼夜颠倒，也不利于妈妈对宝宝的面色、皮肤、呼吸等进行细致观察，甚至出现病态也不能及时发现。

* 色调

刚出生的宝宝视力还没发展完全，尤其是4个月以内的宝宝，可说是个大近视眼，大概30厘米以外的景物就是一片蒙眬了。因此，婴儿房的色调最好不要太过鲜艳，以免过度刺激宝宝的眼睛。

* 窗帘

宝宝房内窗帘可以厚实一些，避免阳光直射房内，刺激宝宝的眼睛，窗帘拉下也可以增加宝宝的安全感。

* 寝具

宝宝的寝具一定要透气，床垫不要选择太厚的海绵垫，否则可能因汗水或尿水累积在海绵垫内无法挥发，而导致宝宝长痱子、脓疮等问题。

* 天花板

天花板最容易被忽视，却是宝宝花大量时间观望的地方，宝宝房间里的天花板可以涂上好看的颜色，并将它设计得独特一些，比如挂一盏镶有不同颜色珠宝的灯。

细节叮咛

有的妈妈很喜欢花草，但要提醒的是，宝宝的房间里最好不摆放花草，防止宝宝对花草过敏。此外，宝宝的空间里最好不要放电脑或者电视，电视和电脑工作时都会有一定程度的辐射，最重要的是，它们的存在会影响母子之间的亲子交流，不利宝宝成长。

让宝宝睡单独的小床

不建议宝宝与父母同睡，因为这会给宝宝带来诸多不利：

❶ 宝宝一直跟着父母睡，容易形成依赖心理，对培养独立性没有好处。

❷ 宝宝抵抗力弱，父母的头屑、螨虫、病菌很容易感染宝宝而致病。

❸ 宝宝的呼吸能力不如大人，与父母一起睡影响他吸收氧气。

❹ 宝宝非常弱小，也不会自己翻身，大人在熟睡中很可能会压着宝宝，发生危险。

宝宝出生后，妈妈可以给宝宝一个专门的小床，但是，在出生后的前6周，妈妈都应该将宝宝的小床放在自己的床边，因为宝宝需要频繁的哺乳，给宝宝一个单独的小床对宝宝的身心发展非常有益，既方便照顾，又不会影响睡眠质量，一定程度上还可以培养宝宝的独立意识。

* 宝宝的小床有什么特点

❶ 宝宝床的表面要光滑，没有毛刺和任何突出物；床板的厚度可以保证宝宝在上面蹦跳安全；结构牢靠，稳定性好，不能一推就晃。

❷ 床的拐角要比较圆滑，如果是金属床架妈妈最好自己用布带或海绵包裹一下，以免磕碰到宝宝。

❸ 床栏杆之间的间距适当，宝宝的脚丫卡不进去，而小手又可伸缩自如。床栏最好高于60厘米，宝宝站在里面翻不出来。

❹ 摇篮床使用中要定期检查活动架的活动部位，保证连接可靠，螺钉、螺母没有松动，宝宝用力运动也不会翻倒。

细节叮咛

选购好小床后，妈妈应该用可爱的玩具和鲜艳的色彩装点宝宝的小床，因为宝宝不仅要躺在小床里睡觉、游戏，还要在小床里学站、练爬，甚至蹦蹦跳跳，宝宝第一年的大部分时光都是在小床里度过的。

给宝宝选择一个舒适的睡袋

睡袋是为防止宝宝蹬被子着凉而设计的，让宝宝穿上小上衣，然后放在里面，既不用担心弄散包被，导致着凉感冒，又有利于宝宝活动，在天气比较冷的季节里，妈妈可以考虑给宝宝使用睡袋。

* 睡袋的款式

目前市面上的睡袋款式大致分背心式、带袖式以及长方形钻入式三种，背心式睡袋可避免手臂受到束缚，同时又能调节体温，带袖的睡袋则可以避免手臂着凉，有些带袖的睡袋袖子可以拆卸，长方形睡袋展开后可以当小被子用，内胆可以拆卸，比较适合睡觉较乖的宝宝。无论选什么样款式的睡袋，只要让宝宝舒适就好。

＊睡袋的厚薄与尺寸

选购睡袋一定要考虑当地气候及室温，以及宝宝的体质，如果在南方地区，冬季屋内没有暖气，而宝宝又属于较弱的体质，那么建议妈妈为宝宝选购带袖的羽绒睡袋。如果室内温度较高，建议妈妈选购相对薄的睡袋，避免宝宝因过热而引起体内上火。

一个质量好的睡袋用上两三个冬季是没有问题的，因此，在尺寸上建议买加长型的睡袋，最好可以根据宝宝的个头做适当调整，大致为宝宝身高加上20厘米以上。

＊睡袋的质地

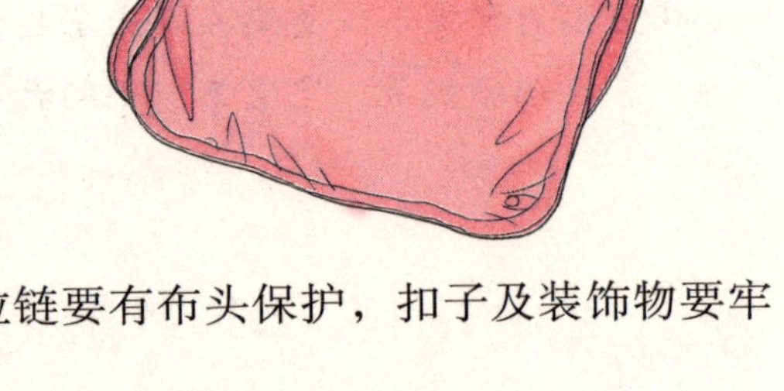

❶ 花色要淡。布料印染中会存在某些不安全因素，对宝宝的皮肤会有影响。妈妈最好选择白色或浅的单色内衬的睡袋。

❷ 无异味。如果觉得刺鼻、有怪味的，哪怕是有香味的，都要慎选，因为这类睡袋很可能印染或填充物有问题，会影响宝宝的嗅觉器官或更甚。

❸ 做工精细。面料一般以全棉为好，还要注意设计细节，拉链要有布头保护，扣子及装饰物要牢固，内层要避免线头。

细节叮咛

无论是新的还是二手的，睡袋买回家后，妈妈一定要注意清洁消毒，先洗一遍，并充分晒干后再拿给宝宝用。

Part 13
新生儿洗护

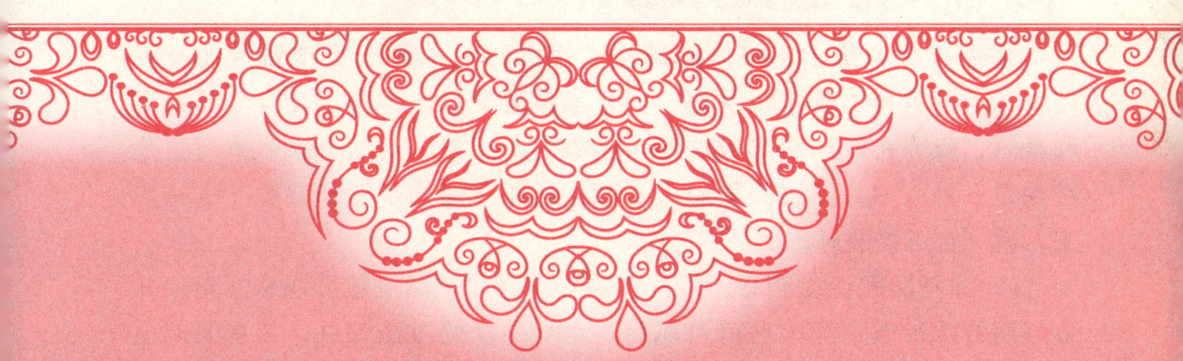

宝宝多久洗一次澡合适

从医学角度讲，最好是可以每天给宝宝洗澡，但有时由于条件有限，室内温度无法控制到宝宝所能承受的范围，稍有疏忽，宝宝就生病了，特别是在寒冷的冬天。所以，给宝宝洗澡的间隔时间应根据气候来定。

夏天的时候，因为周围环境温度较高，妈妈可以一天给宝宝洗两次澡。春、秋或寒冷的冬天，由于环境温度较低，如家庭有条件使室温保持在24℃～26℃，也可每天洗一次澡，但是如果不能保证室温，最好每周洗1～2次澡。

细节叮咛

妈妈担心宝宝身体不干净，可以用温水给宝宝擦澡，经常擦洗宝宝的颈部、腋下、腹股沟等皮肤皱褶处，并经常检查宝宝的这些褶皱处，以防褶烂、破溃。

给新生儿洗澡的步骤

脐带没有脱落前，最好给新生儿擦澡。虽然护士会把脐带没有脱落的新生儿直接放到水里洗澡，但是不建议父母这样做，没有专业知识和技术，操作中脐带容易被洗澡水污染引起感染。对父母来说给新生儿洗澡是一件大事，不过只要胆大心细，按照下面的步骤和要点一步一步来，就一定可以做好。

❶ 先把房间温度调好，最好在24℃～26℃，然后放洗澡水。新生儿最好用开水凉温，稍大些就可以用热水加冷水的方法勾兑，待水温调至38℃左右，就可以着手洗澡。

❷ 用浴巾把新生儿包住，让他平躺在自己怀里，手护着他的头颈。先洗头部，用水淋湿新生儿的头发，然后用婴儿专用的洗发水揉擦片刻，用清水洗净，擦干，然后洗脸，先洗眼睛，毛巾角蘸水后由内眼角向外眼角的方向擦洗，把眼角的分泌物向远离眼睛的方向带离，然后换一个毛巾角擦另一只眼睛；再换毛巾角洗脸部，由脸的中央向两侧耳朵

方向擦洗。注意在洗头洗脸的时候不要让水流到耳朵和眼睛里。

③ 接下来洗身体，先洗上半身，洗完上半身，换条毛巾洗下半身，洗完一段就用浴巾包裹一段保暖。腋窝、皮肤褶皱等地方不要漏洗。洗下半身的时候，先洗阴部，不论男女宝宝都要从前向后擦洗，最后洗干净新生儿的腿脚。

细节叮咛

记得擦洗的时候，绕过脐带，不要让脐带沾水。如果想要盆浴，需要用防水贴贴住脐带保护，洗完后揭下，然后用酒精擦拭脐带内外给脐带充分消毒。

什么时候洗澡合适

固定时间给新生儿洗澡，新生儿能够建立起条件反射，更容易适应，所以洗澡时间不要经常变化。一般在每天晚上睡觉前洗澡最为合适，洗澡后，新生儿往往感觉非常舒适，加上劳累，很快就能入睡，这也可以帮助新生儿建立起良好的睡眠习惯。

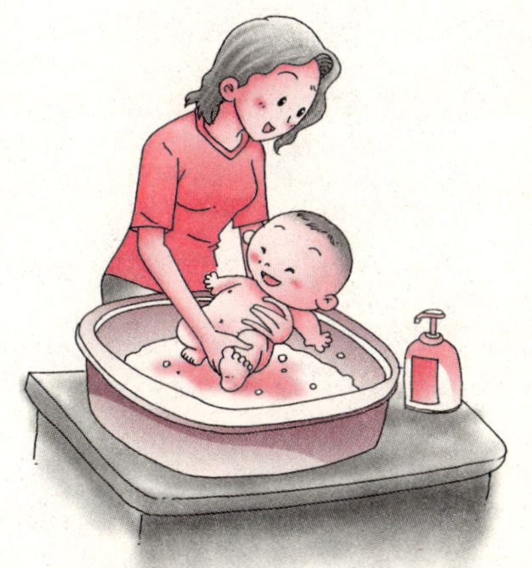

如果每天洗两次澡，另一次可以安排在上午10点左右，这时候温暖舒适、阳光充足，可以在房间里洗，让新生儿充分放松下来。

父母要注意不要在新生儿吃奶前或者刚吃完奶后洗澡，吃奶前新生儿处于饥饿状态，容易烦躁，而且洗澡体力消耗较大，会让新生儿感觉不适；吃奶后洗澡则很容易导致新生儿吐奶。

细节叮咛

正常情况下，都要等到吃完奶一个小时后再洗澡。

什么情况不宜给宝宝洗澡

宝宝处于以下几种情况时，不宜洗澡：

❶ 宝宝的抵抗力较弱，身体状况不好时，最好不要给宝宝洗澡。

❷ 当宝宝有发热、咳嗽、流涕、腹泻的症状时，不适宜洗澡。

❸ 如果宝宝患上肺炎、缺氧、呼吸衰竭、心力衰竭等严重疾病时，更应避免洗澡，以防洗澡过程中发生缺氧等而导致生命危险。

❹ 如果宝宝的皮肤受到损伤，也不宜洗澡，比如皮肤烫伤、水泡破溃、皮肤脓疱疮及全身湿疹等情况的发生。

当宝宝的身体状况不适宜洗澡的时候，妈妈可以用柔软的温湿毛巾或海绵给宝宝擦身。擦浴时动作一定要轻，从上到下、从前到后逐渐地擦干净。如某处皮肤较脏，不易擦干净，可蘸宝宝专用肥皂水或宝宝油擦净皮肤，而后再用温湿毛巾把肥皂水或宝宝油擦干净，以防皮肤受到刺激而发红、糜烂。

给宝宝洗澡要注意什么

* 洗澡时间不宜过长

洗澡本是极耗精力的事，新生儿洗澡如果时间太长，新生儿很容易劳累，另外洗的时间太长，水温下降，也会着凉，所以动作要尽量快捷。刚开始时，每次5分钟即可，以后随着新生儿适应能力增长可以慢慢延长时间到10～15分钟。

其实新生儿本身不会太脏，洗澡的时候每个部位只需顺序擦洗一两次即可，所以客观上也不需要太长时间，父母要把握好。

* 不要使用沐浴露

新生儿洗澡洗头发直接用清水即可，无须使用沐浴剂等，如果妈妈觉得不用洗不干净，可以选择婴幼儿专用的产品，使用完后，一定要用清水把沐浴露洗干净。

* 洗澡时注意保护耳朵

新生儿易感，洗澡时要注意不要让脏水流进耳朵，预防发生耳部感染。洗头脸的时候，可以用手轻轻按住新生儿的耳廓，堵住耳孔，隔离洗澡水。一旦水进入耳朵，在洗完澡后，及时用棉签伸入外耳道将水分吸干，然后让新生儿向进水的耳朵方向侧睡，以免残留水分流向中耳。

平时要注意新生儿的耳朵分泌物，如果突然变多，而且黏稠发臭，有可能已经感染，要及时看医生，千万不要自行给新生儿掏耳朵。

＊洗澡后不要马上喂奶

洗澡后给宝宝喂一点白开水，不要马上喂奶，这对消化有好处。洗澡时，宝宝外周血管扩张，内脏血液供应相对减少，这时马上喂奶，会使血液马上向胃肠道转移，使皮肤血液减少，皮肤温度下降，宝宝会有冷感，甚至发抖，而消化道也不能马上有充足的血液供应，会因此影响消化功能。最好等洗澡后10分钟再开始喂奶。

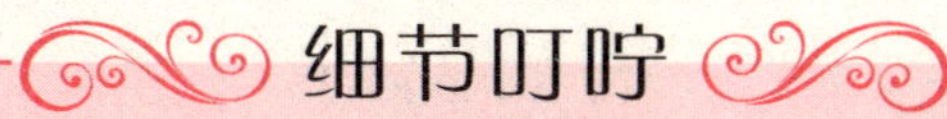

洗完后，不要给新生儿使用润肤乳，更不要用奶水擦脸，或者顺手涂抹大人的护肤品，孩子皮肤不吸收，残留在身体上，反而滋生细菌，很容易造成感染。

怎么给宝宝使用爽身粉

宝宝在洗完澡后给宝宝在身上用些爽身粉，可使宝宝身体滑腻清爽，十分舒适。可是，爽身粉如果长期使用不当，是会影响宝宝健康的，使用爽身粉的正确方法是：

＊涂抹爽身粉时要谨慎

使用时勿使爽身粉乱飞，对全身轻轻扑撒（用粉扑或纱布包上棉花），尤其扑撒重点部位，如臀部、腋下、腿窝、颈下等。扑粉时需将皱褶处拉开扑撒，防止将粉扑在眼、耳、口中。

＊每次用量不宜过多

天气热时，许多妈妈发现宝宝流汗，就为宝宝扑爽身粉。这是不正确的。爽身粉中含有滑石粉，宝宝少量吸入尚可由气管的自卫机能排除；如吸入过多，滑石粉会将气管表层的分泌物吸干，破坏气管纤毛的功能，甚至导致气管阻塞。而且，一旦发生问题，目前尚无对症治疗方法，只能使用类固醇药物来减轻症状。

＊不要与成人用的混同

婴儿使用的爽身粉（夏季可用痱子粉）不要与成人用的混同，宜选购专供儿童使用的爽身粉。妈妈在爽身粉使用后应该将盒盖盖紧并妥善收好，不要让宝宝当成玩具，也要避免在较大宝宝面前为小宝宝敷用爽身粉，以免他们模仿。

＊女宝宝避免使用在私密处

最好不要将爽身粉扑在大腿内侧、外阴部、下腹部等处，以免粉尘极易通过外阴进入阴道深处，影响宝宝健康。

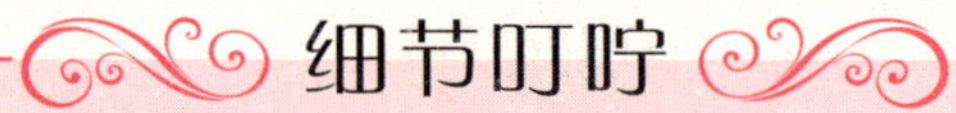

无论是男宝宝还是女宝宝，都不能用爽身粉涂抹宝宝的屁股，因为宝宝尿湿后，擦在屁股上的爽身粉容易阻塞汗腺，使宝宝的屁股产生湿疹。

新生儿的洗护用品

婴幼儿洗护品的配方基本原理虽然与成人类用品相似，但在基本原料、防腐剂、香料、着色剂上有特殊要求，具有极其严格的超过成人产品的卫生及安全性。主要功能是清洁皮肤和保护皮肤，种类远不及成人用品繁多。

婴幼儿洗护品的主要类别有：婴儿香波、婴儿沐浴精、婴儿沐浴乳、酵素、婴儿皂、湿纸巾、尿布清洗剂等，主要的功能是清洁；婴儿润肤油，婴儿膏、霜、露、乳液,婴儿爽身粉等，主要的功能是保护皮肤。

下面就一些常用的洗护用品做一些详细的描述：

酵素：酵素为一种天然物质，是人所需要的营养素，呈弱酸性，不会刺激皮肤，可将皮肤清洁干净，并能促进血液循环。但由于清洁作用稍差，所以婴儿使用最佳，大一些的宝宝因活动量较大则不太适宜。

湿纸巾：用来清洁宝宝便溺及脏手脏脸极为有效，这样可以不用频繁用水洗和涂抹护肤品，特别是带宝宝外出时使用方便。

尿布清洗剂：一般的清洁剂难以完全清除掉尿渍，所以，宝宝尿湿的尿布、衣物及被单都应用它来洗，这样即能洗净而又不易残留下对宝宝皮肤有刺激性的物质。

护臀用品：在霜、膏或乳液中加入杀菌及抗水剂，有预防尿布疹和保护臀部皮肤的作用。需要注意的是洗护品中的护臀膏与药品中的护臀膏不同，前者的功用是日常臀部皮肤的防护，而后者主要用于治疗尿布疹。

婴儿防晒露与婴儿晒后护理露：前者主要功用是防护宝宝皮肤在日光下晒伤，后者为一种乳液，通常用于皮肤日晒后，可减轻日晒对皮肤的损伤，如红肿、过敏等。

新生儿能不能吹风扇和空调

新生儿可以吹风扇，但给新生儿使用电风扇时，要把电风扇安置在离宝宝远一些的地方，千万不能直接对着宝宝吹，最好定时变换一下电风扇吹的方向，这样室内空气流通，室温降低的同时，又不会损害到宝宝的身体，宝宝吃饭、睡觉、大小便、换衣服时，尤其注意不宜直接吹电风扇。

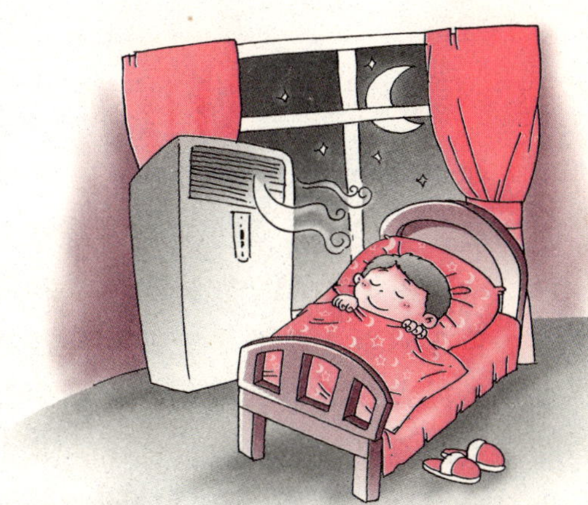

如果天气很热而且宝宝很怕热、爱出汗，而且已经出现了热痱子，也可以适当给宝宝开空调，不过要注意以下几个原则：

❶ 空调的温度不要调得太低，以室温26℃为宜；室内外温差不宜过大，比室外低3℃～5℃为佳。另外，夜间气温低，应及时调整空调温度。

❷ 在开空调之前先给宝宝擦干身上的汗，最好洗个温水澡并擦干。

空调房间内可放盆水，调节室内的湿度。

3 空调的冷气出口不要对着宝宝直吹。

4 每天至少为宝宝测量一次体温。

5 要注意保持房间空气新鲜。定时给房间通风，至少早晚各一次，每次10～20分钟。大人应避免在室内吸烟。如宝宝是过敏体质或呼吸系统有问题，可在室内装空气净化机，以改善空气质量。

6 出入空调房，要随时给宝宝增减衣服。

7 不要让宝宝整天都待在空调房间里，每天清晨和黄昏室外气温较低时，最好带宝宝到阳台上活动，可让宝宝呼吸新鲜空气，进行日光浴，加强身体的适应能力。

8 晚上睡觉时，给宝宝盖上薄被或毛巾被，特别要盖严小肚子。

细节叮咛

妈妈不要让宝宝过于依赖空调，因为这会使得宝宝的体温调节功能降低，对环境的适应能力变差，最好适当地让宝宝出出汗。

房间要每天通风换气

通常人们认为新生儿怕风、怕冷，所以尽量让他待在屋里，还要关严门窗。事实上，新生儿同时还需要充足的新鲜空气，所以不能一味怕风怕冷，还要给他提供一些新鲜空气。

首先，新生儿的居室要勤开窗通风，每天至少通风15～30分钟。如果室外风大、温度低，可以把新生儿转移到其他房间，等关窗后居室内的温度恢复以后再回去。在新生儿不转移的时候，要注意不能让新生儿正对着风口。另外，开窗的同时不能再开门，避免形成对流风。冬天不适合开窗，门窗上要留些缝隙，不要紧闭，有利于空气交换。

其次，可以种些绿色植物改善室内空气环境。绿色植物可以吸收二氧化碳，放出氧气，另外还可以吸附飘浮的灰尘，对净化室内环境非常有效。不过，很多绿色植物在夜间是释放二氧化碳，消耗氧气的，所以夜间最好不要放太多在卧室。

房间太干燥可使用加湿器

新生儿的房间，室内相对湿度适宜在50%左右，一般维持在45%就很好了。湿度过小，会加快新生儿水分蒸发，导致新生儿脱水，呼吸道黏膜干燥，降低了呼吸道抵御病原菌的能力。如果室内温度高，湿度小，会发生新生儿脱水热。湿度过大，利于一些病原菌的繁殖，尤其是霉菌，增加了新生儿被感染的危险。夏天出生的宝宝由于天气较热，通常待在空调房时较多，但使用空调空气比较干燥，对新生儿健康不利，这时妈妈可以使用加湿器来提高空气湿度。

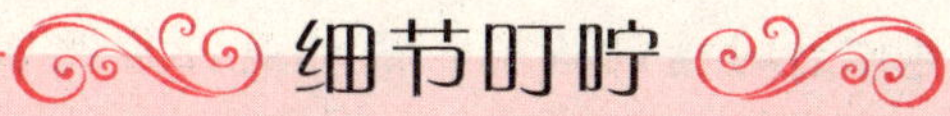

有的妈妈担心加湿器会对新生儿造成辐射，这是没必要的。加湿器没有辐射作用，对新生儿没有危害。

新生儿鼻腔需不需要清理

新生儿鼻内分泌物要及时清理，以免结痂，堵塞鼻孔。平时，妈妈只需要在给宝宝洗脸时清洁擦拭鼻腔外侧即可。如果发现有鼻屎，在洗完脸后再用棉花棒蘸一点水，将鼻屎清出来。如果感觉鼻屎比较干硬，可以在洗澡时于浴室内多放一些热水产生热气，来软化鼻屎，然后清洁起来更为顺当，也可以拿鱼肝油或生理盐水在鼻孔里各滴一滴来软化鼻屎。如果鼻屎在鼻子深处，请不要贸然处理，以免弄伤鼻腔黏膜。其实，只要不影响宝宝呼吸，鼻屎并不需要刻意处理，有时候宝宝会自行以打喷嚏的方式来排出鼻腔内的异物或鼻屎。

宝宝因为生病而出现流鼻涕时，鼻涕比较难清除，这时妈妈可以使用吸鼻器来帮宝宝吸出鼻涕，这样宝宝会感觉更加舒服。吸鼻器清理鼻腔的方法如下：

❶ 准备吸鼻器（婴幼儿用品专卖店有售）、小毛巾、小脸盆、细棉棍等用具。

❷ 将小脸盆里倒好温水，把小毛巾浸湿、拧干，放在鼻腔局部热湿

敷。也可用细棉棍蘸少许温水(甩掉水滴，以防宝宝吸入)，轻轻湿润鼻腔外1/3处，注意不要太深，避免引起宝宝不适。

❸ 使用吸鼻器时，妈妈先用手捏住吸鼻器的皮球将软囊内的空气排出，捏住不松手。一只手轻轻固定宝宝的头部，另一只手将吸鼻器轻轻放入宝宝鼻腔里。

❹ 松开软囊将脏东西吸出，反复几次直到吸净为止。

细节叮咛

宝宝鼻子内部发育尚未完全，在宝宝喝奶或睡觉时，会觉得宝宝鼻子发出鼻塞或类似打呼噜的声音，这都是正常现象，等宝宝再长大一点，这种现象就会消失。

新生儿打嗝了怎么应对

当宝宝不停地打嗝时，爸爸妈妈先不要着急，可试试以下方法：

❶ 如果宝宝是受凉引起的打嗝，可先抱起宝宝，轻轻地拍拍他的后背，然后再喂上一点温热水，给胸脯或小肚子盖上保暖衣被等。

❷ 如果宝宝是因吃奶过急、过多或奶水凉而引起的打嗝，可适当刺激宝宝的小脚底，促使宝宝啼哭，这样可以使宝宝的膈肌收缩突然停止，从而止住打嗝。

❸ 将不停打嗝的宝宝抱起来，把食指尖放在宝宝的嘴边，待宝宝发出哭声后，打嗝的现象就会自然消失，因为嘴边的神经比较敏感，挠痒即可放松宝宝嘴边的神经，打嗝也就会消失了。

❹ 在宝宝耳边轻轻地挠痒，并和宝宝说说话，这样也有助于止住打嗝。

❺ 转移注意力可使宝宝停止打嗝，可试试给宝宝听音乐，或在宝宝打嗝时不住地逗引他。

怎样给新生儿剪指甲

新生儿一出生就会有指甲，之后迅速增长，过长的指甲会让宝宝在挥舞小手时伤到自己，因此，妈妈需要勤给宝宝剪指甲，最好一周内修剪1～2次。

给宝宝剪指甲时，需要先购买给婴儿剪指甲的专用指甲刀，等宝宝睡着后剪。妈妈可以搬把椅子坐在他身边，一只手抓住他的手，并将要剪指甲的那只手指分离出来，顺着自己感觉顺手的方向修剪即可。剪的时候，双手最好都不要悬空，手肘找一个支撑点，避免突然失控。另外，固定宝宝手指的那只手要稍微用些力，避免宝宝突然醒来或者突然有动作时滑脱，指甲刀伤到皮肤。剪指甲应根据宝宝手指的指形剪，不要剪得太深，稍微留上一点很浅的边，剪完后用指腹摸一下指甲边缘，看看是否足够光滑，不光滑还要继续磨一下直到光滑为止。

剪完后，可以让宝宝的手泡在水里，冲洗指甲缝里的污垢，也可以用一把软毛牙刷，顺着指甲缝来回扫几下，但千万不要用硬东西如牙签、指甲等去抠，以免伤到宝宝。

细节叮咛

剪指甲时如果不慎误伤了宝宝手指，应尽快用消毒纱布或棉球压迫伤口，直到流血停止为止，再涂抹一些碘酒消毒或消炎软膏。

新生儿的日光浴

阳光中的紫外线可以促使皮肤中的7–脱氢胆固醇转化成维生素D，促进钙吸收，所以晒太阳对新生儿很有益处。

如果天气温暖，空气宜人，新生儿在出生20天左右就可以短时间地到室外晒太阳了。不适合外出时也可以在家里晒太阳。需要了解的是，隔着玻璃晒太阳起不到应有的效果，因为阳光在穿过玻璃后，50%～60%的紫外线都被隔离在了外面。不过，房间里的物品都可以反射紫外线，所以只要打开窗户，让阳光进来，新生儿就能够有效晒太阳了，不是非得到阳光可以直射的地方。

怎样抱新生儿

新生宝宝的身体柔软娇嫩，尤其头颈部力量非常小，妈妈在抱宝宝的时候需要格外小心。

＊抱宝宝的可行姿势

手托法：妈妈用左手和上臂托着宝宝的头、颈部，右手和上臂托住他的小屁股和腰。这种抱法用于把宝宝从床上抱起和放下。

怀抱法：妈妈给宝宝喂奶时，可以将宝宝的头放在左臂弯里，肘部护着宝宝的头，左腕和左手护背和腰部，右小臂从宝宝身上伸过护着宝宝的腿部，右手托着宝宝的屁股和腰部。

平抱法和斜抱法：平抱时让宝宝平躺在妈妈的怀里，斜抱时让宝宝斜躺在妈妈的怀里。无论是平抱，还是斜抱，妈妈都要一只前臂托住婴儿的头和颈部，另一只手臂则要托住宝宝的臀部和腰部。斜抱比较适合易吐奶的宝宝，可减少吐奶现象。

肩靠法：宝宝吃完奶后，妈妈将宝宝抱起时，先用右手和腕部将宝宝的头部和颈部轻托起后，再用左手和前臂托住宝宝的腰、臀部和腿，把宝宝竖起来并靠左肩，当宝宝头和颈部靠着妈妈肩膀，用右手轻拍宝宝后背打嗝排胃里的空气。

＊抱宝宝的时间不宜太长

抱着宝宝，尤其竖直抱的时候，一次持续时间不能太长，因为宝宝的腰部肌肉还不发达，如果每次抱着的时间太长，宝宝会感觉劳累。每天抱新生宝宝的时间最好不要超过3个小时，每次不超过30分钟，等宝宝长到两个月时，可以每天抱6个小时。妈妈可以选在宝宝每次睡醒之后抱抱他，这也是给他换一个姿势活动一下。

＊抱宝宝时的细节问题

一个月内的婴儿不适宜频频抱起，如果需要抱起，主要是平抱，也可采用角度较小的斜抱。对于易吐奶的小儿则应采取斜抱，这样可防止吐奶或减轻吐奶的程度。

放下宝宝时一定要保证支撑好宝宝的头部，否则头部后仰会让宝宝有摔倒的感觉而受到惊吓。

妈妈抱宝宝之前，最好不要戴首饰，如手链、手表或胸针等装饰物，避免刮伤宝宝。妈妈用手托住宝宝的颈部和头部，千万不要掐宝宝脖子。

抱起宝宝后大人应多走动，并边走边轻轻摇晃，能让宝宝更舒服，但千万不要摇晃得太猛、太快，以免发生意外。

抱着宝宝的时候，可以多换换姿势，从一边换到另一边，从打横抱换为竖直抱等，这样宝宝的身体就比较轻松，不会太累。

细节叮咛

妈妈抱0～3个月的宝宝时一定要记住用一只手托住宝宝颈部和头部，避免闪着宝宝的头，伤到颈部。把另一只手放入宝宝的背部和臀部下面，安全地支持着宝宝的下半身。抱起新生儿前应先用目光注视他，轻轻地说话抚慰他，以免宝宝惊慌哭闹。

新生儿冬天护理技巧

＊室温在24℃左右为宜

冬季南方室温可能过低，达不到20℃，可能会使新生儿出现鼻子发堵现象，应设法升温，可以把暖水袋放在宝宝的棉被外面，但不要紧挨着宝宝，避免烫伤。冬季北方有暖气，要注意室温不可过高，否则可能引致新生儿体温升高，出现发烧(脱水热)现象，一般室温在24℃为好，空气过于干燥时可在地面洒些水，同时还要特别注意通风。

＊穿衣要保暖、舒适、简单

一般来说，在合适的室温条件下，宝宝穿薄薄的棉衣，内配一件细薄的小棉毛衫即可，不必再添加毛衣等衣物，衣服应以保暖、柔软舒适、简单不用纽扣、厚薄适度为原则。

建议给宝宝戴绒布帽，因新生儿头部占体表面积大，经头颅散热量大，应特别注意头部保暖，盖被子或包裹则不要太紧太严，以防损伤皮肤或妨碍新生儿呼吸。

＊洗澡要勤快

新生儿皮肤娇嫩，容易出现糜烂、炎症，特别是冬季，爸爸妈妈不能马虎，即使不能天天洗澡，也应勤擦身，用尿不湿的宝宝应每天洗屁屁。

冬季洗澡要迅速，洗澡时适当升高室内温度，动作要快，时间要短，水要充足，10分钟以内洗完为好，洗完后应迅速擦干。

* 冬季宝宝尽可能母乳喂养

冬天是疾病的多发期，母乳可帮助宝宝增强抵抗力，减少生病的概率，因此妈妈要尽可能母乳喂养。

新生儿夏天护理技巧

* 注意补水

夏季温度高，要保证充足的水分供应，不仅哺乳妈妈要多饮水，宝宝也应适当喝水，人工喂养的新生儿更应注意补充水分。

* 预防脱水热

新生儿体温调节中枢发育不完善，不能通过皮肤来散热，环境温度过高，而水分补充又不足时很容易脱水热，夏天不要给宝宝包裹得太紧、太严，可以适当裸露身体，但要注意腹部保暖，也可睡凉席，但要注意安全。

* 尽量避免吹空调、电扇

如果不是太热，不要用空调或电风扇为宝宝降温，要多通风，更新室内空气。

* 最好每天洗澡

夏天最好每天给宝宝用温水清洁身体，但要注意别弄湿脐带。

* 不要吃剩奶

人工喂养的宝宝，奶粉一定要现吃现配，夏天天气炎热，细菌繁殖迅速，宝宝如果吃了剩奶，很容易感染，导致腹泻。

Part 14

新生儿脐带与囟门

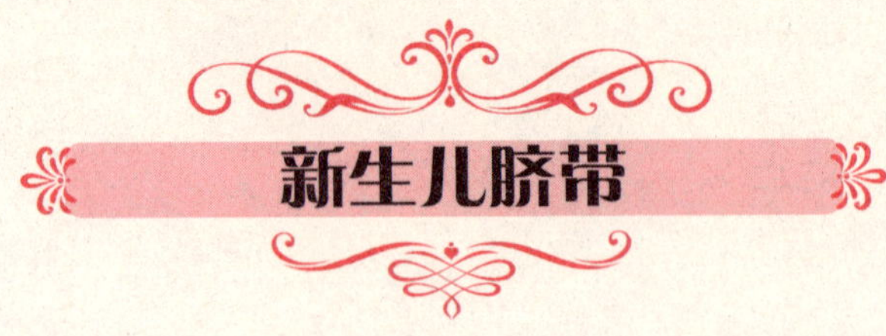

新生儿脐带

脐带脱落前的护理

脐带是胎儿与母亲胎盘相连接的一条纽带，胎儿由此摄取营养与排出废物。胎儿出生后，脐带被结扎、切断，留下呈蓝白色的残端。几小时后，残端就变成棕白色。以后逐渐干枯，变细，并且成为黑色。一般在出生后3～7天内脐带残端自动脱落，千万不要拽拉宝宝的脐带。

在脐带脱落愈合的过程中，为了避免脐带感染，要做好脐部护理，脐带内的血管与新生儿血循环系统相连接，脐带结扎后，形成天然创面，是细菌的最好滋养地，如果不注意消毒，就会发生感染，所以在脐带未脱落前，每日均要对脐部进行清洁消毒。

❶ 一般在宝宝生后24小时，就应将包扎的纱布打开，不再包扎，以促进脐带残端干燥与脱落。

❷ 宝宝出生后24小时打开敷在脐部的消毒纱布，看看脐部是否红肿或感染，如果没有任何异常，妈妈可用75%的酒精棉球擦洗脐部；如果有点红，可用2%碘酒消毒，然后用75%的酒精脱碘，保持脐部的干燥。

❸ 此后每天用75%的酒精消毒脐部1～2次，每次擦洗由内到外，避免皮肤上细菌带到脐部。

❹ 每次给宝宝清洁脐带之前，都要看一下脐带断面有无红肿和感染，如果没有什么特别情况，不要对这里做额外的处理，只需要定期清洁，清洁步骤是：

① 准备棉签、浓度为75%的医用酒精、医用纱布、胶带等护理用品。

② 妈妈双手洗净，让宝宝仰卧，为避免宝宝乱动而拉扯到脐带，可轻轻按住宝宝，轻轻拉起宝宝的脐带，用酒精将棉签蘸湿，从脐带根部开始消毒，然后从脐带根部由内往外进行消毒。

③ 消毒完毕后，将脐带轻轻折叠在右上腹部，覆盖上几层叠好的纱

布，然后用胶带固定好纱布。

＊护理宝宝脐带需要注意的问题

❶ 给宝宝擦洗的动作要轻柔，每次要把分泌物、血渍擦干净。

❷ 脐带残端没有脱落前，尿布不要盖在宝宝脐部，避免粪便感染，发生脐炎。

❸ 宝宝洗澡后，需要仔细擦干净脐带上的水，然后再用酒精消毒，另外，在给宝宝扑爽身粉时，注意不要让爽身粉滴落在宝宝脐带上，因为爽身粉有可能沾染了尿液或汗液，容易引起感染。

❹ 给宝宝护理脐带的纱布应经常更换，现在医院会有一种专门的脐带贴来护理脐带，可以减少很多护理工作，但一定要遵医嘱定时更换。

❺ 脐带脱落前，如果要游泳或者洗澡，需要用防水贴贴住脐带、脐窝以做保护，离开水后及时做清洁干燥。

细节叮咛

妈妈要注意，干瘪而未脱落的脐带很可能会让幼嫩的宝宝有磨痛感，因此妈妈在给宝宝穿衣、喂奶时注意不要碰到它。如果这个时期的宝宝突然大哭，又找不到其他原因，那可能就是脐带磨疼他了。

脐带脱落后的护理

脐带残端脱落后，妈妈要每天检查脐部是否异常，对宝宝脐端的护理工作还要持续到一个月，因为新生儿体内的脐血管要经过3～4周才能完全闭合。每次先消毒肚脐中央，再消毒肚脐外围不要让尿布的前端盖住宝宝的肚脐，要保证肚脐透气，直到确定脐带基部完全干燥才算完成。

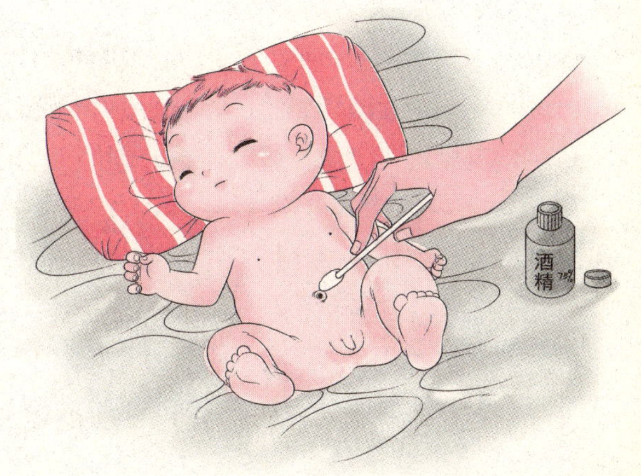

＊宝宝脐带脱落后护理要注意的问题

❶ 宝宝的脐带脱落后，脐窝处经常会有少量的液体渗出，妈妈可以先用2%的碘酒消毒，然后用75%的酒精擦拭，然后再盖上消毒纱布即可。

❷ 宝宝脐部脱落后，有的脐部会鼓起一个大包，内部充满气体，俗称“气肚脐”，宝宝几个月后就会自愈的。这种情况护理时尽量不要让宝宝哭，宝宝哭时腹压增大，哭的时间久了就会出现脐疝。

❸ 如果脐带根部发红，或脐带脱落后伤口不愈合，脐窝湿润、流水、有脓性分泌物等现象，应立即就诊。

预防新生儿脐炎

当新生儿脐根部有脓性分泌物，有臭味，脐周皮肤发红时，则说明脐炎的产生。脐部是细菌侵入新生儿机体的重要途径，不但能造成局部炎症，表现出局部症状，也可由此引起败血症，出现全身症状。患儿可出现发热、精神萎靡、拒食、吐奶、黄疸加重等症状。

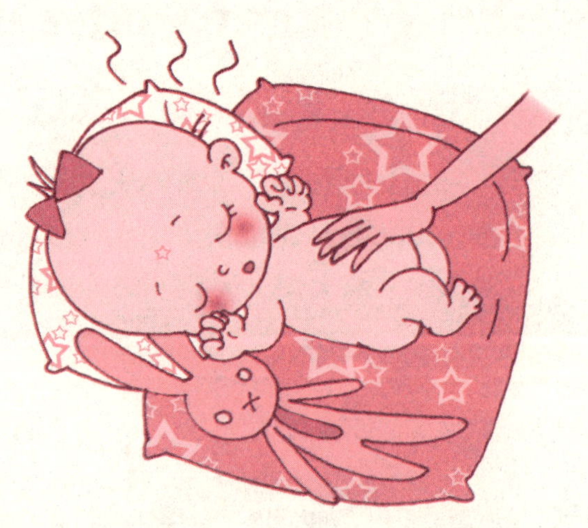

脐炎的预防：

❶ 妈妈在产前要防治感染性疾病，加强围产期保健。

❷ 接生时应在严密无菌消毒的情况下进行，断脐时要严格执行无菌操作，盖上消毒纱布，所以最好是去有保障的医院分娩。

❸ 断脐后的一周内要护理好脐部，保持局部干燥和清洁卫生。

❹ 宝宝大小便后要及时给宝宝换消过毒的尿布，并防止粪便尿液污染，不要让尿布覆盖住脐部，以免厌氧菌生长繁殖，导致新生儿脐炎的发生。

❺ 为宝宝卧室创造一个洁净的环境，所用的床上物品、内裤、毛巾及婴儿尿布等，以抗菌织物制成的为好。

新生儿脐炎的护理

宝宝得了脐炎后，炎症轻者可用3%双氧水冲洗局部，洗净后涂络合碘；或用增效联磺片研成细末，撒在肚脐上，并注意保持局部干燥。如果形成脓肿者，需及时切开引流换药。若变为慢性肉芽肿者，使用10%硝酸银，或硝酸银棒给予局部烧灼，肉芽较大应手术切除。一旦孩子发生菌血症或败血症，则需尽快住院治疗，选准抗生素，足程足量，以控制病情发展，及早治愈。

* 什么情况应及时去医院就诊

1. 脐部分泌物增多，有黏液或脓性分泌物，并伴有异味时。
2. 脐部潮湿、脐周围腹壁皮肤红肿。
3. 脐孔溶血，或脐孔深处出现浅红色小圆点，触之易出血。
4. 愈合时间延长，超过半个月。

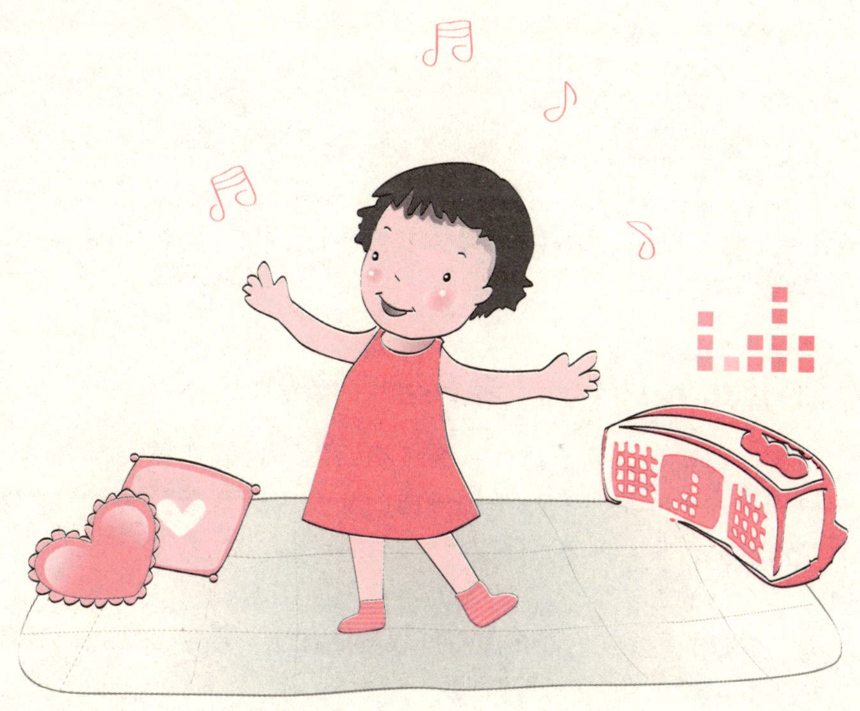

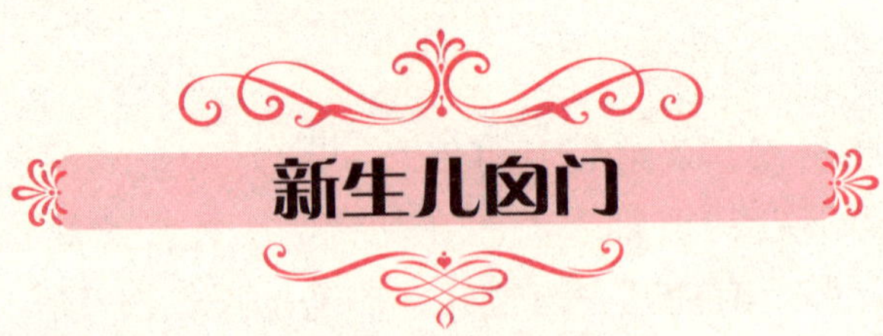

新生儿囟门

囟门到1岁半左右才会合拢

宝宝出生后，颅骨尚未闭合，在头的顶部及枕后部有两个没有骨头覆盖的区域，摸上去手感柔软，并有与脉搏一样的跳动(这是由于皮下血管搏动引起的，未触动到搏动也是正常的)，医学上称为囟门。

前面的囟门较大，呈菱形，叫作前囟；后面的囟门较小，叫作后囟，后囟在宝宝出生的时候只留下了约一指宽的缝隙，大约3个月后就会合拢，一般不太引人注意。我们通常提到的囟门都是指前囟，这个区域在宝宝出生时1.5～2.0厘米（两边对中点连线），出生后数月里略微增大，6个月后渐渐变小，长到1岁到1岁半的时候会合拢，最晚不会超过18个月。

细节叮咛

囟门是胎儿出生时头颅骨发育尚未完成而遗留的间隙，是宝宝非常娇嫩的部位，因为囟门下面即是宝宝的脑膜和大脑，损伤囟门有可能伤到宝宝的大脑，所以必须小心呵护。

新生儿的囟门需要仔细清洗

宝宝囟门若长时间不清洗，会堆积污垢，这很容易引起宝宝头皮感染，继而病原菌穿透没有骨结构的囟门而发生脑膜炎、脑炎，所以囟门的日常清洁护理非常重要。

清洗囟门的方法如下：

❶ 清洗时手指应平置在囟门处轻轻地揉洗，不应强力按压或强力搔抓，更不能以硬物在囟门处刮划。

❷ 如果囟门处有污垢不易洗掉，妈妈不要用力搓揉，可以先用麻油或精制油蒸熟后润湿浸透2～3小时，待这些污垢变软后再用无菌棉球按照头发的生长方向擦掉，并在洗净后扑以婴儿粉。

❸ 囟门的清洗可在洗澡时进行，用宝宝专用洗发液而不宜用强碱肥皂，以免刺激头皮诱发湿疹或加重湿疹，然后用清水冲净即可。

❹ 如果头皮有外伤，妈妈要及时用棉球蘸取酒精消毒，并且保持干燥，以免感染。

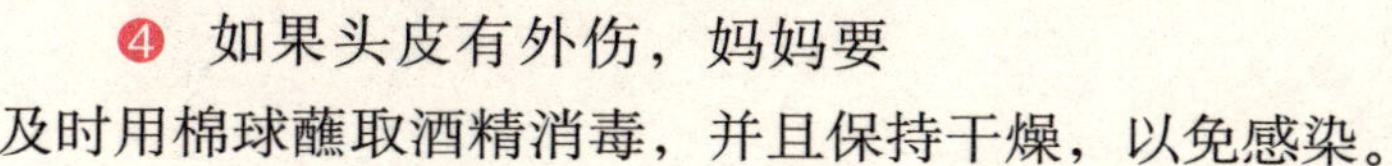

❺ 有的宝宝前囟头皮有一些黄褐色油腻性鳞屑，是婴儿脂溢性皮炎，可用消毒棉花蘸点石蜡油或炼过凉凉的植物油涂在鳞屑上，待其软化后再用消毒棉花轻轻拭去，千万不能强行揭下，只要不感染可不必涂什么药。

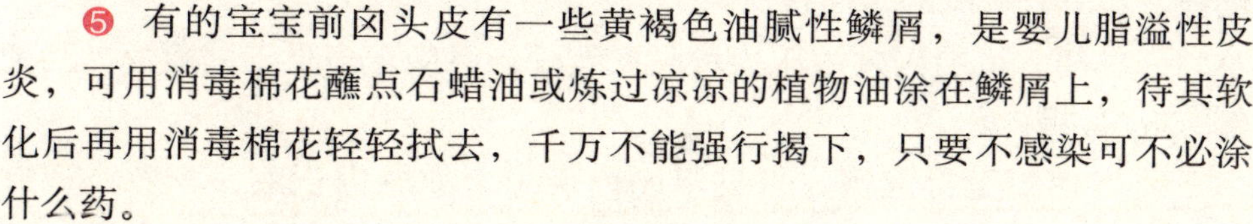

新生儿的囟门可以碰触吗

由于新生儿的囟门非常柔嫩，所以要注意保护，但这并不意味着不能碰触囟门，囟门并非想象的那么柔弱，不但可以清洁也可以摸，只要动作轻柔，避免尖锐的东西刺伤囟门，避免头皮损伤而感染即可。

妈妈在照顾宝宝时，不要让硬物或尖锐的东西触碰宝宝头部，清洁时要将手指平置于囟门上。

细节叮咛

室温比较低或者要带宝宝外出时，最好给宝宝戴上帽子，或用毛巾罩住囟门。

囟门反映出的健康问题

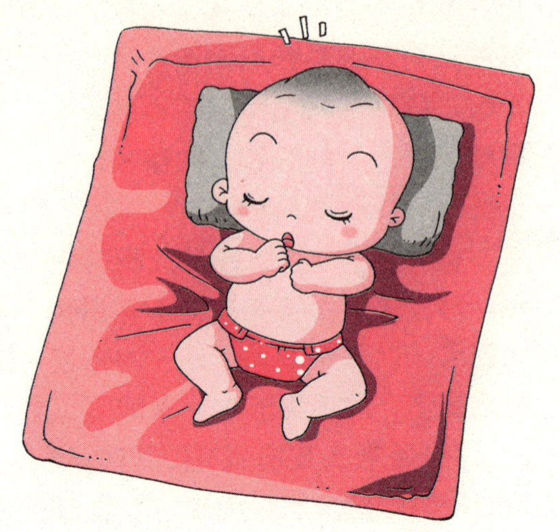

囟门虽不大，但在宝宝一岁之内，囟门是反映头部发育和身体健康的一个重要窗口，若发现有异常现象，通过囟门即可尽快得知，从而得到及时的诊断和治疗。

＊宝宝囟门鼓起

正常情况下，宝宝的前囟门是平的，如果鼓了起来则可能是疾病发出的信号：

囟门突然鼓起，哭闹时尤为明显，摸着紧绷绷的，伴有发烧、呕吐、抽搐，可能因颅内压力增高而致颅内感染，多见于脑膜炎、脑炎等，应尽快就诊。

囟门逐渐变得饱满，多见于颅内疾患，如颅内积液、积脓、积血等，应及早确诊治疗；药物因素如长时间服用鱼肝油、维生素A等药，或使用肾上腺素又突然停药均可导致囟门饱满，需要咨询医生停服或者减少服用量。

＊宝宝囟门凹陷

多在宝宝缺水或营养不良时出现，常见于严重腹泻、高热出汗过多等，宝宝体内脱水会使前囟门凹陷下去，长期营养不良，过度消瘦，前囟门也会出现凹陷，这种情况出现时要及时给宝宝补充水分，必要时可静脉补充液体，以免脱水过度造成电解质代谢紊乱。

＊宝宝囟门早闭

若宝宝囟门在5～6个月前就闭合，则为早闭，但有的宝宝看似关闭，其实并未骨化，因此必须测量宝宝的头围，若头围低于正常值，且有其他智力发育方面的异常，则可能为脑发育不良。

＊宝宝囟门迟闭

囟门迟闭是指宝宝已经过了18个月，但前囟门还未关闭的情况，多见于佝偻病、呆小病，少数为脑积水或其他原因所致。

囟门迟闭若伴有额顶部出现对称性颅骨圆突，甚至呈现马鞍状头，头围增大，则可能为佝偻病；若有生长停滞、智力低下、身体矮小的表现，可能是因缺碘而致的呆小病。

* 宝宝囟门过大

囟门过大是指宝宝出生后不久，前囟门就增大到4～5厘米，多见于先天性脑积水，还可能是先天性佝偻病的表现。

先天性脑积水：宝宝出生时因头颅受挤囟门并不大，几天内前囟门就会逐渐大起来，头围比正常儿增加2～3倍，前囟难闭，智力迟滞，需及时请医生做手术治疗。

先天性佝偻病：宝宝出生后不但前囟门大，后囟门也大，正中的骨缝（矢状缝）也较宽，能将前后两个囟门连通。

* 宝宝囟门过小

囟门过小是指囟门仅有手指尖大小，或根本摸不到。

若表现为头小且畸形，则多为颅骨早闭，尤其是矢状缝早闭，使宝宝的头颅变长、变窄，枕部突出、前额宽，形成前囟小的“舟状畸形的头颅”。

有时候正常的宝宝也会出现囟门过小的情况，若宝宝头围的发育正常，即使囟门偏小一些，也不会影响大脑的发育。因此一定要定期给宝宝测量头围，看是否在正常范围内。

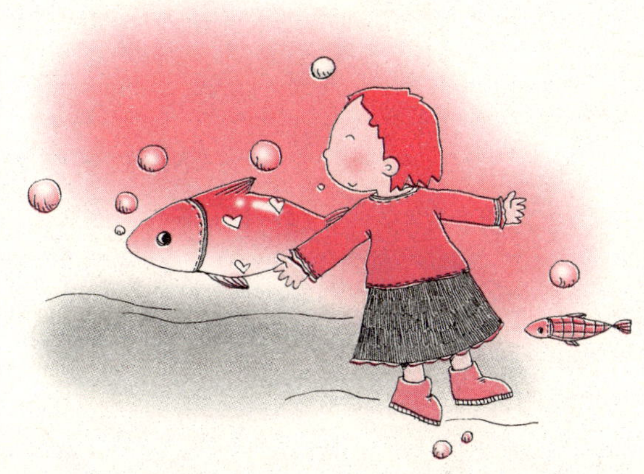

Part 15

新生儿疾病与疫苗接种

新生儿黄疸

黄疸是新生儿的一种特殊生理现象，80%正常新生儿都会出现黄疸，而黄疸又可分为生理性黄疸与病理性黄疸，生理性黄疸通过家庭护理就会自行好转，但如果是病理性黄疸，需要接受相应治疗。

* 生理性黄疸的家庭护理

生理性黄疸的新生儿如果一切正常的话，可以随着妈妈一起出院，在出黄疸期间，母乳喂养的可勤喂母乳，人工喂养的可以多喂点，这样可以增加新生儿大便次数。但假如是母乳性黄疸，妈妈需要停止母乳一段时间或彻底断母乳。

同时也可以让新生儿在房间里隔着玻璃多晒晒太阳，这些方法都能减轻黄疸的程度。

* 新生儿异常的情况

由于只要超过生理性黄疸的范围就是病理性黄疸，因此出院后对新生儿的观察非常重要，一定要先了解新生儿的皮肤黄到身体哪个部位，回家后再观察有无任何变化。

❶ 仔细观察黄疸变化。黄疸是从头开始黄，从脚开始退，而眼睛是最早黄，最晚退的，所以可以先从眼睛观察起。还可以按压新生儿身体的任一部位，若按压的皮肤处呈现白色就没有关系，是黄色就要注意了。如果新生儿愈来愈黄，黄的部位愈来愈多，就一定有问题。

❷ 观察新生儿日常生活。只要觉得新生儿看起来愈来愈黄，精神及胃口都不好，或者体温不稳、嗜睡，容易尖声哭闹，都要及时去医院检查。

❸ 注意新生儿大便的颜色。如果是肝脏胆道发生问题，大便会变白，但不是突然变白，而是愈来愈淡，如果此时还有身体突然黄起来的状况，则必须就医。

❹ 看体重是否持续下降。新生儿体重会有生理性的下降，这是正常现象，一般7～10天后会回复到出生时的体重，继而持续增长，若发现新生儿体重不增反降，且持续下降，一定要及时就诊。

细节叮咛

由于要观察宝宝的情况，所以家里光线不要太暗，白天窗帘不要都拉得太严实，多让宝宝接近窗户旁边的自然光，但不要让宝宝被太阳直射，以免晒伤，而且也应避免紫外线带来的伤害，晚上可以开一盏柔和的电灯，灯光不要太昏暗。

新生儿泪囊炎

患儿大多数是由于在出生时，鼻泪管下端的胚胎残膜没有退化，或是上皮细胞残屑阻塞鼻泪管下端，泪液和细菌储留在泪囊内引起继发感染所致。在出生10天以内的婴儿群体中，新生儿泪囊炎发病率达0.3%～0.5%，是新生儿较常见的眼病之一。

* 泪囊炎的症状

新生儿泪囊炎多表现为总是眼泪汪汪，眼屎多，严重时宝宝的内眼角有淡黄色脓液流出，这些症状一般在宝宝出生半个月左右开始明显。

* 泪囊炎的防治

目前先天性泪囊炎发病率稍高，只要爸爸妈妈注意观察宝宝双眼就可以，发现有溢泪眼屎多，到医院就诊，越早治疗效果越好。

如果宝宝被确诊为新生儿泪囊炎，爸爸妈妈无须太担心，因为大多数宝宝出生后泪道仍处于不断发育的阶段。

两个月以内的患儿可先采取保守治疗法，对宝宝的泪囊区(鼻梁两侧)由上向下按摩，促进泪液往鼻泪管方向流动，每天做2～4次，每次一分钟。同时，应按医嘱配合使用抗生素眼药水，滴药水前先用棉签将宝宝眼角的分泌物擦拭干净。这样治疗一段时间后，薄膜就会自行破裂，泪道也就通畅了。

如果经一段时间保守治疗无效的患儿，可以到眼科冲洗泪道，将薄膜冲破。对于4个月大的宝宝，若经每月两次的加压冲洗仍然无效，需行泪道探通术，用探针将薄膜刺破，使泪道通畅。

＊ 泪囊炎的护理

泪囊区加压按摩法：按摩前，妈妈洗净双手，剪指甲，新生儿仰卧位，由另一人固定头部和四肢，妈妈由鼻根部泪囊区顺鼻翼向下推挤。注意用力均匀，既要有一定力度，又不要力量太大损伤皮肤。按摩结束后，可以按医嘱滴用抗生素眼药水。

细节叮咛

点眼药水时应轻拉下眼皮，滴入眼药一滴，注意药瓶不宜举得过高，防止药水滴入时刺激眼睛。但也不能举得太低，以防瓶口触及眼睛，一般1～2厘米为宜。滴药后药水溢出，可用清洁干棉球或干净的面巾纸拭去，避免用不洁物品擦双眼。

新生儿感冒

感冒是由病毒或细菌等病原体感染所引起的以侵犯鼻、咽部为主的急性炎症，平时一定要尽力避免宝宝接触传染源。感冒等上呼吸道感染可波及邻近器官，引起中耳炎、鼻窦炎、咽后壁脓肿、喉炎、气管炎、支气管肺炎等疾病，甚至导致败血症，所以，必须多加注意，预防感冒的发生。

＊ 感冒的症状

感冒的宝宝多有发热的症状，体温可达39℃～40℃，同时会表现出烦躁不安、鼻塞、流涕、轻咳、食欲缺乏、呕吐、腹泻等症状。新生儿感冒一般会持续2～3天，重者可持续一周左右。有些宝宝生病1～2天时，由于突发高热可能会引起惊厥，退热后惊厥症状会自然消失。

＊ 感冒的预防

❶ 感冒流行期间不要带宝宝到人多、拥挤、空气浑浊的公共场所

去，更不要让宝宝接触感冒病人。

❷ 宝宝的房间要经常开窗通风，保持室内空气流通。可以用醋熏蒸房间，杀灭空气中的病原体。

❸ 妈妈平衡宝宝膳食、合理喂养，保证宝宝摄入充足的营养素，可以增强宝宝的机体抵抗力，使宝宝少患感冒。

❹ 为宝宝穿衣盖被要适度，根据气温变化及时增减衣被，不可穿盖得太多。宝宝出汗后要及时换下汗湿的衣服。

❺ 经常为宝宝洗澡，经常带宝宝进行日光浴，对增强宝宝体质、提高宝宝对气温变化的适应能力极为重要。

* 感冒的护理

❶ 最好在每个房间用醋热熏20分钟，能杀灭房间里的细菌，并帮助宝宝清理鼻腔及呼吸道内的细菌。

❷ 宝宝感冒后，鼻涕经常擤不出来，妨碍宝宝呼吸。这时，家长可用蘸了温水的潮棉签伸入宝宝的鼻腔，为宝宝清理鼻涕。

❸ 用温水浸湿的纱布轻敷在宝宝的鼻孔上方，使宝宝呼吸时能够吸入比较湿润的空气，可以帮助宝宝保持鼻腔里的湿度，缓解宝宝因为感冒引起的鼻塞。

细节叮咛

许多患感冒的妈妈不敢给宝宝喂奶，其实这个没有必要，因为感冒病毒不会通过哺乳途径传播，只要在哺乳的时候，妈妈戴上口罩就可以了。

新生儿发热

新生儿的体温一般在37.5℃以下，如超过这个温度就说明新生儿在发热，发热的分度一般为：

37.5℃～38℃为低热；

38.1℃～39℃为中度发热；

39.1℃～40.4℃为高热；

40.5℃以上为超高热。

新生儿宝宝在发热时，通常还伴有面红、烦躁、呼吸急促、吃奶时口鼻出气热、口腔发热发干、手脚发烫等症状。

＊发热是一种免疫反应

宝宝发热不一定是坏事，它是一种症状，是体内一种正常的免疫反应，有帮助杀菌及提升抵抗力的作用。发热时，机体内的各种免疫功能都被“激活”，新陈代谢增快、抗体合成增加和吞噬细胞活性增强等。这些免疫反应可以抑制病原体的生长、繁殖，有利于病情的恢复，是人体的一种自我保护。

所以，发热并不一定需要用药物强行降温，这样做反而可能让宝宝病得更重，病程更长。当宝宝发热时，妈妈要先了解原因，然后做正确的护理即可。

＊发热的原因

❶ 环境温度过高而致的发热（如室内生火炉而致室温过高）。新生儿体温调节功能还没发育健全，不能维持产热和散热的平衡，从而身体温度会随着外界环境温度的变化而变化。

❷ 脱水热。新生儿皮下脂肪少，皮肤面积相对较大，散热快、易脱水，尤其是在炎热的夏天出生的新生儿，由于大汗、进奶少等因素，很容易发生脱水，随之出现体温升高（达38℃～40℃）。

❸ 产后感染一般发生在产后一周左右，宝宝常因病毒、细菌、立克次体、原虫、螺旋体、霉菌等所引起的急性感染造成的呼吸道疾病、支气管炎、败血症、脓肿、皮肤脓疱等病症而发热。

＊发热的护理

新生儿发烧后最简便而又行之有效的办法是物理降温，不要随便使用退烧药物，以免引起不良反应。

❶ 新生儿体温在38℃以下时，一般不需要处理，但是要多观察，多喂些水，几个小时后宝宝体温就可以恢复到正常。

❷ 如在38℃～39℃，可将襁褓打开，将包裹宝宝的衣物抖一抖，然后给宝宝盖上较薄些的衣物，使宝宝的皮肤散去过多的热，室温要保持在16℃～25℃。

❸ 宝宝体温高于39℃时，可用酒精加温水混合擦拭降温，高热会很快降下来。酒精和温水的比例应为1∶2。擦拭时可以用纱布蘸着酒精水为宝宝擦颈部、腋下、大腿根部及四肢等部位。

❹ 降温过程中，要注意给宝宝喂水（白开水或糖水均可以）。这是因为，宝宝在发热的过程中要消耗掉大量的水分，要给予及时的补充。

❺ 在降温过程中要注意，体温一开始下降，就要马上停止，以免矫枉过正，出现低体温。

❻ 酒精可以使婴幼儿的体温急剧下降，所以要慎重使用。

❼ 如果宝宝持续高温不退，就要请医生检查宝宝发热的原因，进行治疗。

新生儿湿疹

小儿湿疹就是平常说的过敏性皮炎，主要原因是对食入物、吸入物或接触物不耐受或过敏所致，遗传、消化不良、阳光暴晒等也可能导致宝宝患湿疹。新生儿湿疹多出现在出生后一个月左右，有的宝宝出生后1～2周即出现皮疹。新生儿湿疹主要发生在两个颊部、额部和下颌部，严重时可累及胸部和上臂。

* 湿疹的症状

湿疹开始时皮肤发红，上面有针头大小的红色丘疹，可出现水疱、脓疱、小糜烂面、潮湿、渗液，并可形成痂皮。痂脱落后会露出糜烂面，愈合后成红斑。数周至数月后，水肿性红斑开始消退，糜烂面逐渐消失，宝宝皮肤会变得干燥，而且出现少许薄痂或鳞屑。遇热、遇湿都可使湿疹表现显著。

* 湿疹的预防

❶ 过敏（包括食物过敏和外物过敏）是新生儿湿疹的原因之一，如果妈妈吃了某些过敏食品，会通过乳汁影响宝宝，所以，哺乳的妈妈避免食用容易导致自己过敏的食物。

❷ 宝宝的贴身衣服和被褥必须是棉质的，所有衣服的领子也最好是棉质的，避免化纤、羊毛制品对宝宝造成刺激。

③ 在给宝宝洗浴时以温水洗浴最好，要选择偏酸性的洗浴用品，保持宝宝皮肤清洁，尤其不能用热水和肥皂。

④ 要最大限度地减少宝宝居住环境中的过敏原，以避免这些东西刺激宝宝引起过敏反应。

⑤ 避免宝宝过胖。肥胖的宝宝，患湿疹的可能性就要大得多。

* 湿疹的护理

❶ 给宝宝穿衣服要略偏凉，衣着应较宽松、轻软，过热、出汗都会造成湿疹加重。要经常给宝宝更换衣物、枕头、被褥等，保持宝宝的身体干爽。

❷ 勤给宝宝剪指甲，避免宝宝抓搔患处，造成继发性感染。

❸ 宝宝的卧室室温不宜过高，宝宝不宜捂得过于严实，否则会使痒感加重。

❹ 必要时可在医生指导下使用消炎、止痒、脱过敏药物，切勿自己使用任何激素类药膏。因为这类药物外用过多会被皮肤吸收，给宝宝身体带来不良反应。

细节叮咛

一般来说，只要合理安排宝宝的饮食，必要时配合必要的药物治疗，宝宝湿疹是可以控制的。即使一时控制不好，随着断奶时间的延长，也会逐渐消失。

新生儿红屁股

新生儿红屁股多是因皮肤长期受潮湿刺激而导致的，特别是炎热的夏天，使用了纸尿裤或宝宝粪便没有及时清理，都是引起红屁股的常见原因，因为新生儿的皮肤娇嫩，一点刺激就可能引起皮肤发红特别是屁股部位，经常在潮湿刺激环境下更容易发生红屁股。

* 红屁股的护理

防治宝宝红屁股，主要靠护理，如果措施得当，很快就会出现好转。在宝宝大便后或换尿布时，用温开水（注意，不要用肥皂）为宝宝清洗一下小屁屁，在为宝宝清洗红屁股时，要用手蘸水轻柔地清洗，不要用毛巾直接擦洗，清洗完后要用毛巾轻轻吸干。

清洁干净宝宝的屁屁后，可以再涂些婴儿油，让宝宝的屁屁晒晒太阳，每天2～3次，每次10～20分钟，1～2天就能恢复。给宝宝涂抹油类及药膏时，要用棉签贴在皮肤上轻轻滚动，而不能上下涂刷，那样会导致脱皮。

＊红屁股的预防

❶ 勤换尿布，特别是在宝宝大小便后要及时更换，无论是白天夜晚，用一次性纸尿裤时也不能一条包到天亮，要及时更换，预防红屁股。

❷ 经常保持臀部干燥，新生儿的大便稀、量多，特别是母乳喂养的新生儿大便次数会比较多，要及时用温水清洗臀部，以免屁股潮湿太久而产生红屁股。

❸ 尽量选择母乳喂养，母乳喂养会增强宝宝全面抗感染的抵抗力，避免宝宝因服用抗生素而诱发红屁股。

新生儿肺炎

肺炎是新生儿期常见的一种疾病，新生儿的呼吸道防御功能差，容易受到感染发病，由于没有成人肺炎的明显症状，所以不易察觉，肺炎的危害相当严重，妈妈需要对其有一定的了解，以预防和及时发现病情并及时治疗。

＊肺炎的症状

宝宝患肺炎可以无明显的呼吸道疾病，仅表现为一般状况较差、反应低下，哭声无力、拒奶，呛奶及口吐白沫等。

发病慢的宝宝多不发烧，甚至有的体温偏低，全身发凉。有些患儿出现鼻根及鼻尖部发白、鼻翼扇动、呼吸浅快、不规则，病情变化快，易发生呼吸衰竭、心力衰竭而危及生命。

所以新生儿虽然不发烧，只要看情况不好，想到患肺炎的可能，应立即带宝宝去医院救治，否则会有生命危险。

* 新生儿肺炎的预防

❶ 提倡母乳喂养。母乳，尤其是初乳中含有大量的分泌型免疫球蛋白A，这种物质可以起到保护呼吸道黏膜免遭病原体的侵袭，达到防病的目的。喂奶时以少量多次喂奶为宜，如大量喂乳会妨碍膈肌运动，加重缺氧。

❷ 防止胎内感染。如母亲有感染以及难产娩出的新生儿有可能患肺炎时可考虑选用抗生素预防。

❸ 做好环境卫生。家中卧室要经常开窗通风换气，平时要保持室内温度及湿度。

❹ 隔绝感染源。尽量减少亲戚朋友的探视，尤其是患感冒等感染性疾病的人员不宜接触宝宝，家庭人员接触宝宝应认真洗手，以防将病原体传给宝宝而患病。

❺ 注意宝宝卫生。要避免皮肤、黏膜破损，保持脐部清洁干燥，避免污染，以达到预防宝宝肺炎的目的。

* 肺炎的护理

❶ 要保持室内空气新鲜。太闷、太热对肺炎患儿都不好，会加重咳嗽，使痰液变稠，呼吸变得困难。地上应经常洒些水，使室内空气不要太干燥。

❷ 宝宝因发热、出汗、呼吸快而失去的水分较多，要多喂水，这样也可以使咽喉部湿润，使稠痰变稀，呼吸道通畅。

❸ 注意宝宝鼻腔内有无干痂，如果有，要用棉签蘸水后轻轻取出，让鼻腔保持通畅。

新生儿鹅口疮

鹅口疮又名雪口病、白念菌病、鹅口、雪口、鹅口疳、鹅口白疮，是由白色念珠菌感染所引起，在黏膜表面形成白色斑膜的疾病，多见于新生儿以及慢性腹泻、营养不良的孩子，或长期使用抗生素、肾上腺皮质激素的孩子，以及奶嘴、食具不卫生，使霉菌侵入口腔黏膜。

* 鹅口疮的症状

患儿口腔舌上或两颊内侧出现白屑，渐次蔓延于牙龈、口唇、软硬腭等处，白屑周围绕有微赤色的红晕，互相粘连，状如凝固的乳块，随擦去随时生起，不易清除。

轻者除口腔舌上出现白屑外，并无其他症状表现，没有疼痛感，也不会影响宝宝进食，重者白屑可蔓延至鼻道、咽喉、食道，甚至白屑叠叠，壅塞气道，妨碍哺乳，啼哭不止。如见病儿脸色苍白、呼吸急促、啼声不出者，为危重症候。

* 鹅口疮的防治

❶ 发现宝宝患鹅口疮要及时到医院请有经验的医生治疗，在门诊常有将本病误诊为其他口腔感染的情况，如有的患儿表现为黏膜充血比较明显，可能会被误诊为细菌或病毒感染性口炎，由于用药不当或自行使用抗生素，反而造成了病情加重。

❷ 母乳喂养时，应保持乳房及乳头的清洁。乳汁有抑菌作用，结束哺乳后，妈妈可以挤出少量乳汁，涂在乳晕处，待其自然干燥，可以隔离病菌。

❸ 人工喂养时，每次喂奶后，都要把宝宝的奶瓶、奶嘴清洗干净，并煮沸消毒。其他喂奶用的物品（如小毛巾等）要与成人分开，每次用后都要煮沸消毒，并在阳光下晒干。

❹ 喂奶前后用温水将乳头冲洗干净，每次喂奶后，再给宝宝喂几口温开水，可冲去留在口腔内的奶汁，霉菌就不会生长了。

❺ 注意防止与哺乳妈妈或者其他亲人引起交叉感染。

* 鹅口疮的护理

宝宝得了鹅口疮以后，首先应检查有没有使用抗生素不合理的情况，如有应及时纠正。然后，用棉签蘸些制霉菌素溶液（每10毫升冷开水中含20万单位制霉菌素），涂在宝宝的患处；或用2%～3%碳酸氢钠（也就是小苏打溶液）为宝宝清洗口腔；或在宝宝的患处涂些冰硼散或硼砂甘油。以上药物每天可涂3～4次。同时要注意为宝宝补充复合维生素B和维生素C，每日2次，每次各1片，压碎成粉，加水溶解后给宝宝喂食。

新生儿乳痂

新生儿头部皮脂腺分泌旺盛，如果洗头次数较少或清洗不彻底，这些分泌物就会聚集起来成为硬痂，也就是乳痂。乳痂轻微的时候，只有额头上方有，严重时可以蔓延至脖子和脸上，在新生儿长大些后会自然脱落、痊愈。

＊乳痂容易引发感染

乳痂的痂皮虽然在新生儿长大些后可以自然脱落，但是妈妈最好不要置之不理，因为灰尘、脏污等容易黏附在上面，很容易引起一种叫作“脂溢性皮炎”的疾病，表现为头皮上可见到许多米粒大小的小红疹子，甚至还会形成片状分布的黄红色斑片，不但对宝宝的头发正常发育非常不利，同时还存在交叉感染的危险。

＊乳痂的护理

❶ 清除乳痂不能强行撕扯、扒拉，最好是用干净的成熟植物油涂在长有乳痂的部位，浸润几个小时后，用梳子轻轻梳头，比较薄的头皮乳痂会自然脱落下来，比较厚的头皮乳痂则需多涂些植物油，多等一些时间。给新生儿囟门部涂抹植物油的时候动作要轻柔，但不能因为怕弄伤而绕过这里。

❷ 乳痂脱落后，再用婴儿皂和温水洗净头部的油污即可，清洗时，要注意动作轻柔，不要用手指甲去硬抠，更不要用梳子去刮，以免损伤头皮而引起感染。

❸ 在清洗后，还要注意用干毛巾将宝宝头部擦干，冬季可在洗后给宝宝戴上帽子或用毛巾遮盖头部，避免宝宝受凉。

新生儿童秃

有的新生儿出生后，头皮光秃秃的，有的只稀稀拉拉长着几根又黄又软的头发，俗称“童秃”，这是正常的现象。

新生儿出生时头发多少本来是有差别的，胎儿在子宫里发育到5～6个月时，全身就有了浓密的胎毛，以后再逐渐脱落。如果脱落过多，出生时就显得头发稀少，称为“童秃”。

“童秃”是暂时的，是发育中的正常变化，到一岁左右头发会逐渐长出，两岁后，头发就浓密了，以后也不会出现反复而脱落，对“童秃”的新生儿，应注意保护头发和头皮，促进毛发生长。

* “童秃”的护理

❶ 勤洗头：对“童秃”的宝宝，勤洗头保持头皮清洁是很重要的。首先，妈妈应经常为宝宝洗头。洗的时候，应轻轻按摩头皮，可选用婴儿洗发液，再用清水轻轻冲洗干净。洗头时有些头发脱落属于正常现象，不必介意。

❷ 保证营养：保证宝宝生长发育充足和全面的营养，经常带宝宝到室外活动，适当的阳光照射和新鲜空气，对宝宝身体全面发育有利，对头发的生长也有好处。

❸ 梳理头发时，应选用橡胶梳子。这种梳子不会损伤头皮。新生儿的头发应顺其自然生长，不要强梳至一个方向。

细节叮咛

有的妈妈听说给宝宝的头皮上擦生姜，可以增加毛囊周围的血液循环，促进头发生长。事实上，宝宝头皮薄，采用这种方式反而会让宝宝头皮受伤害，影响头发生长。

新生儿结膜炎

新生儿结膜炎一般发生在宝宝出生后的5～14天，原因多是：

❶ 免疫力差。新生儿宝宝免疫系统发育不完全，对病菌的抵抗力弱，那些不会使成人和大一些的儿童致病的细菌，也可能让宝宝遭受感染。

❷ 生理发育不完善。新生儿泪腺尚未发育完善，因而眼泪较少，不易将侵入的病菌冲洗掉，容易使它们在眼部聚集、繁殖，引起结膜炎。

❸ 出生时受到污染。出生时，婴儿的头部要经过妈妈的子宫颈和阴道，如果这些部位有病菌，宝宝的眼部很容易因为受到污染而被感染。如果妈妈阴道的衣原体检查为阳性，从阴道分娩的婴儿70%都可

能被感染。

所以，如果发现宝宝眼部有脓性分泌物或红肿，或是已患上结膜炎，要及时就医，并做好护理。

* 结膜炎的症状

患结膜炎后，宝宝的眼睑肿胀，睑结膜发红、水肿，同时伴有分泌物，一开始为白色，很快会转为脓性，出现黄白色带脓性的分泌物。起初可能是一侧眼部发病，随着病情发展，可使两侧的眼睛都患病。如果不及时护理治疗，炎症甚至会蔓延到角膜，影响视力。

* 结膜炎的护理

❶ 清除宝宝眼部分泌物前，一定要用流动的清水将手洗净。

❷ 把消毒棉签在温开水中浸湿（以不往下滴水为宜），轻轻擦洗宝宝眼部的分泌物。

❸ 如果宝宝睫毛上的分泌物较多，可用消毒棉球浸上温开水湿敷一会儿，再换用湿棉球从眼内侧向眼外侧轻轻擦拭。一次用一个棉球，用过的就不能再用，直到擦干净为止。

❹ 用抗生素眼药水为宝宝滴眼。妈妈手持眼药瓶，将药水滴入宝宝的外眼角，注意不要滴在黑眼珠上，也不要使药瓶口碰触宝宝的睫毛，瓶口要离眼2厘米远。每次1～2滴即可。滴后，松开手指，用拇指和食指轻轻提宝宝的上眼皮，防止药水流入鼻腔。若双眼均需滴药，应先滴病情较轻的一侧，再滴病情较重的一侧，避免交叉感染。滴完一只眼后，最好间隔3～5分钟，再滴另一只眼。

❺ 宝宝用过的物品（尤其是毛巾、手帕）要及时进行消毒。

* 结膜炎的预防

❶ 宝宝出生后，立即用0.5%的红霉素涂抹结膜，或用眼药水滴眼进行预防。

❷ 在照料宝宝时，妈妈一定要保持自己的双手及衣服清洁，千万不能用不干净的手帕擦洗宝宝的脸部和眼睛。

新生儿腹泻

新生儿腹泻是指宝宝大便稀薄，水分多，呈蛋花汤样或为绿色稀便；严重者水分甚多而粪质很少。新生儿腹泻是新生儿期最常见的胃肠道疾病，又称新生儿消化不良及新生儿肠炎，在夏季尤其常见。

如果宝宝的腹泻较重，大便有脓血，并伴有食量减少、呕吐、尿少等症状；大便呈稀水样，每天达到10～20次，伴有高烧嗜睡等症状，甚至出现手足凉、皮肤发花、呼吸深长、口唇樱红色、口鼻周围发绀、唇干、眼窝凹陷等情况，千万不要大意，需要立即到医院输液抢救。

* 腹泻的原因

❶ 免疫功能差。由于新生儿自身的抵抗力比较弱，当肠道受到感染时没有能力去战胜病毒，便很容易患感染性腹泻。

❷ 积食。给新生儿喂食的奶粉过浓、奶粉不适合宝宝体质、奶液过凉、奶粉中加糖或过早添加米糊等淀粉类食物，都容易导致新生儿积食，从而引起宝宝腹泻。

❸ 过敏。宝宝对奶粉蛋白质过敏。

❹ 感冒。宝宝患感冒时常伴有腹泻症状。

❺ 病毒或细菌感染。这种腹泻是最常见的，其中最具代表性的是肠道轮状病毒感染。

* 腹泻的防治与护理

❶ 短期禁食，使胃肠道得到适当休息，对疾病的恢复有利。但是禁食时间不宜过久，一般不超过6～8小时。

❷ 母乳喂养。母乳是无菌的，而且有各种病菌的抗体，对肠道感染有一定的抵抗力，母乳喂养的宝宝不易患腹泻。

❸ 奶具消毒。如果没有条件进行母乳喂养，也要进行正确的人工喂养，尤其是要保持奶具的干净卫生，这是预防新生儿腹泻的根本措施。

❹ 腹泻患儿往往易脱水，加之饮食控制，易畏寒，若出现四肢厥冷，体温不升，可用热水袋保暖，使用热水袋要注意不要烫伤患儿。

❺ 宝宝的衣着，应随气温的升降而增减，避免过热，夜晚睡觉要避免腹部受凉。

❻ 当宝宝腹泻严重时，要适当补充淡盐水，防止发生脱水。

⑦ 宝宝腹泻时，妈妈要做好宝宝小屁股的护理避免出现尿布疹。

⑧ 妈妈要随手记录宝宝大便、小便和呕吐的次数、量和性质，就诊时带上大便采样，以便医生检验、诊治。

新生儿粟粒疹

有的宝宝出生后，脸上、身上容易出现一些大小约1个毫米的白色小疹子，这就是粟粒疹。新生儿粟粒疹是长在鼻部和面颊上的一种细小的白色或黑色的突出在皮肤表面的皮疹，像粟粒一样，粟粒疹是不足3个月的新生儿的常见皮疹。

粟粒疹没什么大碍，而且很常见，大约40%的新生儿都会长粟粒疹，有的宝宝只有几个，有的宝宝则可能有很多粟粒疹。

* 粟粒疹的原因

粟粒疹主要是因为婴儿的皮脂腺功能尚未完全发育成熟所致，当死皮堆积在宝宝皮肤表面的小毛孔里，宝宝就会长粟粒疹。等到这些小疙瘩的表皮掉落，堆积的死皮脱下来，粟粒疹就会好了。

* 粟粒疹的护理

粟粒疹既不疼不痒，也不会自行感染，因此不用治疗，也不用特别对待，一般在两三周后粟粒疹就会自行消失。不过，有些粟粒疹也可能要到一两个月以后才能消失。

妈妈不要在宝宝的粟粒疹上抹任何油霜或药膏，更不要为了让粟粒疹快点消失而去挤掉，那样可能会引发皮肤感染，甚至留下疤痕。

给宝宝清洁面部时不要使劲擦洗，不仅不会消除粟粒疹，而且还可能会刺激宝宝敏感的皮肤。

细节叮咛

有的妈妈看见宝宝现在长了粟粒疹，总是害怕宝宝长大会长青春痘，其实这是一种错觉，宝宝长不长青春痘跟遗传有很大的关系，而与长不长粟粒疹是无关的，如果父母没有长过痘，那宝宝将来多半不会长痘。

新生儿疫苗接种

卡介苗

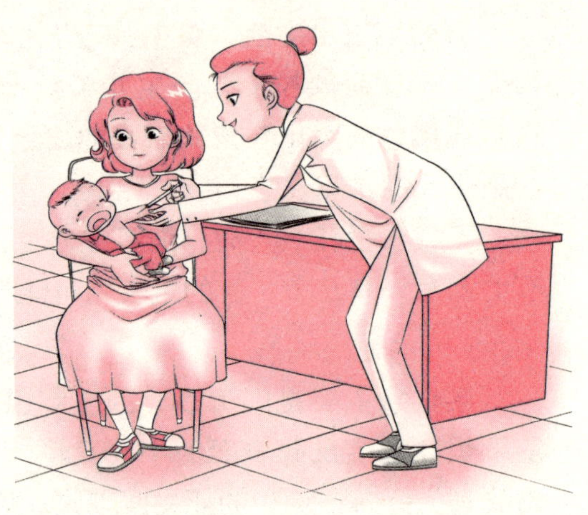

卡介苗是一种用来预防结核病的预防接种疫苗。接种后可使儿童产生对结核病的特殊抵抗力，预防严重结核病和结核性脑膜炎的发生。

* 卡介苗接种时间

卡介苗一般在新生儿出生后24小时内，于左上臂外侧三角肌附着处进行皮内接种。

在婴儿接种卡介苗3个月后，即婴儿满3个月时，应到指定的医疗卫生保健机构进行卡介苗接种后效果的检查。如果新生儿出生时没接种，可在两个月内到当地结核病防治所卡介苗门诊或者疾病预防控制中心的计划免疫门诊补种。

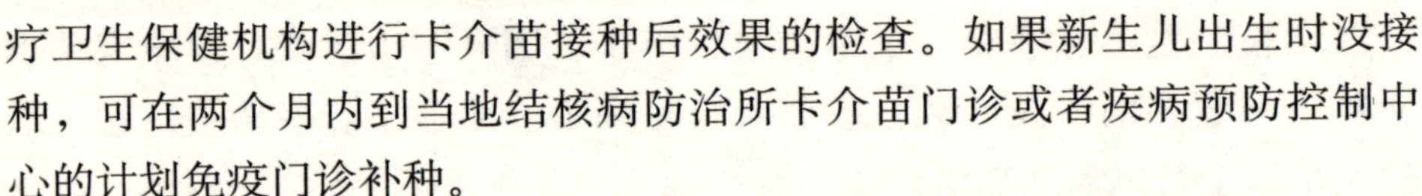

如果新生儿出生体重不满2500克、早产儿、出生时有严重窒息、有吸入性肺炎时，均暂时不能接种卡介苗，待身体恢复后，才可接种。

* 接种后的反应

接种后2～3天仅可见在接种部位有小红点样的针眼，几天后也很快消退。

到新生儿快满月时，才会在注射的局部出现反应，在接种部位出现红肿，并形成肿块，以后在肿块的中央逐渐变软，形成小脓包，当小脓包自行破溃后，可渗出黄白色的脓液，此时局部形成溃疡，并结痂，还可再流脓，这样反复多次，最后经过2～3个月痂皮脱落，形成一颗永久性的略凹陷的圆形疤痕。

* 接种疫苗后怎么护理

接种疫苗当天不要洗澡，如果天气过于炎热，妈妈可以拧干毛巾给新生儿擦拭身体，要避免将洗水弄湿注射部位的皮肤，也可先用干净的消毒纱布将上臂包扎起来再擦。

不要用手去触摸接种处，以保持清洁，避免细菌感染。

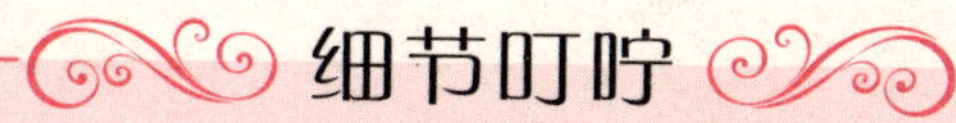

细节叮咛

在新生儿接种疫苗的前一天，妈妈最好给新生儿洗一次澡，因为接种疫苗当天不宜给新生儿洗澡。

新生儿乙肝疫苗

乙肝疫苗用于预防乙肝。疫苗接种后，可刺激免疫系统产生保护性抗体，这种抗体存在于人的体液之中，乙肝病毒一旦出现，抗体会立即作用，将其清除，阻止感染，并不会伤害肝脏，从而使人体具有了预防乙肝的免疫力，达到预防乙肝病毒感染的目的。

* 什么时候接种乙肝疫苗

接种乙肝疫苗后可预防乙型肝炎，新生儿出生后1～2天内接种第一针乙肝疫苗，在新生儿满月后和6个月时，再各接种一针，方可在体内产生抵抗乙型肝炎病毒的能力，如果第二针或第三针没有接种的话，原来接种的第一针是不起作用的。

在医院接种乙肝疫苗之后，出院时妈妈应当咨询一下医护人员第二针、第三针到哪里接种，一般是到新生儿户口所在地的卫生院或保健所去接种。

三针接种的时间一定要按规定的时间进行，如不能按照要求的时间进行接种的话，可适当延长几天，但不能超过半个月。

* 接种乙肝疫苗后的反应

乙肝疫苗接种在新生儿的右上臂，为皮下注射，乙肝疫苗接种后一般没有什么反应，少数新生儿可有轻微的反应，如注射部位出现红肿、疼痛、轻微发热，但均不需要处理，2～3天后，即可恢复正常。

细节叮咛

乙肝疫苗绝不可与卡介苗接种在同一部位。

不能接种疫苗的情况

在带新生儿接种疫苗时，一定要将新生儿当时的身体情况详细反映给医生，最好携带相关病史资料，其中有些妈妈自己难以判断是否适合接种的情况，一定要告诉医生，由医生决定，经医生检查认为没有接种禁忌方可接受接种疫苗。

一般情况来说，新生儿在以下情况下是不宜接种疫苗的：

❶ 患有皮炎、化脓性皮肤病、严重湿疹的新生儿不宜接种，等待病愈后方可进行接种。

❷ 体温超过37.5℃，有腋下或淋巴结肿大的新生儿不宜接种，应查明病因治愈后再接种。

❸ 患有严重心、肝、肾疾病和活动型结核病的新生儿不宜接种。

❹ 神经系统包括脑发育不正常，有脑炎后遗症、癫痫病的新生儿不宜接种。

❺ 严重营养不良、严重佝偻病、先天性免疫缺陷的新生儿不宜接种。

❻ 有哮喘、荨麻疹等过敏体质的新生儿不宜接种。

❼ 当新生儿有腹泻时，尤其是每天大便次数超过4次的患儿，需待恢复两周后，才可服用脊灰疫苗。

❽ 最近注射过多价免疫球蛋白的新生儿，6周内不应该接种麻疹疫苗。

❾ 感冒、轻度低热等一般性疾病视情况可暂缓接种。

❿ 空腹饥饿时不宜预防接种。

接种疫苗后的不良反应及护理

如果新生儿接种疫苗以后出现了某种症状，妈妈要判断是否与疫苗有关，首先必须考虑这种反应是不是注射此种疫苗后常出现的正常反应；其次，妈妈必须考虑到从疫苗的注射到不良反应发生的时间关联性，若是太晚出现或是持续超过三天以上的症状，就可能不是注射疫苗引起的，妈妈要考虑其他可能性。

接种疫苗后的可能反应及护理方法：

❶ 轻度发烧。一般只要给退烧药即可，至于退烧药的选择，要避免阿司匹林与水杨酸制剂，因为有可能引起雷氏症候群。

❷ 注射部位局部红肿、疼痛、硬块。注射后6～8小时发生肿痛，反应激烈者，会形成硬块。接种部位24小时内，可用冷敷减轻疼痛；24小时后，可用温敷消肿帮助吸收。

❸ 烦躁不安、哭闹。大多在注射以后12小时内发作，可以持续一小时，这样的情况妈妈安抚观察即可。

❹ 高烧超过40.5℃。一般在48小时以内发作，只要给退烧药即可，有些新生儿可能因为发烧而引起热痉挛，这与个人体质有关，多数都是良性的。

❺ 长疹子。一般只要观察即可，偶尔才需使用到抗过敏药物。

如果新生儿在注射疫苗后48小时以内发作，并且超过3小时以上持续性哭闹，要特别注意食欲、活动力是否也跟着降低。若极度昏睡、低张力、全身虚脱或尿量减少，则必须就医请医生处理。

细节叮咛

疫苗接种后，父母需要咨询医生，看是否留在医院观察，如果需要，一定要遵照医生嘱咐，不可中途离开，一旦发现宝宝有异常情况，应及时联系医生。

Part 16

新生儿早教

建立新生儿的安全感

新生宝宝无论是男孩还是女孩，都要多抱抱。有的妈妈担心男孩抱久了会太黏人，其实，新生宝宝的心智发育不全，目前非常需要通过触觉来获取安全感，所以小宝宝多抱并不会容易形成抱癖，等宝宝长大一点才会逐步形成自己的个性。

有不少妈妈把刚出生的宝宝完全交给家人或者月嫂带，这样就没有太多机会给宝宝喂奶或者玩耍，时间长了，对宝宝建立安全感非常不利。

* 不要轻易放弃哺乳的机会

新生宝宝来到陌生的世界，最需要的是与母亲肌肤接触，而母婴之间的触觉交流，最直接体现为母亲哺乳。哺乳不仅能为婴儿提供生长发育的营养，更为其触觉的产生和发展提供条件，同时对建立宝宝的安全感有重要的作用。月嫂照顾孩子的经验虽然丰富，却无法替代母亲的作用。

在孩子需要肌肤接触的时候，妈妈要充分满足孩子的需求，增加亲子依恋、亲情交融，从而提高孩子的适应能力，运动、语言和社会的交往能力，促进孩子神经、心理的发展。

* 多抱抱孩子

抱宝宝也是与宝宝肌肤接触的重要途径，不同于哺乳的是，抱宝宝时可以与宝宝说话、玩耍，还可以抱着宝宝四处走动，这对宝宝扩大视野，锻炼智能都有好处。

抱孩子的姿势有很多种，但在新生儿期，最好的方式是打横抱，让孩子像躺在摇篮里一样舒服，方法是：

❶ 把手放在孩子头下，手包着整个头部，腕托着颈部。

❷ 将另一只手从反方向插入孩子臀部下方，用手掌包住，然后双手平均一起用力，将孩子托起来。

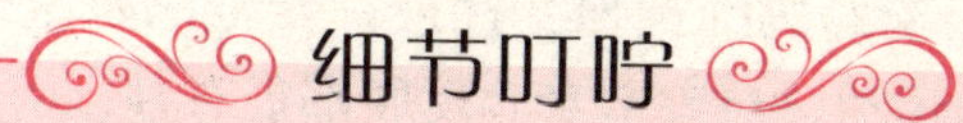

等宝宝的头部可以稳定居中了，颈部比较有力的时候，就可以多变换抱法，让孩子的视野更广阔。

新生儿喜欢看黑白图片

宝宝在子宫里是黑暗的，出生后，看东西距离20厘米左右，对黑白对比强烈、亮度高的图案或物品比较感兴趣。宝宝在0～3个月看黑白图片不仅能促进其视力发育，还能对宝宝进行早期智力开发。

黑白图非常适合用来刺激训练宝宝的视觉发育，爸爸妈妈可以直接在A4纸大小的白纸板上绘上黑白图案或者打印出来，亲自为宝宝做早教用具。宝宝会喜欢的图片类型有：爸爸妈妈的头像、同心圆、黑白方格、斜纹、波浪纹、电子琴键盘、地图图片、宝宝图片等。

宝宝从睁开眼睛看东西一直到看清色彩，需要经历几个时期，从黑白期到色彩期，色彩期到空间期。宝宝看黑白图片智力开发越早，宝宝就越聪明。

* 给宝宝看黑白图片的方法

❶ 图片距离婴儿眼睛25厘米左右，并要上、下、左、右慢慢移动，不要把图片固定在一个位置上，防止发生斜视或“斗鸡眼”。让宝宝看这些图片时，每次时间不要过长，最好是在宝宝眼前慢慢移动图片，让宝宝眼睛跟着图片转，趁机加强颈部运动，锻炼协调能力。

❷ 妈妈还可以把黑白图片放在宝宝床栅栏内侧距离眼睛20厘米处，宝宝每天醒来可以注意到，每天换一两张，避免宝宝疲劳而失去兴趣。

❸ 随手记录宝宝第一次看的时间，每天连续看的时间，如果有些图宝宝偶尔看一眼或看几秒就眨眼或视线偏离，而换上另一张图时宝宝能看一分钟左右，就说明宝宝认识这张图或者对这张图很有兴趣。

常给新生儿做按摩

宝宝天生就渴望妈妈的拥抱、抚摸，希望妈妈跟他肌肤亲密接触，按摩是宝宝喜欢的运动，对宝宝身心发展都很有益。

* 给宝宝按摩的好处

❶ 平缓情绪：烦躁不安的宝宝在经过按摩后，一般会安然入睡。按摩中，妈妈一般会跟宝宝交流，可以锻炼宝宝的记忆能力。

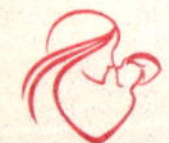

❷ 促进发育：按摩会让宝宝身体血液循环加快，对食物的消化吸收率也较高，因此经常接受按摩的宝宝体重增长速度较快。此外，在按摩中，宝宝触觉、感觉发育也会快速地提升。

❸ 建立感情：亲子按摩会加深宝宝对妈妈的信任感，这有利于亲子感情建立，同时，妈妈的按摩让宝宝拥有了充足的安全感，这对宝宝以后的性格发展也是非常有利的。

❹ 缓解不适：按摩还可以缓解宝宝身体上的不适，如宝宝腹胀时哭闹，妈妈给他按摩腹部，宝宝很快就会安静下来。

* 给宝宝按摩的方法

妈妈给宝宝按摩时，除了动作要轻柔，与宝宝要有交流外，还要注意以下几点：

❶ 宝宝吃奶前后30分钟至1小时内，以及宝宝情绪异常激动时，都不要给宝宝按摩。

❷ 给宝宝按摩时，观察宝宝反应，总结出宝宝喜欢的按摩方式和按摩部位，作为重点经常重复，不必要每次都按部就班。

❸ 一次按摩的时间也不要太长，先从5分钟开始，然后逐渐延长到15～20分钟，每个动作重复2～3次。

❹ 按摩前，妈妈可以给自己双手涂点润肤霜，然后双手手心向下覆在宝宝身体上，从上往下缓缓滑动，腹部可以打圈按摩。

❺ 室温不能太低，最少要保持在28℃以上，做抚触前，可以播放一些轻柔的音乐，让宝宝安静下来再开始。

细节叮咛

妈妈与宝宝的感情建立比爸爸更容易，但爸爸不应该置身于养育宝宝之外，要尽可能多地创造与宝宝接触的机会，比如按摩、带宝宝散步、和宝宝说说话等，这不仅能减轻妈妈的负担，也是加强父子关系的好机会。

让新生宝宝游游泳

宝宝出生前就是生活在水的世界里，出生后如果能再回到水里，不但会感觉安全、愉悦，而且身体的成长和感官的发育都会因此受益，因此，妈妈可以创造一些条件让宝宝多游泳。

* 新生儿游泳有什么好处

专家跟踪研究发现，早游泳的新生儿发育更好，身体更健壮，头脑也更聪明。

最显著的，游泳能促进身高和体重增长。进入水中后，新生儿会不由自主地做全身的运动，如双臂、双腿自动划水等，可以加快血液循环，从而供给骨骼、肌肉更多营养，生长速度也就加快了。游泳是一项对身体能量消耗较大的运动，新生儿在游完泳后食欲增加，睡眠良好，这也促进了身体的发育。另据观察发现，早下水游泳的新生儿，胎便更快排尽，黄疸也消退得更快。

新生儿出生前就是生活在水中，出生后重新回到水中，会产生足够的安全感。而安全感是培养新生儿信赖能力、自信心、适应能力等品质以及良好性格的基础，经常游泳的新生儿更可能拥有健康的性格和良好的品质。

另外，新生儿在水中的活动会直接刺激大脑皮层神经，进而促进大脑的快速发育，使大脑反应更加敏锐。

* 新生儿游泳的注意事项

宝宝一般刚出生就可以在专业人士的护理下去游泳了，宝宝游泳时，妈妈要充分注意宝宝的安全：

❶ 宝宝脐带如果还没有脱落，游泳前要把宝宝的肚脐用防水贴贴住，等宝宝游完后，再把防水贴取下，并对脐部进行消毒处理。

❷ 选择适合宝宝颈围的游泳圈，防止游泳圈过大或过小，以宝宝套上游泳圈后，脖子与游泳圈之间仍可以插入两指为好。给宝宝套上游泳圈后，缓缓把宝宝放入水中。

❸ 宝宝游泳的水温要接近宝宝的体温，最好在36℃～38℃，室温在25℃～28℃。游完后，要及时用毛巾或被子把宝宝包住保暖，以防感冒，等宝宝身体彻底干后，再穿上衣服。

❹ 宝宝游泳最好不要超过10分钟，要不然宝宝会感觉劳累。两次游泳时间间隔最好在两天以上。

❺ 有些宝宝不适合游泳，如有并发症、胎龄小于32周、出生体重小于2000克的新生儿或者皮肤破损或有感染的，均不可以勉强游泳。

可以在家里游泳

各种条件限制，带新生儿去专业场馆游泳可能不那么方便，就需要在家里游泳。在家里游泳要注意安全，首先父母一定要学习一些发生溺水等意外时的急救措施，可以向专业人士请教也可以看书学习，不管采取哪种方式，一定要学。然后就要做好以下工作：

❶ 不要让新生儿在浴缸里游泳，浴缸太过坚硬，有可能磕伤新生儿。可以购买专业的婴儿泳池，塑料充气制品，使用、收纳都很方便。

❷ 游泳前把新生儿要换的衣服和尿布都准备好，然后调好房间温度，最好在28℃左右。

❸ 在泳池里放水，先放冷水，后加热水，搅拌均匀后，用温度计测量水温，水温在38℃左右为好。

❹ 脱掉新生儿的衣服，用大浴巾包裹好，就该给新生儿套泳圈了，这时候最好有两个人合作，一人扶住新生儿的头，另一人将泳圈套入新生儿颈部，搭上搭扣。检查下是否漏气，搭扣是否结实，泳圈是否合适。泳圈合适的话，套好后，成人还可以伸入两指。

❺ 用浴巾包着新生儿到泳池边，然后将新生儿放入泳池就可以让他自由活动了。

❻ 新生儿游泳时间不能太长，一般5～10分钟就可以了，以后可以慢慢延长到15～20分钟。游完出水后，马上用大浴巾包住新生儿保暖，以免感冒。

细节叮咛

如果新生儿脐带还没有脱落，在下水前要用防水贴贴住，出水后要用酒精仔细给脐带消毒。

听声辨来源

新生宝宝的听觉已经非常敏感了，他很喜欢听妈妈的声音，这声音会使宝宝感到亲切，如果在耳边听到妈妈的声音，宝宝的头会转到妈妈的方向来。

❶ 妈妈可以制造一些生活中常见的声音来训练宝宝听声辨来源的能力，比如：妈妈可以用一个小塑料盒装一些黄豆，在距宝宝耳边约10厘米处，轻轻摇动，宝宝的头会转向小盒的方向，有的宝宝还能用眼睛寻找声源，直到看见盒子为止，在转动头部的过程中，还能锻炼宝宝的视觉、大肌肉，锻炼感觉统合能力。

❷ 在宝宝醒着时，妈妈应该时常用亲切、温柔的语调和宝宝说话，也可以给宝宝听一些轻快、柔和的音乐，或者妈妈给宝宝唱儿歌，还可以在宝宝耳边摇动发声玩具，并变换玩具位置，让宝宝追踪声源。

细节叮咛

宝宝不喜欢噪声，如果听到刺耳的声音，宝宝会将头转向相反的方向，甚至用哭声来反抗，如果宝宝突然哭了，爸爸妈妈要考虑是不是声音的来源过于刺耳。

寻找妈妈的脸

宝宝出生后前半年是视觉发育最快的时期，也是最重要的时期，视觉关键期长达4～5年，有效的视觉刺激可以促进宝宝的视觉能力和观察能力的发展。新生儿最先熟悉的便是妈妈的脸，因此妈妈可以多利用这个优势来与宝宝玩耍，锻炼宝宝的能力。

❶ 妈妈可以选择室内或室外适宜的环境，坐在床上和地毯上，两腿伸直，抱住宝宝的腋下，让宝宝站在自己的膝盖上。

❷ 妈妈屈膝时，宝宝会上升；放平膝盖时，宝宝就会下降，妈妈边做边说："妈妈的脸在下面，妈妈的脸在上面。"

这个做法多反复几次，宝宝便可以从上上下下不同角度观察妈妈的脸，对宝宝形成有利的视觉刺激，加强大脑的视觉潜能，培养宝宝的观察力，使宝宝面临困难时，在最短时间内找出事物之间的联系，培养空间认知能力。

发展宝宝的触觉

触觉是人体发展最早、最基本的感觉，也是人体分布最广、最复杂的感觉系统，通过对皮肤的抚触刺激，可同时刺激到宝宝的神经系统，特别是大脑的神经系统，进而产生整合和成熟化的作用。

通过触觉传递给大脑的讯息，对情绪发展也有重要影响，如果爸爸妈妈经常给宝宝轻柔的安抚，就能让宝宝产生安全感，不仅情绪比较稳定，注意力也比较容易集中。

可以说，良好的触觉刺激是宝宝从出生到以后很长一段时间都不可或缺的要素。新生宝宝从生命的一开始就已有触觉，触觉是宝宝安慰自己、认识世界、和外界交流的主要方式。

* 让宝宝触摸不同质感的东西

新生宝宝对不同的温度、湿度、物体的质地和疼痛都有触觉感受能力，他有冷热和疼痛的感觉，喜欢接触质地柔软的物体。

❶ 爸爸妈妈可以准备各种质地的东西，如木制的拨浪鼓、小毛巾、小番茄等等，然后把不同东西挨个塞在宝宝的手里，引导宝宝去摸一摸，宝宝在触摸很多不同的东西时，可以充分运用各种感官，接触、探索各种不同物体，了解不同物体的特性。

❷ 在与妈妈的身体接触时，宝宝的触觉也很敏锐，与接触其他东西不同的是，宝宝更喜欢接触妈妈，当妈妈抱起宝宝时，他们喜欢紧贴着妈妈的身体，依偎着妈妈，因此妈妈有机会应多抱宝宝，给宝宝这样的机会。

❸ 在宝宝触摸不同的事物时，妈妈同时应该用温柔的声音告诉宝宝这些东西的特点，尽管宝宝听不懂，但他乐意听到妈妈的声音。

❹ 嘴唇和手是宝宝触觉最灵敏的部位，对于刚出生的宝宝来说，最好的触觉接触是父母的手，多一点亲子抚摩，对宝宝的情绪、智力都是

很好的培养，有利于中枢神经的发育。

❺ 爸爸妈妈还可以一边与宝宝说话，一边抚摸宝宝的小手、小脚，抚摸他的每个小指头、手掌、手背、手腕。

给宝宝一个有声的世界

小宝宝来到世界上的头几个月里，做的最多的事情除了睡觉、吃奶，恐怕就是倾听了，宝宝的听觉发展比视觉、触觉等感觉器官更早，在出生时几乎就拥有了成人一般的听力。

在他还无法看清妈妈的脸时，他可能就已经听清了来自妈妈的声音。当宝宝若无其事地躺在自己的小床上时，可能他正在听房间里的音乐声呢。

总之，爸爸妈妈一定不要忽视了声音的作用，应该为宝宝创造一个充满动人声音的环境：

❶ 播放柔和的音乐，让美妙声音自然流泻在空气中，这不仅有刺激宝宝听觉的作用，同时也可以使宝宝保持愉快的情绪。

❷ 会发出声音的玩具也很适合宝宝，像音乐盒、铃鼓、压了会叫的小球或橡胶娃娃，都会让宝宝转头注视，甚至想伸手去抓，这种玩具对宝宝听觉、视觉的发展都有助益。

❸ 爸爸妈妈多对宝宝说话、唱歌给他听、对他笑、陪他玩，所产生的效果，不只是促进听觉而已，对宝宝将来语言的学习，以及亲子间亲密感情的建立，也会有相当大的帮助。

细节叮咛

有的爸爸妈妈害怕打扰宝宝睡觉，即使是白天在家也蹑手蹑脚，尽量不弄出声响来，其实这反而不好，宝宝虽然白天也睡很多觉，但正在慢慢适应昼夜差别。白天是人们活动的时间，家里应该有正常的声响，这样不仅宝宝能适应，而且也可以随时听到不同的声音，不至于烦闷。

经常跟新生儿进行对话

以前有很多妈妈认为，既然宝宝不了解语言，那么和他说话有什么用呢，还显得自己很傻。其实，现代科学已经证实了，新生儿虽然听不懂大人的话，但爸爸妈妈对宝宝说话会带来意想不到的智能发展效果，对宝宝非常重要。

❶ 如果爸爸妈妈多跟宝宝说说话，说话的声音、情景等可以给宝宝带来丰富的视觉和听觉刺激。

❷ 父母用充满爱意的情绪与宝宝说话，可以刺激宝宝的神经发育，使宝宝感受到关爱从而心情愉快。

❸ 宝宝会注意到爸爸妈妈嘴的动作和声音的联系，然后慢慢学着用嘴来模仿。

* 生活中的对话场景

❶ 可以把宝宝当作能听懂你的话一样，跟他说你要做或你正在做的事即可，宝宝会是一个非常好的倾听者。

❷ 可以向他表达你的问候，比如可以在他醒来时，问一问他“你醒了？饿了吗？”给他换衣服时，就跟他说“妈妈要给你换衣服了，这是你的小内衣，白色的”“我们先穿这只胳膊”等，在他尿了或拉了，给他清理时，可以说“拉了，小屁屁不舒服吧？我们来洗一洗吧”等等，这些琐碎的话，都会给他一定的刺激。

❸ 还可以给宝宝面对面地唱一些歌，讲一讲好听的故事，读一篇好的文章等。

* 跟宝宝说话有什么特点

❶ 爸爸妈妈在跟宝宝说话时，眼睛最好盯着宝宝的眼睛，声音、语调、语气、表情要相互配合，尽量丰富，这样宝宝在听你说话的时候，各种感官可以得到协调锻炼。

❷ 爸爸妈妈在跟新生宝宝对话的时候，可以不必考虑说话的内容，因为宝宝在这个阶段，还听不懂，只要妈妈的语气轻柔，表情温和就能让宝宝感觉快乐。

逗宝宝发笑

笑是宝宝愉快情绪的表现，让宝宝经常展开笑容，将使宝宝更容易开放心理空间，接受、容纳更多的外界信息，并且乐意接近他人，有利于培养良好的情绪情感。宝宝在快乐的情绪中，各感官(眼、耳、口、鼻、舌、身等)最灵敏，接受能力也最好。

爸爸妈妈可以尽早逗宝宝笑，给宝宝创造模仿学习的条件，当宝宝第一次出现逗笑时，切记记录下日期。

大人逗乐是一种外界刺激，宝宝以笑来回答，是宝宝学习的第一个条件反射。宝宝学会在大人逗乐时报以微笑，这与自己在睡觉时，脸部肌肉收缩的笑是不同的，爸爸妈妈体验了就会明白。

* 逗笑宝宝的日常方法

新生宝宝一般在第10～20天时学会笑，如果到1～2月时宝宝还不会笑，需要请医生检查。在日常生活中，妈妈可用多种方法逗引宝宝发笑，让宝宝快乐：

❶ 双手扶宝宝的腋下，把宝宝往上举过头顶，宝宝会因此而兴奋起来，能将宝宝逗得哈哈大笑。

❷ 把宝宝平放在床上，妈妈轻轻触动宝宝的易痒处，如触一触脖子、触一触胳肢窝、触一触脚心等，同时，发出咯吱咯吱的逗笑声，宝宝会乐得扭动身子，开心地大笑。

❸ 爸爸妈妈可以通过做出多种面部表情，如张嘴、伸舌、龇牙、鼓腮、微笑等，同时配合语言来逗引宝宝发笑。

细节叮咛

爸爸妈妈一定要注意，只能适度逗笑宝宝，过分的逗笑会带来一些不好的后果。因为宝宝缺乏自我控制的能力，如果逗得笑声不绝，会造成瞬间窒息、缺氧，引起暂时性脑缺血，有损脑功能，还可能引起口吃。

给宝宝做四肢运动

四肢运动可以强健宝宝的上肢与下肢的肌肉，并开发宝宝的节奏感，让宝宝感到舒适，而且能使宝宝的皮肤得到良好的触觉刺激，促进宝宝大脑的发育。

妈妈可以选择宝宝清醒状态的时候，给宝宝做四肢被动体操：

❶ 先可以打开一段有节奏的音乐，音量适中。

❷ 再让宝宝躺在铺好垫子的硬板床上，妈妈双手轻轻握住宝宝的手或脚。

❸ 跟着音节节拍轻轻移动宝宝的胳膊和腿，使宝宝感到舒适、愉快，每次可以做2～3分钟。

细节叮咛

在做四肢运动的过程中，妈妈要细心观察宝宝的感受，如果宝宝有紧张、烦躁的情绪，可暂缓做操，改为皮肤按摩，让宝宝渐渐适应。

牵妈妈的手

宝宝具有抓握反射功能，用宝宝能握住的玩具去触及宝宝的小手时，他就会把手握得更紧。如果他拿住了这个玩具，就会牢牢地抓住，当妈妈用力拉玩具时，会连宝宝的身体一起拉起来。

一般新生宝宝的手呈拇指在手心的握拳状，手还不能主动地张开，要用一些带有光滑细柄的玩具放在新生儿的双手中，让他抓握。也可以用物体轻轻触碰新生宝宝手的第一、第二指关节，如果新生儿的手有伸展动作时，妈妈可将玩具柄放入宝宝手中，使之握紧再慢慢抽出来。

应用宝宝的抓握反射，妈妈可以将自己的一根手指伸给宝宝，宝宝会像抓玩具一样立即抓住妈妈的手，妈妈可以轻轻抚摩宝宝的双手，然后按摩手指，不断引起抓握反射，输入刺激信息。

妈妈的手与玩具又不同，妈妈的手光滑、有温度，而且还会握住他的手，这种感觉是宝宝喜欢的，可以锻炼宝宝的抓握能力和手眼协调能力，促进宝宝中枢神经系统的发育，令宝宝更有安全感。

让宝宝听听音乐

要多给宝宝听听乐曲，妈妈不要以为宝宝不懂而放弃，其实宝宝对音乐的感受能力比大人强，乐曲能够作用于人脑中的生物节律，从而自然地对人的整个机体产生影响，多听音乐还能促进宝宝的听觉发育。

体弱的宝宝，特别是未足月出生的宝宝往往存在神经系统、呼吸系统及肠胃系统发育障碍的问题，而利用音乐可使其功能逐渐趋于正常。

❶ 妈妈可以给宝宝多哼唱一些歌曲，也可以用各种声响玩具逗宝宝。

❷ 声音要柔和、欢快，不要离宝宝太近，也不要太响，以免刺激宝宝，引起惊吓。

❸ 最好选择轻柔、明快的音乐，如中外古典音乐、现代轻音乐和描写儿童生活的音乐，都是训练宝宝听觉能力的好素材。

❹ 最好每天固定一个时间，播放一首音乐，每次5～10分钟为宜。

❺ 给宝宝播放音乐时先将音量调到最小，然后逐渐增大音量，直到比正常说话的音量稍大一点即可。

细节叮咛

一定要注意，绝不可以给宝宝戴耳机听音乐，以免损伤其娇嫩的听觉器官。

训练宝宝的注视能力

随着宝宝年龄的增加，到了6～8周大时，妈妈就发现宝宝好像开始会看东西了，宝宝的视线似乎会跟着东西移动，这是因为宝宝此时的视觉能力已经发育至能够“固视”的阶段。这段时期前后，妈妈可以利用几种方法训练宝宝的视觉能力：

＊看红光

准备一个手电筒，外面包一块红布，在距离宝宝20厘米左右处给他看红光，妈妈要上下左右慢慢移动手电筒，速度以每秒移动3厘米左右为宜，大约每分钟摇动12次，每次距离为30～40厘米，让宝宝的目光追随红光，从而训练宝宝的目光固定及眼球的协调能力，这种训练每天1次，每次进行1分钟。

＊看玩具

在宝宝的房间悬挂一些能发出悦耳声音的彩色旋转玩具，让宝宝看和听。悬挂的玩具品种可多样化，还应经常更换玩具和位置，悬挂高度以30厘米左右为宜。当宝宝醒来时，妈妈可将宝宝竖着抱起，让宝宝看着悬挂的玩具，同时告诉宝宝这些玩具都叫什么。当宝宝看到这些玩具，听到妈妈的声音时，就会很高兴。

新生宝宝的玩具

玩是宝宝的天性，而玩具是体现宝宝天性的工具，是宝宝人生的第一部教科书，是宝宝认识世界的一个重要途径。

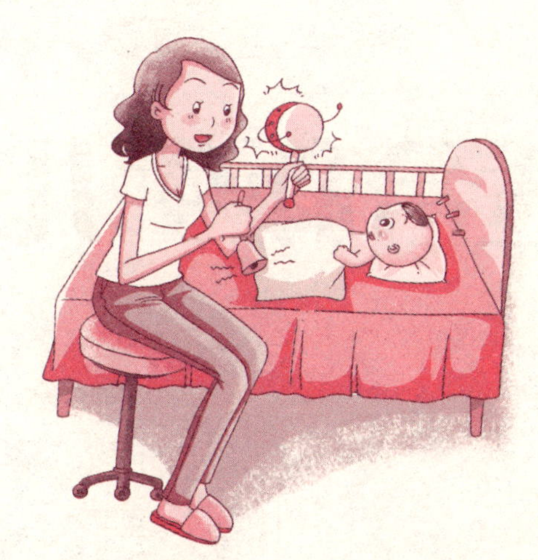

宝宝刚刚来到这个世界上，尤其是新生儿，他每天可能偶尔只睁一下眼睛，大部分时间是睡觉的。这个时候给宝宝买的玩具是比较简单的，主要有下面几种：

❶ 选一些颜色鲜艳、声音悦耳、造型精美的，既能看又能听的吊挂玩具，如：彩色气球、吹气娃娃及小动物、彩条旗、小灯笼、颜色鲜艳的充气玩具、拨浪鼓、摇铃等。注意1个月大的宝宝的视距在30厘米以内，要悬挂在婴儿的床头及周围，每隔4天轮流更换。

❷ 宝宝需要温暖的母爱和安全感，可以选一些手感温柔、造型朴实、体积较大的毛绒玩具，放在婴儿手边或床上。

❸ 当宝宝对周围环境表现出兴趣时，可选一些颜色鲜艳、图案丰富、容易抓握、能发出不同响声的玩具，如：拨浪鼓、花铃棒、小闹钟、八音盒、可捏响的塑料玩具、颜色鲜艳的小袜子和小丝巾等。

Part 17

适合新生儿的亲子游戏

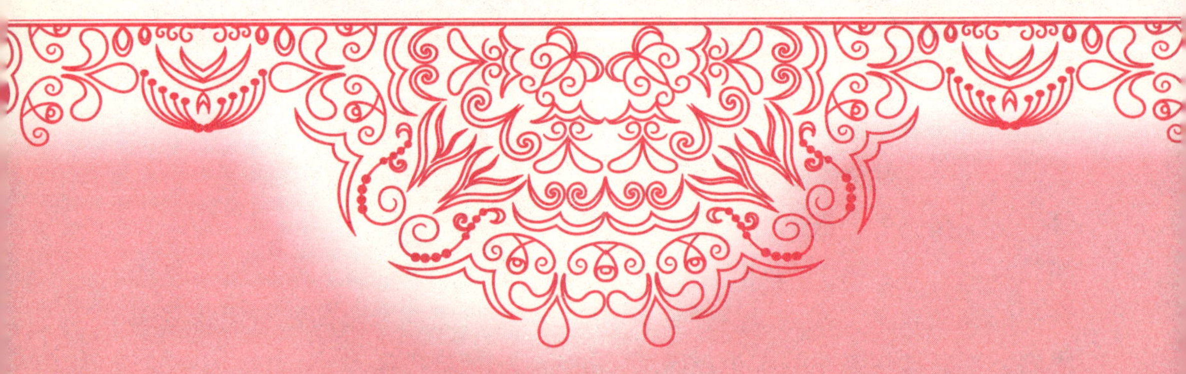

盘盘腿

游戏准备：将床铺收拾干净，铺上柔软的被子或者在地板上铺上垫子再覆盖一条柔软的大毛巾。

游戏效果：经常坚持四肢屈伸运动，可以使宝宝的肌肉、骨骼、关节、筋腱得到良好的锻炼，同时宝宝的运动智能得到很好发展，有助于形成健康的体魄和积极向上、乐观的性格。

游戏方法：

❶ 握住宝宝同侧的脚踝和大腿，盘向另一条腿。不用担心，宝宝的小屁股和身体会跟着动，回复到宝宝的初始姿势，换另一条腿向相反的方向重复做。

❷ 边做可以边和宝宝说话："两个小家伙，看看谁会盘，你会盘，我会盘，我们两个盘过来。"

细节叮咛

为了防止宝宝滚下床，床的四周要设立安全护栏。在宝宝活动的范围内，必须将宝宝可能放进嘴巴里的有害或危险的物品收好。

摇摇铃

游戏准备：各式风铃和手摇铃，活泼欢快的音乐。

游戏效果：培养宝宝双手的协调能力和节奏感。

游戏方法：

❶ 室内悬挂各式风铃，妈妈抱起宝宝触碰风铃，使其发出清脆悦耳的声音，一边触碰一边对宝宝说："声音真好听！"

❷ 随后妈妈带着愉快的情绪拍手发出节奏，宝宝每碰一次铃，妈妈就拍一次手来强化节奏；当宝宝够取到摇铃后，妈妈可以做示范，然后让宝宝模仿动作，并跟着音乐晃动手中的摇铃。

❸ 妈妈可在家中经常给宝宝听些活泼欢快的音乐并和着音乐打拍子，给宝宝拨浪鼓、铃鼓等带响声的玩具，久而久之，宝宝一听到音乐就会转动手腕。

花样彩球

游戏准备：准备大小各异的彩色球若干。

游戏效果：锻炼宝宝小手、小脚的灵活性，强健宝宝臂部、腿部的肌肉，增强宝宝的注意力。

游戏方法：

在室内悬挂高低不同的彩色球，你可以抱起宝宝，引导宝宝用手去拍打、用脚蹬或者用头去碰球。

或者提着球让宝宝坐着、躺着或趴着，吸引宝宝拍打，踢蹬球。

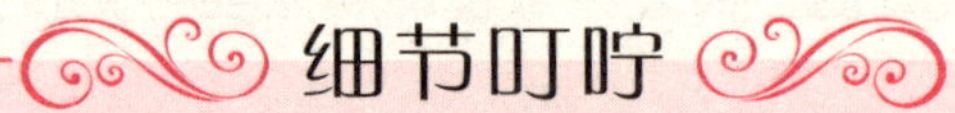

细节叮咛

妈妈要多激发宝宝摆弄玩具的兴趣和欲望，而不必在意宝宝如何摆弄玩具。

拨浪鼓，咚咚响

游戏准备：拨浪鼓一个。

游戏效果：

❶ 玩拨浪鼓的过程需要宝宝运动手腕，能锻炼手臂的运动能力。

❷ 这个游戏还可以帮助宝宝学习抓握，锻炼宝宝手的灵活性和肌肉强度，同时还可以帮助宝宝感受声音的节奏。

❸ 摇动拨浪鼓会使它发出声响，这个过程可以让宝宝认识到自己对外界事物产生的影响，初步感觉到事物的因果关系。

游戏方法：

❶ 在宝宝面前拿起拨浪鼓，轻轻摇晃几下，发出“咚咚”的响声，吸引宝宝的注意；然后拿起宝宝的小手，帮助他抓握住拨浪鼓，摇晃几下，也发出声响。

❷ 在摇晃拨浪鼓时，可以一边摇晃一边念儿歌：拨浪鼓，咚咚敲，吓了宝宝一大跳；拨浪鼓，咚咚响，宝宝自己会敲响儿。（念“咚咚敲”的时候，轻轻摇晃拨浪鼓，然后停顿一下，再念：“吓了宝宝一大

跳”，继续念儿歌，念到“咚咚响”时，再次轻摇拨浪鼓，然后停顿一下，说“宝宝自己会敲响儿”。）

❸ 小宝宝的耳鼓膜非常脆弱，因此摇拨浪鼓的时候，幅度不要太大，防止发出的声响太过刺耳，摇动时不要贴近宝宝的耳朵，要放在宝宝眼睛前方，避免伤害鼓膜。

❹ 由于拨浪鼓的声音不好控制，这个游戏时间不宜长，每次1～2分钟即可，但可以每天都玩一玩，直到宝宝对拨浪鼓不感兴趣。

小手小手拍起来

游戏准备：宝宝睡觉醒来时，让他舒适地平躺在妈妈身上。

游戏效果：促进手部小肌肉和运动智能的发展。

游戏方法：

❶ 妈妈举起宝宝的两只手，在其视线正前方晃动几下，引起宝宝对手的注意。

❷ 一边念儿歌，一边轻轻拍动、摆动宝宝的小手，让宝宝的视线追随手的运动。“小手小手拍拍，小手小手摇摇，小手小手摆摆，小手小手跑得快。”

❸ 念到“跑得快”时，以稍快的速度将宝宝的双手平放到身体两侧。

细节叮咛

妈妈的服装要柔软，最好不要有扣子，以免划伤宝宝或给宝宝造成不适。

触摸宝宝

游戏准备：妈妈把手洗干净。

游戏效果：多触摸宝宝，才能引起宝宝相应的反射动作，有利于其中枢神经的发育，让宝宝意识到自己四肢、身体的存在。

游戏方法：

❶ 当宝宝醒着时，妈妈可以有意识地摸摸宝宝的小手，点点小手心，握着宝宝的小手摇一摇，促使宝宝的手部肌肉产生反应。

❷ 妈妈也可常常碰碰宝宝的小脚掌，推推小脚，挠挠小脚心，促使宝宝做屈伸和蹬腿的动作。

❸ 妈妈也可以经常摸摸宝宝的小鼻子、小嘴等，并告诉宝宝“这是宝宝的小嘴，这是宝宝的小鼻子”，等等。

细节叮咛

宝宝其他身体部位，妈妈都可以运用此方法来对宝宝进行训练。

看照片

游戏准备：

在婴儿床的一侧放一张妈妈的大幅照片，距离宝宝的头不超过25厘米，并注意定期更换照片，也可换成其他家人、朋友、小狗，等等。

游戏效果：

宝宝从出生起，就能看某一目标，在外界事物的刺激中，宝宝最喜欢注视人脸，所以利用这一特点，可以创设一些活动来培养宝宝的认知能力。

游戏方法：

在宝宝清醒时，把准备的照片、人像一一呈现给宝宝，每种物品持续呈现10秒钟左右，同时伴以生动的话语，引起宝宝对所呈现物品的注意。

细节叮咛

也可以这样做，妈妈坐在宝宝身边，微笑着注视宝宝，稍后，对宝宝伸伸舌头，张张嘴，眨眨眼睛等，一次只动一个部位，动作要夸张一些，重复做几次。

吸吮小手

游戏准备：

帮宝宝把手洗干净，允许他吸吮自己的小手。

游戏效果：

宝宝很爱吸吮自己的小手，宝宝吸吮小手也是认识自我的一个重要发展过程，妈妈应该允许宝宝这样做。

游戏方法：

在宝宝躺着时，妈妈可有目的地将宝宝已经洗干净的小手放置在宝宝胸前，让他吸吮任一侧的手指。

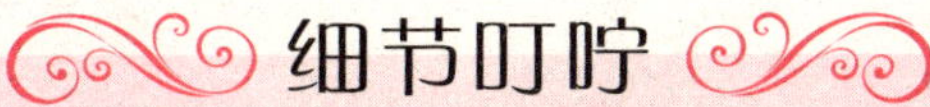

细节叮咛

妈妈要注意不可让宝宝吮着手指睡觉。

观看自己的小手

游戏准备：

选择宝宝清醒、精神好的时候。

游戏效果：

通过让宝宝观看自己的小手，发展宝宝的认知智能。

游戏方法：

妈妈拿起宝宝的小手，举到他的眼前告诉他：“宝宝，瞧，这是你的小手，宝宝的小手多漂亮呀！”

细节叮咛

经过多次的训练后，妈妈也可以拿起宝宝的两只小手举起来，在宝宝面前互相抓握玩耍，让宝宝喜欢玩弄、观看自己的小手。

触摸小物品

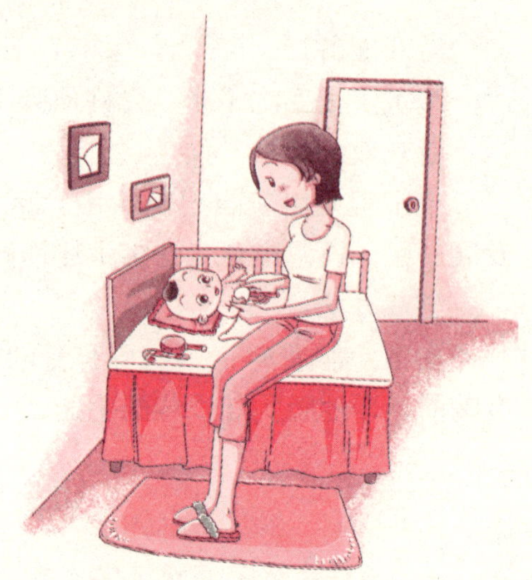

游戏准备：

准备各种质地的东西，如木制的拨浪鼓、小毛巾、小番茄等等东西。

游戏效果：

让宝宝充分运用各种感官，接触、探索各种各样不同的物体，了解不同物体的特性。

游戏方法：

把不同东西挨个塞在宝宝的手里，让宝宝握着，一边塞一边告诉宝宝这些不同质地的东西的特点，如把拨浪鼓塞在宝宝手里时，妈妈要告诉宝宝："这是拨浪鼓，是木头做的。是不是很硬？"然后换下拨浪鼓，把小毛巾塞在宝宝手里，告诉宝宝："这是小毛巾，是不是很柔软？"等等。

细节叮咛

准备的东西要保证卫生。

变脸

游戏准备：

用15厘米或20厘米黑白图片十余张，分别做成各式各样的脸谱，其中有妈妈的脸、爸爸的脸，还可以是一些竖条纹、斜条纹、同心圆、棋盘等。

游戏效果：

通过让宝宝看不同的脸谱，让宝宝学习用眼睛凝视，以培养宝宝对图像的记忆能力和分辨能力等。

游戏方法：

妈妈把脸谱挂在墙上，让宝宝观看，当宝宝的视线移开时，再换其他脸谱。

细节叮咛

在玩此游戏时，应采用循序渐进的方法来训练宝宝，开始时可给宝宝看1～3幅图，慢慢地可以看得多些。

色彩训练

游戏准备：

用彩色的纸折数个风车：红色、绿色、黄色，等等。

游戏效果：

宝宝随着视力的发展，已具备色彩的感受力，依次为红色、绿色、黄色。根据这一特点，我们可以利用不同的色彩来培养宝宝的认知能力。

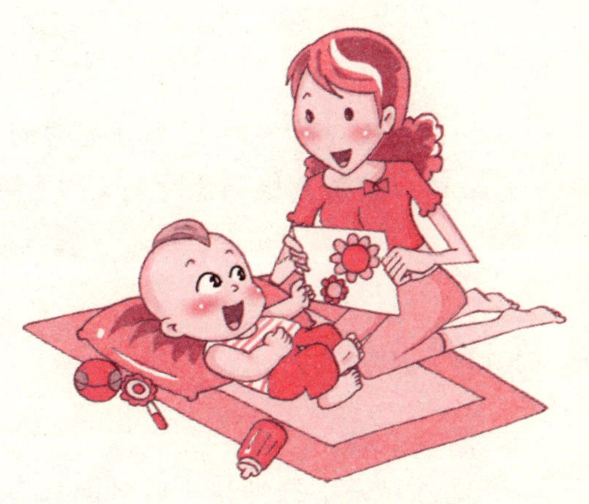

游戏方法：

把宝宝仰卧着放置在床上，妈妈将转动的风车在宝宝眼前做左右运动，诱导宝宝用眼睛追视。

细节叮咛

也可在朝阳的窗户旁放置一个分光棱镜，让七色光都呈现在地板上，这时将宝宝放在能看见这些丰富色彩变化的位置，强烈的色彩对比和色彩运动将深深地吸引宝宝的注意力，训练其视力的发展。

讲悄悄话

游戏准备：

妈妈抱着宝宝。

游戏效果：

妈妈多和宝宝说话，这会帮助宝宝较快地成长，有益于宝宝语言能力的提升。

游戏方法：

妈妈平常要多和宝宝讲话，比如当宝宝哭时，妈妈温柔地哄他；喂奶时，妈妈也可以轻唤宝宝的乳名。无论为宝宝做什么事，妈妈都要用柔和亲切的声音和富于节奏感的语调来与宝宝讲悄悄话。

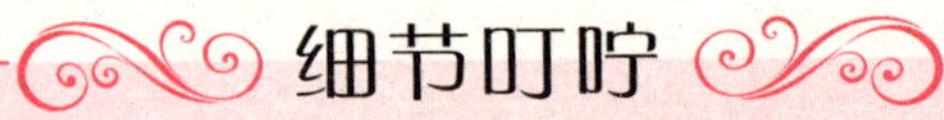

跟宝宝说悄悄话，开始最好对着小宝宝的右耳讲话，因为右耳比较敏感，它与左脑语言思维相连，有益于宝宝智力的提升。

和宝宝聊天

游戏准备：

选择在宝宝精神状态好的时候开始游戏。

游戏效果：

多和宝宝“聊天”可以培养宝宝的语言智能。

游戏方法：

妈妈多和宝宝说话，可以模仿宝宝的发音，并把宝宝的发音拖长，这对宝宝来说，他会受到很大的鼓舞，更有助于激发宝宝的语言智能。

细节叮咛

平常也要注意逗引宝宝发声，并做出不同回应，或亲切和蔼，或严肃地命令，或激动地喊叫，使宝宝也能对不同的声音有不同的反应。

念儿歌

游戏准备：学会一首或几首朗朗上口的好听儿歌。

游戏效果：儿歌容易刺激宝宝的大脑皮层，使宝宝记忆深刻。

游戏方法：

❶ 朗朗上口的儿歌会引起宝宝的兴趣，妈妈可以在宝宝一觉醒来的时候给宝宝念儿歌，比如：小娃娃，嘴巴甜，喊爸爸，喊妈妈，喊得奶奶笑掉牙。

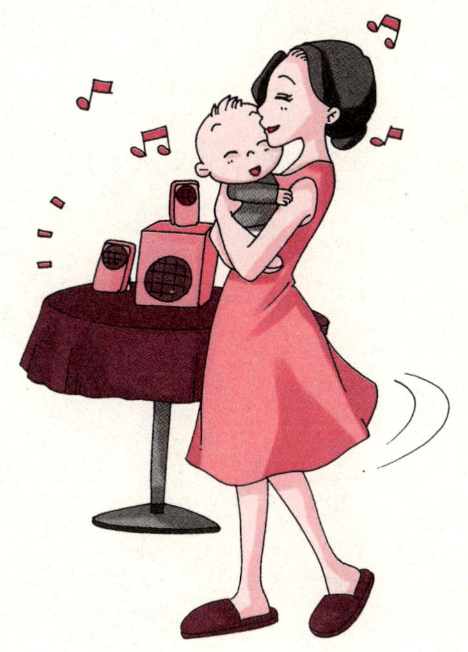

❷ 念儿歌时，妈妈要发挥想象力，根据儿歌意境做一些自然的动作，比如念“小娃娃”时，可以用两手向旁边捏住自己的两腮，扮作娃娃，念“喊爸爸”时，可以用手指着身旁的爸爸，念“喊妈妈”时，则可以指着自己，念“笑掉牙”时则可以夸张地咧开嘴来笑，让宝宝充分体会到快乐。